全国卫生职业院校规划教材
全国中等卫生职业教育示范教材

供护理、助产专业使用

社区护理

主　编　易巍陆　宾映初
副主编　张　俊
编　委（按姓氏汉语拼音排序）
宾映初（长沙市卫生学校）
陈明远（镇江卫生学校）
康金凤（华北煤炭医学院秦皇岛分院）
任　森（长沙市卫生学校）
王　刚（武威市卫生学校）
邢颖娜（廊坊市卫生学校）
杨　洁（红河州卫生学校）
易巍陆（首都铁路卫生学校）
张　俊（龙岩卫生学校）

科学出版社
北　京

内 容 简 介

本教材编写依据护理、助产专业教学计划和大纲,紧密结合护士执业资格考试,贯穿"案例版"教材的编写理念,内容与社区护理实践紧密结合。教材章节结构上力求创新,正文之外设有链接、案例、护考链接、考点、小结,以增加学生学习兴趣,便于学生抓住重点和知识点。书内附实训指导、自测题,并配课程全部教学内容的PPT课件及自测题参考答案、大纲。

全书共12章,包括社区护理概念、工作方法部分,如社区护理概述、护理程序在社区护理中的应用、社区居民健康档案的建立与管理、社区健康教育与健康促进、流行病学及医学统计学在社区护理中的应用;还包括人群与疾病的护理,如家庭与家庭护理、社区重点人群的保健与护理、社区常见慢性病患者的护理与管理、社区常见传染病患者的护理与管理、社区常见精神疾病患者的护理与管理、社区急救与护理、社区康复护理。

本教材可作为中专护理、助产学生的教学用书,也可作为广大社区护理人员的培训和自学用书。

图书在版编目(CIP)数据

社区护理/易巍陆,宾映初主编.—北京:科学出版社,2011.2
全国卫生职业院校规划教材·全国中等卫生职业教育示范教材
ISBN 978-7-03-029689-4

Ⅰ.社…　Ⅱ.①易…　②宾…　Ⅲ.社区-护理学-专业学校-教材　Ⅳ.R473-2

中国版本图书馆CIP数据核字(2011)第009989号

责任编辑:张　茵/责任校对:张　林
责任印制:刘士平/封面设计:黄　超

科学出版社 出版
北京东黄城根北街16号
邮政编码:100717
http://www.sciencep.com

新科印刷有限公司 印刷

科学出版社发行　各地新华书店经销

*

2011年2月第　一　版　　开本:787×1092　1/16
2012年12月第四次印刷　　印张:11 3/4
字数:291 000

定价:29.00元

(如有印装质量问题,我社负责调换)

前言

社区护理是护理学的一个新兴的应用型学科，是现代护理学的一门重要课程，属专业必修课。社区护理是社区卫生服务的重要组成部分，社区护士为居民提供预防、保健、健康教育、诊疗护理与康复指导的综合性服务。社区护理质量是社区卫生服务质量的关键，是实现社区卫生服务目标的重要保证。掌握社区护理的基本理论和方法，对社区护理的开展以及护理学科的发展具有十分重要的现实意义。

本教材贯穿科学出版社“全国中等卫生职业教育示范教材”的编写理念，适应中等卫生职业教育、教学的发展趋势，体现“以就业为导向，以能力为本位，以发展技能为核心”的职业教育培养理念，理论知识强调“必需、够用”，强化技能培养，突出实用性，真正体现以学生为中心的教材编写理念。教材特别在每一章正文内容之外设链接、案例、护考链接、考点、小结、自测题，目的是提高学生的学习兴趣，增加可读性、实用性，让学生在学习时抓住重点、要点。书后附实训指导，并配课程全部教学内容的 PPT 课件、自测题参考答案及大纲，为教师实施理论与实践教学提供一定的指导与帮助，自测题参考答案的设立便于学生检验学习效果。

本课程围绕社区护理的主要任务，以家庭和个人、群体以及社区等不同护理对象作为主线，分别介绍了社区护理的基本理论知识、方法和技术；不同护理对象的保健管理、疾病护理和管理、康复护理与管理方法，还介绍了社区护士在社区灾害救护和管理中的角色，突出了社区护理的实践性。通过本课程的学习，要求学生能够掌握社区护理的基本概念、理论和工作内容，以及社区护理的工作方法，并能应用相关知识指导社区护理实践，为社区居民提供全方位的护理服务，达到促进健康、预防疾病和减轻痛苦的目的。

《社区护理》课程共 72 学时，其中理论教学为 60 学时，实践教学为 12 学时。教学活动主要通过课堂讲授、多媒体教学、讨论、社会实践等形式进行，注重培养护生运用全科护理的理念及方法为社区人群提供高质量护理的能力。

本书在编写过程中得到了各位编委的大力支持，在此表示衷心的感谢！由于编者水平有限，编写中难免有疏漏之处，恳请读者提出宝贵意见。

易巍陆

2010 年 10 月

目录

第1章　社区护理概述

随着我国经济的快速发展，工业化、城市化、人口老龄化进程加快，与生态环境、人群生活方式相关的健康问题日益突出，疾病谱和医学模式也发生了改变，这些问题的出现对我国的社区卫生服务工作提出了更高的要求和更大的挑战。因此，重新构建卫生服务体系，开展面向基层的社区卫生服务极为重要。社区护理是社区卫生服务的重要组成部分。社区护士为居民提供预防、保健、健康教育、诊疗护理与康复指导的综合性服务。

案例1-1

患者，男性，76岁，因脑出血瘫痪卧床1年多，生活不能自理。查体时发现患者上肢尚有部分活动能力，但其依赖性很强，目前在家中由退休的女儿照顾。护士在家庭访视时发现，患者的女儿在护理父亲的过程中出现了烦躁、不耐烦的情绪，并主诉近来经常失眠。

问题：1. 依据社区护士职责，护士对该家庭可进行哪些方面的护理？

2. 社区护士要处理好上述问题，应具备哪些能力？

第1节　社区与社区卫生服务

一、社　　区

（一）社区的定义

社区是个人及其家庭日常生活、社会活动和维护自身健康的重要场所和可用资源。我国著名社会学家费孝通教授给社区下的定义为“社区是若干社会群体（家庭、氏族）或社会组织（机关、团体）聚集在某一地域里所形成的一个生活上相互关联的大集体”。

考点：社区的定义

社区具有5个基本要素。

1. 人口　人群是社区生活的主体，一定数量的人口是社区生活的必要前提。社区人口的数量并无一致的要求。

2. 地域　是人群活动的场所，包括社会和地理空间。我国现在的医疗保健、市政建设、社会福利设施都是按行政区划的地域分布的。

3. 生活服务设施　是人们物质和精神生活的载体。社区生活要求有各种相应的设施，包括学校、医疗机构、商业网点、娱乐场所、交通、通讯等。

4. 共同的文化背景和生活方式　由于自然条件和社会、历史的原因，在一定的社区中，人们具有共同的社会意识、文化传统、文化习俗、行为规范、生活方式和社区归属感，如婚姻、饮食等，这有利于社区生活产生较强的凝聚力和制约力。

5. 相应的管理机构与生活制度　为了协调各种人际关系和行为，满足社区居民的需要和解决社区面临的问题，必须有相应的管理机构和生活制度。我国社区负责户籍、治安、环境卫生等管理的基层管理机构为居委会和派出所。社区可以通过《文明公约》等形式规范居民的日常行为。

考点：社区的5要素

（二）社区的类型

1. 按人口划分　人口数量10万~30万的为大型社区；3万~5万的为中等社区；2万以下的为小型社区。

2. 按地域划分　有农村社区、集镇社区和城市社区等。

3. 按功能划分　分为学会、大学城、文化社区、商业社区、生活社区等。

4. 其他分类法　按经济结构划分为经济特区、工业社区、农业社区等；按发展水平划分为发达地区和贫困地区；按生活方式、信仰、成员感划分为宗教社区、种族社区、职业社区。

（三）社区的功能

1. 生产、分配、消费功能　社区可以从事一定的生产，为居民提供消费物资和就业机会。同时也对某些物资及资源进行调配，以满足其居民的生活需要。

2. 社会控制功能　社区制定一系列的规章和制度，以维护社区正常生活秩序和社区居民的共同利益。

3. 社会化功能　社区居民在其共同的生活过程中，逐步形成了社区所特有的风俗习惯、文化特征、价值观念及意识形态等社会特征。社区居民在共同生活中学习和掌握社会生活经验、技能和社会规范，扮演不同成长阶段的社会角色。

4. 社会联结功能　社区设立一定的活动场所，如老人活动中心、青少年活动中心、图书室等，让居民有机会一起活动和交流，既丰富了居民的文化生活，又增加了社区居民的凝聚力，使其产生归属感。

考点：社区的功能

5. 社会支持功能　社区可根据其具体情况及社区居民的要求设立一定的福利机构，如养老院、福利院、活动中心等，以满足居民医疗保健、娱乐活动以及相互支持与照顾的需要。

二、社区卫生服务

（一）社区卫生服务定义

1999年，中央10部委共同签发的《关于发展城市社区卫生服务的若干意见》的文件中指出：社区卫生服务是社区建设中的重要部分，是在政府领导、社区参与、上级卫生机构指导下，以基层卫生机构为主体，全科医师为骨干，合理使用社区卫生资源和适宜技术，以人的健康为中心，家庭为单位，社区为范围，需求为向导，以妇女、儿童、老年人、慢性病人、残疾人等为重点，以解决社区主要卫生问题、满足基本卫生服务需求为目的，融预防、医疗、保健、康复、健康教育及计划生育技术指导等为一体，有效、经济、连续的基层卫生服务。

（二）社区卫生服务对象

1. 健康人群　是卫生服务的主要对象之一。

2. 亚健康人群　指那些没有任何疾病或明显的疾病，但呈现出机体活力、反应能力和适应能力下降的人群。

3. 高危人群　指明显存在某些有害健康因素的人群，其疾病发生的概率明显高于其他人群。

4. 重点保健人群　指由于各种原因需要得到特殊保健的人群，如妇女、儿童、老年人等。

5. 患病人群　主要是由居家的各种疾病病人组成，包括常见病患者、慢性病患者等。

6. 残疾人群　主要包括居家的、因损伤和疾病导致的功能障碍者或先天发育不良者。

（三）社区卫生服务内容

社区卫生服务以解决社区主要卫生问题，满足居民基本卫生保健需求为目的，主要开展预防、医疗、保健、康复、健康教育、计划生育技术指导六位一体的综合性卫生保健服务。

1. 预防　针对社区主要慢性非传染性疾病实施干预措施；负责辖区内儿童计划免疫接种、传染病的预防和控制；提供心理咨询、精神卫生、合理营养、饮食卫生、居住和环境卫生等公共卫生技术指导与咨询服务。

2. 医疗　进行社区常见病、多发病以及诊断明确的慢性病的诊疗及护理，做好院前急救，为需要的患者安排好会诊和急诊，提供医疗咨询服务。根据需要开设家庭病床。

3. 保健　负责社区妇女儿童保健、生殖健康保健以及优生优育工作；提供眼、口腔保健服务；对老年人群提供保健和急诊自救的指导。

4. 康复　积极创造条件，开展康复治疗，指导康复对象及其家属进行康复训练，对残疾人家庭环境设施及工作学习场所提供康复医学技术咨询服务。

5. 健康教育　建立社区健康教育网络，编制健康教育宣传材料，采取多种形式，广泛开展以提高群体健康知识知晓率和卫生习惯形成率为目的的健康教育和健康促进。

6. 计划生育技术指导　开展计划生育宣传教育，为育龄人群提供节育技术指导和服务，有条件的可以开展早孕检查。

7. 其他　根据社区居民的需求，不断开拓社区卫生服务范围，提供适宜的卫生服务。

（四）我国社区卫生服务的现状

自2006年国务院印发《关于发展城市社区卫生服务的指导意见》以来，在各级政府的大力推动下，我国社区卫生服务得到了快速发展，政策和措施逐步完善，服务网络初步建立，人才队伍得到补充，服务功能不断加强，社区卫生服务初显成效。

我国目前的社区卫生服务机构主要是社区卫生服务中心（站）。社区卫生服务中心（站）在上级卫生机构的指导下，与上级医疗机构实行双向转诊，条块结合，以块为主，各项基本卫生服务逐步得到有机融合，基层卫生服务网络基本形成。

第2节　社区护理

社区护理是社区卫生服务的重要组成部分。社区护理的开展将有利于人群健康水平的提高、卫生资源的合理利用以及护理理论的发展。

> **社区护理原则**　链接
>
> 世界卫生组织（WHO）曾提出社区护理工作必须遵循3个原则：社区护士必须有满足社区内卫生服务需求的责任感；社区内的弱势团体（老、弱、残、障）应列为优先服务对象；社区护理的服务对象必须参与卫生服务的计划与评估。

一、社区护理的定义

社区护理（community health nursing）是将公共卫生学和护理学的理论与技术结合起来，以

考点：社区护理定义

社区人群为服务对象，促进和维护人群健康为中心，提供医疗、预防、保健、康复、健康教育、计划生育技术服务等连续、动态、综合的护理专业服务。

二、社区护理的发展过程

（一）国外社区护理的发展

1. 早期发展阶段（公元后至1859年） 社区护理早期的发展与宗教及慈善事业有着密切的关系。公元399年，基督教会的菲碧奥拉（Faciola）修女建造了第一个慈善医院收容患者。1669年，圣文森·保罗（St. Vinvent De Paul）在巴黎创立了“慈善姊妹社”，为患者及贫困人员提供帮助，使其能达到自强自立，这是历史上社区访视护士的开始。1859年，英国威廉·勒思朋（William Rathbone）因为妻子在患病时获得良好的家庭护理而提倡家庭护理运动，在当地开创“地段护理服务”制度。

2. 正式地段访视护理阶段（1860～1900年） 19世纪中期到末期，英国、美国为了使贫病交加的人群能享受到基本的护理服务，从而改善贫困人群的健康状况，陆续开设了地段护理服务。从事地段护理的人员多数为志愿者。

3. 公共卫生护理阶段（1900～1970年） 1893年，丽黎安·伍德女士在纽约的亨利街成立了服务中心。她是第一个使用公共卫生护理名称的人，被称为现代公共卫生护理的开创人。1910年，哥伦比亚大学首先开办公共卫生护理的全部课程。1912年，美国公共卫生护理组成立。在从事公共卫生护理人员中，绝大多数为公共卫生护士。

4. 社区护理阶段（1970年至今） 进入20世纪70年代后，世界各国越来越多的护士以社区为范围，以健康促进、疾病防治为目标，提供医疗护理和公共卫生护理服务。从20世纪70年代中期开始，美国护理协会将这种融医疗护理和公共卫生护理为一体的服务称之为社区护理，将从事社区护理的人员称之为社区护士。

（二）国内社区护理的发展

1925年，北京协和医院教授格兰特先生在北京创办“第一卫生事务所”。1932年，政府设立中央卫生实验处训练公共卫生护士。1945年前，北京的卫生事务所为4个，全国从事公共卫生的护士数量也有一定的增加。

解放后，卫生事务所改成城区卫生局，局内设防疫站、妇幼保健所、结核病防治所等。一部分医院开始开设地段保健科或家庭病床。

自1983年起，我国开始恢复高等护理教育，课程安排中增加了护士预防保健意识和技能的训练。1994年，由美国中华医学基金会资助，卫生部所属的8所高等医科大学与泰国的清迈大学联合开办护理硕士班，在硕士课程中设置了社区及家庭护理课程。1997年，首都医科大学设立了社区护理专科教育。

1996年5月，中华护理学会在北京举办了“全国首届社区护理学术会议”，会议倡导要发展及完善我国的社区护理，重点是社区老年人护理、母婴护理、慢性病及家庭护理等。1997年，上海成立老人护理院，随后，深圳、天津等地先后成立了类似的社区护理服务机构，主要从事老年人的疾病及康复护理。2004年，高等护理院校开始开展硕士研究生教育。2005年，在《中国护理事业发展纲要（2005～2010）》中提出要发展社区护理，拓展护理服务。

我国的社区护理还需要大力发展。高等护理教育中有必要设立社区护理课程，并在专业设置中增加社区护理专业，培养能为公众提供简单、快捷、方便、经济的社区护理人才，以满足人群对社区护理的需求。同时，要进一步转变观念，适应社会的发展，扩大服务领域，改进服务方法，满足居民健康需求。

（三）社区护理的工作内容

1. 预防和控制传染性疾病与感染性疾病　参与社区传染病的预防与控制，参与社区儿童的计划免疫，对社区居民进行预防传染病的知识培训，提供一般消毒、隔离技术等护理指导与咨询。

2. 为社区家庭提供护理技术与护理服务　为已诊断明确的居家患者提供护理技术和照顾服务，开展精神卫生护理、慢性病防治与管理、营养和饮食指导；向社区的临终患者及其家属提供他们所需要的各类身心服务；对社区出现的急危症患者进行基本、及时的救护，然后转入适当的医疗机构。

3. 社区人群预防保健指导　社区护士利用定期健康检查、家庭访视、居家护理等时机，对社区居民提供心理咨询、精神卫生、合理营养、饮食卫生、居住卫生和环境卫生等公共卫生技术指导与咨询服务。

4. 社区康复护理　指社区护士利用社区和家庭资源，向社区的残障者提供康复指导和康复服务，以帮助他们改善健康状况，恢复功能，重返家庭与社会。

5. 社区人群健康教育　社区护士通过办班、发放宣传资料和小组讨论等多种方式，向社区各类人群提供有计划、有组织的健康教育活动，提高居民的健康意识。

6. 社区计划生育技术咨询与指导　在社区宣传有关生殖调节期的生殖健康知识，改变不科学的生育观和不符合卫生保健的态度与行为，提高生殖保健的能力；指导正确使用节育方法。

7. 社区环境、职业防护与家居安全的管理　社区护士应注意对生活环境和生产环境中存在的各种有害因素进行评估，制定对策，促进社区居民的健康；协助学校管理者给学生创造良好的学习环境；指导家庭及其成员搞好居家的安全管理，防止意外伤害的发生。

> **社区护士的任职条件**　链接
>
> 具有国家护士执业资格并经注册；通过地（市）以上卫生行政部门规定的社区护士岗位培训；独立从事家庭访视护理工作的护士，应具有在医疗机构从事临床护理工作5年以上的工作经历。

第3节　社区护士

一、社区护士的角色

1. 健康教育与咨询者　社区护士是社区健康教育的主要实施者，不仅要把知识和技术教给患者或家庭，更重要的是要对社区人群进行健康教育。同时，社区护士要向社区居民提供有关的卫生保健及疾病防治咨询服务。

2. 健康代言人　患者常常缺乏健康相关知识或表达能力受限，需由社区护士代为表达其意愿和需求。社区护士要掌握相关政策和法规，对威胁居民健康的各种因素进行评估，采取措施，呼吁并上报有关部门解决。

3. 健康照顾者　这是社区护士最基本的角色。社区护士既要熟悉临床护士应用的护理程序对患者进行整体护理，又要具备公共卫生学的知识和技能，及时发现致病因素并进行预防。

4. 康复训练者　社区护士用自己掌握的专业知识和技能对患者进行心理康复教育，协助并训练患者在疾病限制下发挥躯体最大的功能，使他们能够利用残肢或矫正用具工作或生活，减轻或消除对家庭、社会的依赖。

5. 组织与管理者　社区卫生保健机构各不相同，有门诊、预防保健诊所等，不论是哪种机构，社区护士均应承担组织与管理者的角色。需要对人员、物资及各种活动进行安排，有时还需对有关人员进行培训。同时，可以根据社区的具体情况及居民的需求，设计、组织各种有益于健康促进和健康维护的活动。

6. 协调与合作者　在护理服务过程中，社区护士需协调社区内各类人群的关系，包括社区卫生服务机构内各类卫生服务人员的关系、卫生服务人员与居民或社区管理者的关系等，维持有效沟通，以便卫生保健工作得以顺利进行。

考点：社区护士的角色

7. 观察与研究者　社区护士需要具有敏锐的观察能力，发现疾病的早期症状、儿童的生长发育问题、患者对药物的反应、社区中的环境问题、威胁健康的因素等。同时，社区护士要注意观察、研究社区护理相关的问题，推动我国社区护理的发展。

二、社区护士的能力要求

1. 人际沟通能力　具备良好的职业素质，掌握社会学、心理学方面的知识以及人际沟通技巧，与他人能进行有效交流和沟通。

2. 实际操作能力　具有熟练的护理操作技能，能为社区病人提供优质的护理服务。

3. 健康教育能力　要教给人们必要的健康知识，改变人们的健康观，帮助人们培养健康的生活方式和行为。同时，社区护士还要教会非护理专业人员掌握必要的护理技术。

4. 组织管理能力　具有一定的协调管理能力，有效地进行人员、物资和各类活动的安排，以保证社区护理工作的正常运行。

5. 分析决断能力　能应用科学的工作方法了解社区，找出社区中复杂性卫生问题，并对这些问题进行综合分析，选择正确的护理干预措施。同时，能够掌握社区各种信息，预见未来可能出现的情况，从而提前采取措施。

6. 科学研究能力　社区护士能够在社区护理实践过程中，积极、主动地开展有关健康和疾病的各类调查研究，善于总结经验提出新的观点，探索适合我国国情的社区护理服务模式，并在科学研究的基础上进行护理干预。

7. 自我保护能力　社区护士在提供医疗护理服务时，不仅要完整记录患者病情和护理过程，还要在提供医疗护理服务前与患者或家属签订有关协议书，以作为法律依据，做好自我保护。同时，避免携带贵重物品，了解服务对象的状况，做好自身安全防护。

小　结

社区卫生服务是六位一体的综合性卫生保健服务，社区护理是社区卫生服务的重要组成部分，是将公共卫生学与护理学的理论与技术结合起来，以社区人群为服务对象，以促进和维护人群健康为中心，提供医疗、预防、保健、康复、健康教育、计划生育技术服务等连续的、动态的、综合的护理专业服务。社区护士是社区卫生服务的主要提供者，必须具备一定的专业素质与能力，才能承担应有的角色，为社区居民提供全方位的护理服务，达到促进健康、预防疾病、促进康复和减轻痛苦的目的。

自测题

一、名词解释

1. 社区 2. 社区卫生服务 3. 社区护理

二、填空题

1. 社区的基本构成要素包括________、________、________、________和________5个方面。
2. 社区的主要功能有________、________、________、________和________。
3. 社区护理的发展大致可划分为________、________、________和________4个阶段。
4. 社区护士的主要角色包括________、________、________、________、________、________和________。
5. 社区护士要加强________、________、________、________、________、________和________能力的培养。

三、选择题

A 型题

1. 农村社区、集镇社区和城市社区划分的依据是
   A. 功能 B. 发展水平 C. 人口数量
   D. 地域 E. 经济结构
2. 我国目前的社区卫生服务机构主要是
   A. 县级医院 B. 市级医院 C. 省级医院
   D. 社区卫生服务中心(站)
   E. 专科医院
3. 现代公共卫生护理的创始人是
   A. 圣文森·保罗 B. 威廉·勒思朋
   C. 丽黎安·伍德 D. 菲碧奥拉
   E. 玛丽
4. 社区卫生服务是以________为中心
   A. 家庭 B. 人的健康
   C. 病人 D. 个人 E. 社区
5. 社区卫生服务的对象是
   A. 慢性患者 B. 社区全体居民
   C. 妇女、儿童、老年人
   D. 个人 E. 家庭
6. 社区护士最基本的角色是
   A. 康复训练者 B. 健康教育与咨询者
   C. 健康代言人 D. 健康照顾者
   E. 组织与管理者

四、简答题

1. 简述社区护理的工作内容。
2. 社区护士有哪些职责?

(宾映初)

第2章　护理程序在社区护理中的应用

护理程序指导护理人员以满足护理对象的身心需要、恢复或增进护理对象的健康为目标，运用系统方法实施计划性、连续性、全面整体护理的一种理论与实践模式。它是护士为护理对象确认和解决护理问题的一种系统、科学的工作方法。社区护理中，护理对象更加侧重群体，包括个人、家庭、社区。护士运用护理程序，通过一系列有目的、有计划的步骤和行动，对护理对象的生理、心理、社会等方面进行整体护理，使其达到最佳的健康状态。

考点：对护理程序概念的理解

第1节　社区护理评估

案例2-1

某新建小区，居民入住率已超过80%，作为小区配套工程的社区卫生服务中心也于1个月前开始了正常的接诊。为了更好地开展对社区居民的保健与护理，中心近日组成了社区健康评估小组，决定对该小区开展健康调查，护士小王是小组成员之一。

问题：1. 在开展社区护理评估时，小王作为一名护士应该重点评估哪些内容？

2. 评估时可运用哪些方法和利用哪些资源？

一、社区护理评估概念

社区护理评估是社区护士运用调查、访谈、查阅文献等方法，对社区内个人、家庭、群体及社区的健康资料进行收集、记录、核实、分析、整理的过程。通过评估明确社区已具备的健康保健能力，发现社区现存的或潜在的健康问题，判定护理对象的健康需求，为进一步提出护理诊断、制定并实施护理干预措施提供可靠的依据。

二、社区护理评估意义

1. 了解社区环境状况、居民健康状况、保健资源、影响社区健康的因素。
2. 确定社区健康需求以及居民对保健需求的关注度。
3. 确定社区关注的重点健康问题及解决问题的能力。
4. 分析社区的价值观、信念，以便更好地开展健康促进活动。

三、社区护理评估内容

（一）社区评估内容

1. 社区环境　社区居民的健康状况受地理位置、自然环境与气候、人为环境的影响。社区环境包括物理环境、生物环境及社会文化环境，这些环境使每一个社区都有其独特性，并对社区居民的健康产生一定的影响。

(1) 地域：一般而言，地域可以分为具体的区域，如乡、镇、区、市等，也可分为抽象的区域范围，如生活区、服务区、工作区。在进行社区评估时，应首先明确社区的地理位置和大小。社区的位置是处于农村、城市还是城乡结合部，面积大小，是否临近商业区、交通枢纽等。

(2) 自然环境与气候：社区是否靠近山脉、河流，有无泛滥或其他危险；气温是否过冷或过热，湿度如何，社区有无应对气候急剧变化的能力；社区周围动植物生态环境、分布情况；社区周围是否有污染源。

(3) 人为环境：社区内是否有人为建设的设施，如厂房、公路、桥梁、垃圾处理厂等，这些设施是否产生有害物质、噪声、电磁辐射等威胁到居民的健康。社区有无有毒、有害的动、植物；绿化情况等。

2. 人口特征

(1) 人口数量：包括居住在社区的常住人口和流动人口数量、家庭数量、人口密度。人口拥挤的地方容易传播疾病，人口密度大将增加环境污染的机会。人口数量将影响社区医疗资源的配置。

(2) 人口结构：包括年龄、性别、婚姻、种族、职业及受教育程度等。人口结构不同，对社区护理的需求也不尽相同。如以老龄人口为主的社区，需要更多的养老服务。

(3) 人口的变动：人口增加会加大对社区卫生服务的需求，人口流动率大也会加重社区护理的工作量。

(4) 人口健康状况：除收集居民的平均寿命、主要健康问题、罹患疾病的原因、死亡原因外，还应重点评估影响居民健康的行为，如饮酒率、吸烟率、饮食习惯、疾病治疗和预防行为，是否存在与健康有关的习俗等。

3. 社会系统

(1) 保健系统：社区中保健服务机构的数量、类型、分布、交通便利与否等因素会直接影响到居民的就医及保健。卫生人力资源如医护人员的数量、素质、医疗机构提供保健服务的能力、医用设备与社区人口比例、社区卫生经费的多少等都会影响居民的健康水平。

(2) 福利系统：包括社区内养老院、福利院、托幼园所的数量与分布；社区安全与保卫措施、住房保障、商品供应、交通运输等。

(3) 教育系统：社区内学校的数量、层次、类型，如幼儿园、小学、中学、职业学校等正规学校机构，以及图书馆、文化中心及特殊教育机构等。

(4) 娱乐系统：社区内娱乐设施的种类、数量及可利用的程度会影响社区居民的生活。护士在评估时，了解社区内是否具备公共休闲设施，如公园、街心花园、儿童游戏设施、影院、健身场所，以及居民对社区所提供的休闲设施是否满意等内容。

(5) 安全系统：社区内公共安全机构如派出所、消防队的数量、位置，居民住所消防设施的布局等。

(6) 交通/通讯系统：社区周边的交通设施数量、类型，社区内电话、网络、电视、广播等设施是否完备。

(7) 行政系统：街道办事处及居委会的位置、数量、职能、工作时间、保健工作开展情况。

(8) 经济系统：评估社区居民收入水平、低收入居民所占比例。

(9) 宗教系统：宗教信仰对社区居民的价值取向有很大影响，与居民的健康行为和采取的生活方式有密切关系，甚至影响罹病率和致死率。

（二）家庭评估

家庭评估详见第6章第1节。

（三）个人评估

个人评估包括收集资料、整理分析资料、记录资料，即护士通过与患者交谈、观察、护理体检等方法，有目的、有计划、有系统地收集与护理对象健康有关的资料，并对资料进行整理和分析，为护理活动提供依据的过程。

1. 收集资料

（1）资料的类型：①主观资料：患者的主诉，包括其经历、感觉及其所看到、听到或想到的对健康状况的主观感觉，如"我感到胸闷"等；②客观资料：护士通过观察、体格检查或借助医疗仪器、实验室检查而获得有关患者症状和体征的资料，如"患者血压110/60mmHg①"。

（2）资料的来源：①直接来源：患者是健康资料的主要来源。通过患者的主诉及对患者的观察、体检获得的资料。②间接来源：患者的亲属、抚养人或关系密切的朋友、同事。当患者是婴幼儿、病情危重或神志不清时，其家属和关系密切的人成为资料的主要来源。③有关保健人员：如主治医生、理疗师、营养师、心理医生、其他护理人员。④目前病案记录、实验室检查报告、既往的医疗病历、既往健康检查记录、儿童预防接种记录等。⑤医疗和护理的有关文献资料。

考点：资料的类型与来源

（3）资料的内容：①患者的一般资料：主要有患者的姓名、性别、年龄、民族、职业、文化程度、婚姻状况、家庭住址、宗教信仰、联系人等；②现在健康状况：此次发病情况、住院目的、入院方式及医疗诊断等；③过去健康状况：既往患病史、家族病史、过敏史、住院史、手术史、婚育史等；④生活状况及自理程度：如饮食、睡眠或休息、排泄、清洁卫生、自理能力、活动方式等；⑤护理体检：包括身高、体重、生命体征、意识、瞳孔、皮肤、口腔黏膜、四肢活动度、营养状况及心、肺、肝、肾的主要阳性体征；⑥心理状况：如性格特征、情绪状态、对疾病的认识和态度、康复信心、对护理的要求、希望达到的健康状态、应对能力等；⑦社会状况：工作环境、医疗保健待遇、经济状况、家属成员对患者患病的态度及对疾病的了解和认识等；⑧近期的应激事件：如失业、丧偶、离异、家人生病等。

（4）收集资料的方法：主要有观察、交谈、护理体检、查阅。

1）观察：是护士运用感官获得健康信息资料的方法，包括视、触、叩、听、嗅。

2）交谈：是护士与患者沟通的有效方法。通过与患者及其家属交谈，了解患者的健康状况；沟通感情，建立良好的护患关系；及时向患者反馈有关其病情、检查、治疗、康复等方面的信息；为患者提供心理支持。

3）护理体检：是护士系统地运用视、触、叩、听、嗅等体格检查手段和技术，对护理对象的生命体征和各个系统功能状况进行检查而收集资料的方法。护士进行体格检查而收集资料是为确定护理诊断、制订护理计划提供依据。因此，护理体检不同于医生的体格检查，应重点收集护理活动有关的资料，并注意与医生所收集资料的一致性。

4）查阅：在评估前及护理活动中，护士需要随时查阅患者的医疗病历、护理病历、各种辅助检查结果以及有关书籍、资料等。

---

①1mmHg = 0.133kPa。

2. 收集资料的步骤 整理分析资料：将所收集到的资料进行核实、分类、筛选、分析的过程。

（1）核实：为保证资料的真实、准确，护士需用客观资料对主观资料进行核实，如患者自觉发热，则应测量体温加以核实。对含糊不清或有疑点的主诉，需重新调查、确认。如患者说“胸口痛”，护士需要进一步询问患者疼痛的性质、发作时间、持续时间以及可能的诱因和缓解的方式。

（2）分类：资料分类的方法较多，目前常用的是按马斯洛的需要层次论分类。

（3）筛选：将所收集的全部资料加以选择，剔除对患者健康无意义或无关的部分，以集中要解决的问题。

（4）分析：护士需要分析资料，发现异常的、有临床意义的资料，找出相关因素及危险因素，为确定护理诊断做准备。

考点：收集资料的步骤

3. 记录资料 要及时；应客观记录患者的叙述和临床所见，注意资料必须反映事实，不能有护士主观的判断和结论；客观资料的描述应使用专业术语，用可测量的词语描述；主观资料的记录尽量用患者自己的语言，并加上引号；资料记录应能全面、准确地反映患者的情况，反映不同专科疾病的特点；记录应清晰、简洁，避免错别字；记录的格式应方便护士进行记录。

卫生年鉴 链接

卫生年鉴通常为卫生部或地方卫生行政机构出版的资料，反映全国或地方的卫生事业状况，包括卫生人员、卫生设施、卫生经费、卫生服务、妇幼保健、人民健康水平及营养状况等数据，有助于对全局的了解。这些资料可在卫生行政机构的网站或图书馆查阅。

四、社区评估方法

1. 查阅文献 文献资料包括卫生年鉴、卫生事业报告、地方政府资料、地方性的调查报告、卫生统计资料、社区居民档案、社区医疗机构相关记录等。通过查阅这些文献资料，有助于对社区的全面了解，并可获得较全面的与社区健康相关的信息，特别是加深对社区健康产生影响因素的理解。查阅文献同时可减轻护理评估的工作量，提高工作效率。

2. 问卷调查 是社区护理评估常用的方法之一，适合于收集与个人背景、信念、态度意见、知识水平、倾向，或对事件的看法、认识等资料，如社区老年人居家护理需求调查。通过问卷调查收集到的资料具有较好的代表性，能够反映社区存在的健康问题或服务需求。

3. 社区实地考察 又称挡风玻璃似的调查，指社区护士利用个人感官，对社区进行实地调查，大体上了解社区的特点。实地调查前要做一些必要的准备，如准备一张地图，拟定观察区域、路线、内容等。通过实地考察可部分了解社区环境、人群特征、社会系统等情况。

4. 重要人物访谈 访谈对象应该来自社区的各个阶层，如长期居住在社区的居民，街道办事处或居（家）委会的工作人员，机关、企业、学校的职员，社区内德高望重有一定影响力的人物，以保证从不同角度了解社区。通过访谈，了解社区的发展过程，社区的特点，社区主要的健康问题以及对社区卫生服务的意见、建议和期望。

5. 参与性观察 社区护士以社区成员的角色直接参与社区活动，通过观察收集社区居民健康状况资料，了解社区健康活动安排及居民参与的情况。

考点：社区评估方法

第2节　社区护理诊断

护考链接

关于护理诊断不正确的是

A. 是研究护理对象的健康问题或对生命过程反应的判断

B. 是由护理人员决策的

C. 是在护士职责范围内可以解决的

D. 一个护理诊断可以针对多个健康问题

E. 护理诊断须用规范的名称

点评:答案D。考查对护理诊断概念的理解,一个护理诊断针对一个护理问题。

考点:对护理诊断的概念的理解

护理诊断是关于个人、家庭、群体和社区对现存的或潜在的健康问题以及生命过程中的问题反应的一种临床判断。这些反应是护士进行确认,并通过护理的方法可以解决的。社区护士对收集的资料进行分类整理、核实、归纳总结、分析研究,找出社区中存在的或潜在的健康问题、相关因素及危险因素,从而确定护理诊断或提出护理问题。

一、社区护理诊断分类

社区护理诊断分类方法目前常用的是北美护理诊断协会(NANDA)护理诊断系统,还有普遍用于社区护理诊断的奥马哈(OMAHA)系统。

(一) NANDA护理诊断系统

2000年4月,NANDA召开的第十四次会议审定通过了最新修正的155项护理诊断。NANDA的第二套分类体系为4级结构:范畴、类别、诊断性概念、护理诊断。第1级范畴,共有13个方面;第2级类别,每个范畴含两个以上的类别;第3级诊断性概念,每个诊断性概念含所属护理诊断一个或若干个;第4级为护理诊断。第1级和第2级结构框架具体见表2-1。

表2-1　NANDA护理诊断第二套分类结构的第1级和第2级结构框架

范　畴	类　别
健康促进	健康意识、健康管理
营养	吞咽、消化、吸收、代谢、水化
排泄	泌尿系统、胃肠道系统、皮肤系统、呼吸系统
活动/休息	睡眠/休息、活动/运动、能量平衡、心肺-血管性反应
感知/认知	注意力、定向力、感觉/感知、认知、沟通
自我感知	自我概念、自尊、身体形象
角色/关系	照顾者角色、家庭关系、角色履行
性/生殖	性特征、性功能、生殖
应对/压力耐受	创伤后反应、应对反应、神经行为性压力
生命本质	价值、信念、价值/信念/行为的一致性
安全/防护	感染、机体创伤、暴力行为、环境危险、防御、体温调节
舒适	生理性舒适、环境舒适、社区舒适
成长/发育	成长、发育

(二) 奥马哈系统(OMAHA)

奥马哈系统的形成最初是因为社区护理及家访护理任务的增多,美国奥马哈家访护士协会(Visiting Nurse Association of Omaha)根据社区护士提供社区护理的实际工作经历,在20世纪70年代研发而成。该系统经北美护理协会(American Nurses Association ,ANA)认可,为社区护士和其他社区卫生工作人员全面评估患者、及时发现护理问题提供了一个指引,也为社区护士提供了一个结果评价的标准。

奥马哈系统的结构框架由问题分类系统、干预系统、护理结果评量系统三部分组成。问题分类系统包括环境相关问题、社会心理相关问题、生理相关问题、健康相关行为问题4个范畴,每个范畴又包含若干护理问题(表2-2)。干预系统将护理干预划分为健康教育、指导和咨询、治疗及程序、个案管理和监测4大范畴。护理结果评量系统是一个评价患者认知、行为和状况3个方面护理效果的5分制量表。

表2-2 OMAHA系统的护理诊断(问题)分类系统

范畴	护理诊断(问题)分类
环境	收入;卫生;住宅;邻居/工作场所的安全;其他
社会心理	与社会资源的联系;社会接触;角色改变;人际关系;精神压力、哀伤、情绪稳定性、照顾/双亲;忽略儿童/成人;虐待儿童/成人;生长与发育;其他
生理	听觉;视觉;说话与语言;咀嚼;认知;疼痛;意识;皮肤;神经、肌肉、骨骼系统与功能;呼吸;循环;消化;排便功能;生殖泌尿功能;产前;产后;其他
健康相关行为	营养;睡眠与休息形态;身体活动;个人卫生;物质滥用;家庭计划;健康指导;处方用药;特殊护理技术;其他

二、社区护理诊断的组成

护理诊断的组成包括名称、定义、诊断依据及相关因素。

1. 名称 即对护理对象健康状况的简洁描述,有四种类型:现存问题、高危问题、良好健康状态和医护合作性问题。

2. 定义 是对护理诊断的一种清晰、准确的描述,并以此与其他的护理诊断相区别。如“便秘”指个体处于一种正常排便习惯发生改变的状态,其特征为排便次数减少和(或)排出干、硬便。

3. 诊断依据 是护理对象出现健康问题时所表现出的躯体症状、体征以及相关的化验检查结果。诊断依据分为主要依据和次要依据。①主要依据:指证实一个特定诊断必须存在的症状和体征;②次要依据:指可能出现的症状和体征,如护理诊断“体温过高”,主要依据是体温在正常范围以上;次要依据有皮肤潮红、触摸发热;心率、呼吸增快;可有抽搐或惊厥发生。

4. 相关因素 指影响个体、家庭、群体和社区健康状况,导致健康问题的直接因素、促发因素或危险因素,包括病理生理、心理、治疗、情境、成长发展等因素,常用“与……有关”加以描述。在提出护理诊断时,对相关因素的描述,有助于明确如何促进或阻止某一状况的发生。如护理 诊断“儿童缺乏照顾:与其父母缺乏育婴知识有关”,社区护士只需为其父母提供有关育婴知识的健康教育,即可改变儿童缺乏照顾的状况。

三、护理诊断的陈述

考点: 护理诊断陈述三要素

护理诊断的陈述方式包括三个要素:P(problem,健康问题),是对护理对象健康状况的描述;S(symptoms or signs,症状或体征),即与健康问题有关的症状、体征;E(etiology,原因),是与健康问题有关的生理、心理、社会、精神、环境因素。护理诊断可以用三段式(PSE)、二段式(PE或SE)、一段式(P)进行陈述,简称PSE公式。

1. 三段式　PES,健康问题(P)+症状与体征(S)+相关因素(E)。多用于现存的护理诊断,如“低效性呼吸形态(P):发绀、呼吸急促(S),与胸部疼痛有关(E)”。

2. 二段式　PE,健康问题(P)+相关因素(E)。只有健康问题和相关因素,而没有症状与体征。如“有皮肤完整性受损的危险(P):与长期卧床、被迫体位有关(E)”。SE,症状与体征(S)+相关因素(E)。只有症状与体征和相关因素,而没有健康问题。如“胸痛(S):与心肌缺血有关(E)”,多用于“有……危险”的护理诊断或潜在健康问题的护理诊断。

3. 一段式　P,健康问题(P)。只有健康问题,多用于健康的护理诊断。如“有增强精神健康的趋势”、“母乳喂养有效”。

在NANDA的155项护理诊断中,与社区相关的诊断有:家庭执行治疗方案无效、社区执行治疗方案无效、家庭运作中断、家庭运作功能不全:酗酒、无能性家庭应对、妥协性家庭应对、社区应对无效、有增强家庭应对的趋势、有增强社区应对的趋势、照顾者角色紧张、有照顾者角色紧张的危险、父母不称职、有父母不称职的危险。

社区护士在护理实践中,应结合我国国情和社区护理工作特点,提出更多、更广泛、更能反映家庭、群体、社区健康状况的护理问题,有效地为居民解决实际的健康问题。

四、护理诊断与医疗诊断的区别

护理诊断与医疗诊断的区别见表2-3。

表2-3　护理诊断与医疗诊断的区别

区别点	护理诊断	医疗诊断
研究对象	对个体、家庭、社区现存的或潜在的健康问题或生命过程反应的一种临床判断	对个体病理、生理变化的一种临床判断
描述内容	是对个体健康问题的反应,随患者的反应变化而变化	是一种疾病,名称在病程中保持不变
决策者	护理人员	医疗人员
职责范围	在护理职责范围内进行	在医疗职责范围内进行
举例	胸痛:与心肌缺血、缺氧有关	冠心病

五、书写护理诊断的注意事项

1. 诊断明确,书写规范,简单易懂。

2. 一项护理诊断只针对患者的一个护理问题。

3. 护理诊断需采用规范的名称。

4. 相关因素是制订护理措施的依据,因此必须准确,陈述的连词用“与……有关”,无法确定相关因素时,可写“与未知因素有关”。

5. 护理诊断必须有客观依据,资料在护理病历中有记录。不能以护士的主观感觉和标准判断患者的反应。

6. 护理诊断陈述的健康问题必须是护理措施能够完全或部分解决的。

7. 应贯彻整体护理观点。一个患者可以同时有数个护理诊断,并随病情的发展而变化。

第3节 社区护理计划

护考链接

患者，男性，34岁，因严重脑外伤收住院，收集资料评估患者后，确认存在以下健康问题，其中应优先解决的护理问题是

A. 皮肤的完整性受损　　B. 尿失禁　　C. 呼吸道阻塞

D. 营养缺乏　　E. 语言沟通障碍

点评：答案C。护士在为患者制订护理计划时，要根据健康问题的轻重缓急同时考虑到服务对象的意见和要求来决定其先后顺序。

社区护理计划是护士与护理对象合作，以护理诊断为依据，制订护理目标和护理措施，预防、缓解和解决健康问题的过程。制订护理计划的步骤包括确定护理问题的优先顺序、制定护理目标、拟定护理措施、书写护理计划。

一、确定护理问题的优先顺序

根据社区健康问题的轻、重、缓、急和护理对象的意愿与要求，将多个护理诊断按其紧迫性和重要性进行排序。确定社区护理问题的优先顺序常根据默克（Muecke，1984）提出的八个准则：①社区对问题的了解；②居民对问题解决的动机；③问题的严重程度；④ 可利用的资源；⑤ 预防的效果；⑥ 护士解决问题的能力；⑦ 健康政策与目标；⑧ 解决问题的持续性与快速效果。

考点：护理问题排列优先顺序

默克法给予每个社区护理诊断一个分数，依分数的高低来决定需优先处理的问题（表2-4）。每个诊断的每项准则给予分数处理范围（0～2分），步骤如下。

1. 列出所有的社区护理诊断。
2. 选择排定优先顺序的准则。
3. 决定诊断重要性的比重。0分：不太重要，不需优先处理；1分：有些重要，可以处理；2分：非常重要，必须优先处理。
4. 自我评估每个诊断的重要性。
5. 总和每个诊断所有评估准则的得分。
6. 总分数越高，代表需要优先处理。

表2-4　默克社区护理问题优先顺序评分（举例）

问题诊断准则	社区对问题的了解	居民对问题解决的动机	问题的严重程度	可利用的资源	预防的效果	护士解决问题的能力	健康政策与目标	解决问题的持续性与快速效果	总分
健康知识不足	2	2	2	2	2	1	2	2	15
动态休闲不足	2	1	1	2	1	1	1	1	10

护考链接

某护士为一患者制订的护理目标是患者1周后下地行走，结果1周后患者仍卧床不起。该患者护理目标实现程度为

A. 目标完全实现　B. 目标部分实现　C. 目标不恰当　D. 目标未实现　E. 目标不明确

点评：答案D。评价护理目标实现是否实现，将患者的行为与目标进行比较得出结论。

二、制订护理目标

护理目标是护理活动预期的结果，是护士期望护理对象通过接受护理照顾后的健康状态、功能或行为、情感等方面的变化，并可作为护理工作效果评价的衡量标准。

（一）护理目标的分类

1. 近期目标　指在相对较短的时间内（一周以内）可达到的目标。
2. 远期目标　指需要相对较长时间（几周或几个月）才能实现的目标。

（二）护理目标的陈述

护理目标的陈述方式包括4个部分：主语＋谓语＋行为标准＋状语。

1. 主语　是护理对象本身，如个体、家庭、群体、社区，也可是护理对象某一部分或与护理对象有关的因素。如主语为护理对象时可以省略。

2. 谓语　是护理对象将能完成的行为，可以是功能的改进、行为的改变、知识的增加或情感的稳定等。

考点：护理目标的正确陈述方法

3. 行为标准　是护理对象完成该行为所要达到的程度（时间、距离、速度、次数等），是能够进行观察和测量的。

4. 状语　是护理对象完成某行为所具备的条件，什么时间、何种情况下完成。

例如：周三	患者	正确	说出	至少两项糖尿病患者选择鞋袜的要求
状语	主语	状语	谓语	行为标准

（三）制定护理目标应注意的问题

1. 预期目标的主语必须是护理对象或护理对象的一部分。
2. 目标必须是患者的行为，切勿混淆目标主语，如“使患者、帮患者”等。
3. 陈述简单明了，切实可行，患者乐意接受，属于护理工作范围之内。
4. 目标应有具体日期，并可被观察和测量。

三、拟定护理措施

护理措施是护士针对社区的健康问题，为帮助护理对象达到预期目标所需采取的具体方法。护士要与社区团队人员及护理对象共同制订、选择有效可行的护理措施。

（一）护理措施分类

1. 独立性护理措施　是护士运用护理知识和技能独立或指导护理对象完成的护理活动。如按摩受压部位的皮肤、指导糖尿病患者正确进行足部清洁。

2. 依赖性护理措施　是护士执行医嘱的护理活动，如输液、换药。

3. 合作性护理措施　是护士与其他专业人员共同合作完成的护理活动，如社区护士与康复师共同为偏瘫的患者制订康复计划。

(二)制订护理措施的注意事项

1. 护理措施应依据医学基础知识、行为科学知识、社会科学知识来制订。

2. 护理措施应具体、可行。同时应考虑护理对象的具体病情、耐受能力、接受能力。

3. 护理措施应与其他医疗措施协调一致。

4. 结合三级预防的观点制订护理措施。

5. 鼓励护理对象参与制订护理措施,有助于他们更好地接受、配合护理活动,从而获得最佳护理效果。

四、书写护理计划

社区护士按护理程序对护理对象进行护理时,将做出的护理诊断、预期目标、护理措施、评价方法等,按一定格式构成护理计划,通常是表格的形式。护理计划是护士提供间、护士与其他医务人员之间交流护理信息的工具。护理计划应具有动态发展性,动态反映护理对象健康状况的变化。

> **链接　社区健康干预**
>
> 社区健康干预强调以社区为基础的综合干预,干预的重点是消除人群不良行为、建立健康行为。干预内容有控制吸烟、维持平衡膳食、控制高血压、加强体育锻炼、安全的性行为、意外损伤防范等。干预措施包括人群健康教育、传染病防治、免疫接种、人员健康培训、家庭护理、健康咨询等。

第4节　社区护理实施

社区护理实施指社区护士根据制订的护理计划,开展护理实践,实现护理目标的过程。在实施过程中,护士要协调其他保健人员、社区负责人、居民共同参与。

一、实施前准备

实施前准备要求护士在实施之前要考虑与实施有关的以下几个问题。

1. 做什么(what,措施内容)　在实施前应全面回顾制订好的护理计划,并且需对护理计划的内容做进一步的整理和组织,使之得到统筹兼顾和有秩序地进行。

2. 谁去做(who,实施人)　确定哪些护理措施应由护士自己完成,哪些需要指导患者或其家属、看护者参与完成以及哪些需与其他健康保健人员共同完成。同时要注意参与人员是否具有完成这些任务的能力。

3. 如何做(how,技术和技巧)　护士运用各种知识、操作技术、沟通技巧、观察能力、合作能力和应变能力去实施护理措施。还应考虑到实施过程可能出现的问题及解决方案。

4. 何时做(when,实施时间)　根据服务对象的具体情况、健康状态选择最佳的执行护理措施的时间。

5. 何地做(where,实施场所)　寻找一个适于护理计划开展的场所,如在老年活动站举办健康教育讲座、在社区康复训练室开展康复训练、在居民家中为行动不便的患者进行健康指导等。

二、实　　施

社区护理措施实施是护士根据制订的护理计划,开展护理活动。其重点是对社区重点人群进行健康管理、教育和干预。在实施的同时，护士对服务对象的健康状况的改善、对护理措施的反应进行评估，并对护理措施的效果进行评价，因此，实施阶段还是评估和评价的过程。

三、实施后记录

实施护理计划后，护士应对执行护理计划的过程及过程中遇到的问题进行记录。其意义在于：可以作为护理工作的阶段性的总结；利于其他医护人员了解实施护理计划的全过程；为今后的护理工作提供经验性资料；并且可以作为护理质量评价的内容。

护士可以问题为中心的记录方式（PIO）或以护理对象为中心的记录方式（SOAP），记录护理措施的执行情况、结果和护理对象的反应。

考点：PIO记录方法

1. PIO 记录　即按照问题（problem）——措施（intervention）——结果（outcome）的格式进行记录。

2. SOAP 记录　按照护理对象健康状况的进展进行记录。记录内容包括主观资料（subjective data），如目前陈述、自我感受、家族和社会史、既往身体健康状况等；客观资料（objective data），如体检发现、生命体征等生理学数据、实验室检查结果等；评估（assessment），即收集到的资料及对问题现阶段的描述；计划（plan），指解决问题时采取的治疗、护理方案。

护士也可运用 OMAHA 系统的护理结果评量表，进行个案护理活动的记录。该量表是一个评价患者认知、行为和状况 3 个方面护理效果的 5 分制量表（表 2-5）。

表 2-5　OMAHA 系统护理结果评定量表

概念	含义	评分				
		1分	2分	3分	4分	5分
认知	个案记忆与理解信息的能力	完全不具有知识	具有很少的知识	具有基本的知识	认知适当	认知良好
行为	个案表现出的可被观察的反应行为	完全不适当	有一些适当的行为	不是很一致的行为	通常是合适的行为	一致且合适的行为
状况	个案表现出的主、客观症状和体征	非常严重	严重	普通	很少	没有

第 5 节　社区护理评价

评价是将护理对象的健康状态与护理计划中制订的目标进行比较，即对护理效果的鉴定，是对护理活动的回顾和总结。确定护理达标程度，分析影响效果的因素，并决定是否继续执行、修订或终止护理计划。评价是护理程序的最后一步，但并不意味着护理程序的结束，通过发现新问题，做出新的护理诊断和计划，或对既往的方案进行修改、补充等，使护理程序可以循环往复地进行下去。

一、评价的种类

评价种类包括结果评价和过程评价。在社区护理中可以任选一种方法或两者结合的方式，对护理程序的各个阶段进行评价。

1. 结果评价　是对执行护理措施后的效果进行评价，与所制订的总体目标和具体目标进行比较。当护理目标完全实现时，说明护理措施是有效的，可以继续执行或终止。当护理目标部分实现或未实现时应分析原因，重审基础资料、护理问题、目标和措施，确定是否有新问题产生，是否需要增加或删改护理问题，并重新排列顺序、确定目标、拟定护理措施。另外，在结果评价中还应评价所取得的效果对该社区健康状况改善的作用如何，健康资源利用和消耗相比健康效益是否合理，居民、社会团体对护理计划、项目以及服务机构的满意度如何。健康知识普及率、不良生活方式改善率、健康教育覆盖率、就诊率、体检率等。

2. 过程评价　是护士在实施护理活动的过程中，对采取措施的质量以及各个步骤进行评价，还包括对利用的人力、物力、财力、资源进行评价。如人力安排是否能够满足完成计划的要求；社区中是否有足够的和可获取的资源；评价实施过程是否按照计划执行；护理人员和其他参与人员的知识和技能是否能满足社区居民的健康需求；实施后的记录是否准确、全面、及时等。

考点：结果评价和过程评价的区别

二、评价方法

1. 直接观察　是通过对护理干预对象或服务对象的表现和行为直接进行观察而获取所需资料的过程。优点：通过现场具体观察社区人群、家庭成员或个体的行为表现，可获得较为真实、可靠的评估资料。局限性：费时，需投入较多人力。

2. 交谈　是评估者通过与服务对象双向交流的形式获取信息的过程。优点：灵活性强；可视评价需要采取正式或非正式形式进行；通过结构型交谈获取的资料由于结构统一，便于分析。局限性：费时；非结构型交谈资料分析时有较大难度；面谈者的偏见可影响评价效果。

3. 问卷调查　是根据评价目的制订出有关项目的调查表，解释填表方法，由服务对象按要求逐项填写，最后获得评价资料。优点：可从系列项目中获取较可靠的信息；可避免面谈偏见。局限性：有得到错误答复的可能性；可能受到其他因素干扰；调查结果有被评价者错误理解的可能。

4. 标准检查　是用现有衡量标准对照护理活动实际效果，如国家制定的社区护理实践标准。优点：衡量标准有较强的可信度，为某护理单位的资料结果提供了与国家标准进行比较的机会。局限性：有时由于国家标准较为宏观，使用时难以获得实用的衡量标准。

考点：护理评价的方法

小　结

社区护士应用护理程序的工作方法，通过建立家庭健康档案，为居民提供持续性护理；对个别问题，运用社区可利用的资源，提供有针对性的护理；以护理对象为中心，指导其学习自我护理的技能；按照程序要求，顺序解决问题，确保护理质量。

自　测　题

一、名词解释

1. 护理程序　2. 护理诊断

二、填空题

1. 护理程序的5个步骤是________、________、

________、________、________。

2. 护理目标的陈述方式包括________、________、________、________4个部分。

3. 护理诊断的陈述方式包括________、________、________3个要素，也称________公式。

4. 以问题为中心(PIO)的记录方式中，P代表________、I代表________、O代表________。

5. 护理评价的方法有________、________、________、________。

三、选择题

A型题

1. 护理程序是科学地确认问题和解决问题的
   A. 工作基础　B. 工作方法　C. 工作条件
   D. 工作方针　E. 工作前提

2. 进行社区评估的方法不包括
   A. 查阅文献　B. 人物访谈　C. 实地考察
   D. 实验研究　E. 参与性观察

3. 属于社区评估内容之环境表述的是
   A. 社区位于工业区　B. 社区位于商业区
   C. 社区位于某服务区　D. 社区位于某乡镇
   E. 社区周围有污染源

4. 在进行社区护理评估时，不属于社区层次的评估内容是
   A. 社区的托儿所　B. 社区安全与保卫
   C. 社区居民的家族谱　D. 社区居民的生活方式
   E. 社区居民的平均寿命

5. 挡风玻璃似的调查指
   A. 护理人员对社区中各层次人员进行访问或问卷调查
   B. 护理人员基于评估工具对评估对象进行整体全面的调查
   C. 护理人员通过各种图书馆资料、统计报表等资料了解社区情况
   D. 护理人员通过自己观察大体上了解社区的特点
   E. 护理人员直接参与社区活动，以社区成员的角色了解社区情况

6. 在社区护理诊断中，按照北美护理诊断协会护理诊断系统，属于健康性护理诊断的是
   A. 有增强社区应对的趋势
   B. 社区应对无效　C. 家庭运行中断
   D. 有中毒的危险　E. 有照顾者紧张的危险

7. 不属于OMAHA系统护理诊断领域的是
   A. 环境　B. 精神社会　C. 生理
   D. 健康相关行为　E. 危险性行为

8. 护理诊断："有皮肤完整性受损的危险：与长期卧床有关"缺少护理诊断表达公式中的哪个部分
   A. P　B. S　C. E
   D. C　E. O

9. 护理目标的概念，不正确的是
   A. 目标是护士要进行的护理活动
   B. 目标是患者要达到的健康状态
   C. 目标应可测量
   D. 目标应切实可行
   E. 目标应可观察

10. 男性，60岁，发热、咳嗽。查体：体温39.2℃，脉搏90次/分，呼吸24次/分；肺部少量湿啰音。正确的护理目标是2天内
    A. 护士协助患者维持体温在38.5℃以下
    B. 在护士指导下患者维持体温在38.5℃以下
    C. 维持患者体温在38.5℃以下
    D. 在降温措施辅助下维持患者体温在38.5℃以下
    E. 在降温措施辅助下维持患者体温正常

11. 男性，65岁，患慢性支气管炎、肺源性心脏病。呼吸28次/分，面色发绀，氧分压50mmHg，自感气喘、精神紧张。此时最有效的护理措施是
    A. 有针对性地进行心理护理
    B. 稳定患者情绪　C. 调节室内温湿度
    D. 进行体位引流　E. 氧气吸入

12. 关于社区护理措施的制订，下列陈述错误的是
    A. 基于科学原理及医学和护理知识
    B. 要考虑到社区的人力、物力和财力
    C. 针对社区护理问题制定措施
    D. 主要针对那些没有具体健康问题的服务对象
    E. 与社区人群达成共识

13. 属于结果评价的是
    A. 所制订的具体目标是完全达到、部分达到还是未达到
    B. 护理计划实施过程中人力、物力是否能够满足完成计划的要求
    C. 社区设施使用是否得当、充分

D. 社区中是否有足够的和可获取的资源供使用以满足社区的需求
E. 护理人员的知识技能是否能满足社区居民的需求

B 型题

患者李某,自述因工作任务重、压力大,需要经常加班,且家人对其不能正确理解。

14. 该患者资料属于哪项资料内容
A. 患者一般资料 B. 患者生活状况
C. 患者心理状况 D. 患者社会情况
E. 近期应激事件

15. 该患者资料属于哪项资料类型
A. 主观资料 B. 客观资料 C. 健康资料
D. 一般资料 E. 检查资料

四、简答题

1. 社区护理评估的意义是什么?
2. 制订护理目标应注意哪些问题?

(易巍陆)

第3章 社区居民健康档案的建立与管理

社区居民健康档案是记录有关居民健康信息的系统化文件；是开展社区卫生服务的重要依据；是社区卫生服务工作中收集、记录社区居民健康信息的重要工具；是各级政府及卫生行政部门制定卫生政策的参考依据。社区居民健康档案记录内容广泛，社区护理人员借此可以全面了解辖区居民的健康状况，发现社区居民主要健康问题，有针对性地开展社区保健护理服务。社区卫生服务中心还要对居民健康档案进行科学管理和有效利用。

链接 国家卫生部2008年1月16日发布《社区卫生工作管理制度（试用稿）》规定，社区卫生机构应与社区居民签订《社区家庭健康服务合同》、建立家庭及个人健康档案，履行合同条款，开展分类、分层的连续性健康管理和健康教育，提供主动上门服务、追踪随访。建立健全居民健康档案是开展社区医疗卫生服务工作的基础，各社区卫生服务中心应当按照相关要求采集录入基础信息资料，完成居民健康档案建档工作。

第1节 社区居民健康档案概述

一、居民健康档案的概念

考点：居民健康档案概念

居民健康档案（health record）是居民健康管理（疾病防治、健康保护、健康促进等）过程的规范、科学记录，是一个连续的动态记录过程。其主要内容包括个人病患记录、健康检查记录、各年龄阶段的保健记录及个人和家庭一般情况记录等。

二、建立居民健康档案的意义

1. 居民健康档案是社区卫生规划的资料来源　完整的健康档案不仅记载了居民健康状况以及与之相关的健康信息，还记载了有关社区卫生机构、卫生人力等社区资源的信息，从而为社区诊断、制订社区卫生服务计划提供基础资料。

2. 居民健康档案是全科医生全面掌握居民健康状况的基本工具　全科医生在实施社区卫生服务中，要为社区居民提供连续性、综合性、协调性和高质量的医疗保健服务，正确理解和鉴定居民或患者所提出的问题，就必须充分了解居民个人和家庭的背景资料。通过掌握和了解社区居民的情况，主动挖掘个人、家庭的健康问题。

3. 居民健康档案是全科医疗护理教学的重要参考资料　健康档案是对社区居民以问题为中心的健康记录，反映了生物、心理和社会3个方面的问题，具有连续性、逻辑性，可运用于医学教学，有利于培养学生的临床思维能力和处理问题的能力。

4. 规范的居民健康档案是宝贵的科研资料　准确、完整、规范和连续性的居民健康档案为前瞻性研究居民健康状况，探讨危险因素提供了理想的资料。

5. 完整的居民健康档案还是司法工作的重要参考资料。

三、建立居民健康档案的方法

居民健康档案信息是动态的信息，通常由社区医生和社区护士共同建立，一般采用入户调查与日常医疗、预防和保健等工作相结合的方式来完成建档。

1. 入户调查建档　至少2名调查人员一组，1人逐项依次询问、1人记录。入户前做好和当地居委会的协调工作，张贴或发放《告居民书》等，告知区域住户调查人，并确定调查时间；调查人必须明确身份或佩戴胸卡；调查结束后将取得的资料认真分类、归档。

2. 结合日常业务工作建档　在居民到社区卫生服务机构寻求卫生服务的时候，做好建立居民健康档案的宣传工作，取得居民的配合，就地完成健康档案的建立工作。同时可以结合社区的实际情况，积极开展个案管理工作，如高血压、糖尿病患者管理、儿童保健、孕妇管理等。

3. 不断完善居民健康档案　由于采集的居民健康档案信息是动态的信息，随着居民对健康需求的多元化发展和对建档人员信任程度的增加，居民健康档案的内容也随之不断丰富，要及时把增加的健康信息添加到居民健康档案中。

考点：建立居民健康档案的方法

四、建立健康档案的基本要求

1. 资料的真实性　健康档案是由各种原始资料组成的，要如实记载患者的病情变化、治疗经过、康复状况等详尽的资料。健康档案除了具有医学效应还具有法律效应，这就需要保证资料的真实可靠。

2. 资料的科学性　居民健康档案作为医学信息资料，应按照医学科学的通用规范进行记录。各种图表制作、文字描述、计量单位使用都要符合有关规定，做到准确无误。

3. 资料的完整性　居民健康档案的完整性一是体现在各种资料必须齐全，一份完整的健康档案应该包括个人、家庭和社区3个部分；二是所记录的内容必须完整，包括患者的就医背景、病情变化、评价结果、处理计划等，并能从生物、心理、社会各个层面去记录。

4. 资料的连续性　社区医疗中所采用的以问题为导向的病历记录方式是把患者的健康问题进行分类记录，每次患病的资料可以累加，从而保持了资料的连续性。而且通过病情流程表，可以把健康问题的动态变化记录下来。

5. 资料的可用性　社区医疗是以门诊为主体的基层医疗，健康档案的使用频率很高。健康档案的设计要科学、合理；记录格式要简洁、明了；文句描述要条理清晰，善于使用关键词、关键句。

第2节　社区健康档案的种类和内容

社区健康档案分为个人健康档案、家庭健康档案和社区健康档案。个人健康档案在社区卫生服务中应用十分频繁，使用价值也最高。家庭和社区健康档案则根据实际情况，建立和使用的形式不一。

考点：社区健康档案的种类

链接 **居民个人健康档案文本概貌**

首页：一般情况表

问题目录：长期性健康问题、暂时性健康问题

年检记录：健康管理年检表、特定人群健康管理年检表（如妇女、精神分裂症患者）

服务记录：重点人群健康管理随访表（如高血压）

暂时性健康问题接诊记录表（如感冒）

会诊记录表、转诊记录表、转诊单

居民信息卡

一、个人健康档案

个人健康档案是将一个人从出生到死亡的整个过程中，其健康状况的发展变化情况以及所接受的各项卫生服务记录的总和。建立个人档案时要重点关注社区的重点人群（儿童、残疾人、孕妇）、重点疾病（精神病、结核病、肿瘤等）和慢性疾病（高血压、糖尿病等慢性非传染性疾病）。个人健康档案主要由以问题为中心的个人健康问题记录和以预防为导向的周期性健康检查记录2个部分组成。

（一）个人健康问题记录

社区医疗中的个人健康问题记录多采用以问题为导向的病历记录（problem-oriented medical record, POMR）方式。这种记录方式具有以下特点：首先，它所记录的是居民的健康问题，而不仅仅是疾病，与传统的以疾病为导向的病历记录（disease-oriented medical record, DOMR）相比，POMR记录的内容更加全面；其次，POMR是按照不同的健康问题分类记录，若日后患者发生同一健康问题，其资料可以添加在该问题栏目中，相当于每个问题都有了自己的资料库，便于日后的追踪、查询。以问题为导向的记录由患者的基本资料、健康问题目录、问题描述、病程流程表、转会诊记录等组成。

考点：以问题为导向的个人健康问题记录内容

1. 基本资料　患者基本资料包括①人口学资料：如年龄、性别、教育程度、职业、婚姻、社会经济状况、身份证号码等；②健康行为资料：如吸烟、饮酒、包含习惯、运动、就医行为等；③临床资料：既往史、家族史、生物学基础资料、预防医学资料（免疫接种及周期性健康检查记录）、心理评估、行为等资料（见实训表2-1）。

2. 健康问题目录　是健康档案的主要内容，所记录的内容系过去曾经影响，现在正在影响或将来还会影响个体健康的问题，可以是明确的或不明确的诊断、无法解释的症状、体征或实验室检查结果，也可以是社会、经济、心理、行为问题（如失业、丧偶、偏离行为）等。

问题目录表一般置于个人健康档案之首，其主要作用是可以让医生通过对问题目录的扫视，迅速获取患者健康的基本信息。问题目录通常以表格形式将确认后的问题按发生的时间顺序逐一记入。为了便于查询，可以把健康问题分成主要健康问题和暂时性健康问题两大类，前者是指慢性健康问题和健康危险因素，后者是指急性、一过性或自限性健康问题。问题目录的表格构成和记录方法见实训表2-2和实训表2-3。

3. 健康问题描述　在社区医疗中，对健康问题的描述通常采用SOAP格式，即按照主观资料（subjective information, S）、客观资料（objective data, O）、评估（assessment, A）、计划（plan, P）的顺序进行描述（表3-1）。

表 3-1 POMR 健康问题记录方式 SOAP 书写范例

问题:高血压
S:头痛、头晕1个月余 饮酒史20年,近10年来每天两餐饮(白)酒,每次2盅(约2两) 菜肴味咸;父亲65岁死于脑卒中 O:面红体胖,性格开朗。血压180/110mmHg,心率96次/分 眼底动脉节段性变细缩窄,反光增强 A:根据患者主诉资料和体格检查结果,初步印象: 原发性高血压(Ⅱ期) P:诊断计划 心电图检查、X线胸片检查 血糖、血脂测定,肾功能检查 治疗计划 口服降压药物 低盐饮食,逐步控制摄盐量至不超过6g/d 低脂饮食,减少富含胆固醇食物,增食膳食纤维 控制饮酒 控制体重,增加运动量 健康教育计划 有关高血压知识指导、高血压危险因素评价 生活方式和行为指导 自我保健知识指导 患者家属的教育

S:指由患者提供的主诉、症状、病史、家族史等。应尽量表述出患者的原意,避免把医生的主观看法加入其中。

O:指医生在诊疗过程中所观察到的患者资料,包括体检所获得的体征、实验室检查及其他辅助检查获得的资料。此外,还包括患者的态度、行为等。

A:指医生根据获得的主、客观资料,通过综合、分析,对问题作出全面的评价,包括诊断、鉴别诊断,问题轻重程度及预后判断等。健康问题的名称应采用基层医疗国际分类中的命名。

考点: 健康问题SOAP格式描述代表的意义

P:指针对患者的健康问题所制订的处理计划,包括为进一步明确诊断应作哪些检查(诊断计划),针对健康问题应采取哪些治疗措施(治疗计划),如何对患者进行健康教育,是否需要会诊、转诊等。

4. 病情流程表 是某一主要问题在某一段时间内的进展情况的摘要,它概括地反映了与该问题有关的一些重要指标的动态变化过程,如主诉、症状、生理生化指标和一些特殊检查结果、用药方法、药物不良反应、饮食治疗、行为与生活方式改变,以及心理测验结果等(表3-2)。病情流程表主要应用于患有慢性病和某些特殊疾病的观察和处理记录,并非全部健康问题所必备的,对不同病种的流程表,所记录的项目也可不同。

5. 转会诊和住院记录 会诊、转诊是社区医生协调性服务的重要手段。在社区卫生服务机构,受条件限制,有些疾病需要通过会诊、转诊来解决。会诊记录与医院现行的记录方式相同,但社区医疗中的转诊是一种双向转诊(社区医生把患者转到综合性医院,经综合性医院处理后又转回到社区)。为保持病程记录的完整性,需设计双向转诊单(表3-3,表3-4)。

表 3-2　病情流程表

问题：高血压						
日期	血压(mmHg)	三酰甘油(mmol/L)	心率(次/分)	眼底动脉	尿蛋白	用药及建议
						硝苯地平
2008.8.3	189/121	1.6	86	Ⅱ	+	10mg,3 次/日
2008.8.7	182/119					
2008.8.11	168/109					
2008.8.18	160/100					

表 3-3　转诊单

__________医院：

现有我社区患者______因病情需要，需转入贵院，请予以接诊。请接诊医生填写回执单，交我中心双向转诊管理办公室。

患者______性别______年龄______家庭住址______联系电话______

初步诊断______转诊目的______

主要现病史：

主要既往史：

主要检查结果：

已施处置：

经治医生(签字)

联系电话：

______社区卫生服务中心(转诊章)

年　　月　　日

表 3-4　转诊回复单

__________社区卫生服务中心：

贵社区患者______性别______年龄______，于______年______月______日因病情需要，已转入我院______科______床，病案号______。

此致！

接诊医生(签字)

联系电话：

医院(转诊章)

年　　月　　日

(二)周期性健康检查记录

周期性健康检查属于个人健康档案中的预防性资料。它是根据社区主要健康问题的流行状况，针对居民的不同性别、年龄而设计的终身性的健康检查计划。这种检查与传统的年度体检相比，具有较强的个体针对性和健康监测的连续性，是社区医生实施预防的有用工具，被许多国家采用。

周期性健康检查作为一种预防性措施，其基本内容应包括 2 个方面：①一级预防中的计划免疫、生长发育评估、健康教育等；②为了早期发现疾病而设置的定期检查项目，如测血压、乳房检查、胃镜检查、尿液检查等 。

二、家庭健康档案

家庭健康档案是记录与居民健康有关的各种家庭因素及家庭健康问题的系统资料，是社区护理人员实施以家庭为单位护理的重要参考资料。家庭健康档案包括家庭基本资料、家系图、家庭评估资料、家庭主要健康问题目录及描述和家庭各成员的个人健康档案（其形式与内容同个人健康档案）。

考点： 家庭健康档案组成

1. 家庭基本资料　主要包括家庭环境，如卫生状况、居住条件、生活起居方式；家庭成员情况等（表3-5）。家庭基本资料是评价家庭功能、确定家庭健康状况的重要参考资料之一。

表3-5　家庭基本资料

建档日期		档案号			
建档单位		建档医生		建档护士	
户主姓名		家庭人口数（户口）		现住人口数	
家庭地址					
家庭平均月收入（指全家成员年收入总和除以12）			元		
住房类型	A. 平房 B. 楼房（半地下/一层以上）			住房使用面积	平方米
家庭燃料类型	A. 煤气\天然气 B. 电 C. 煤炉 D. 沼气 E. 其他				
使用厕所类型	居室内厕所		A. 冲水式	B. 非冲水式	
	居室外厕所		A. 冲水式	B. 非冲水式	
	公共厕所		A. 冲水式	B. 非冲水式	

家庭其他成员信息

序号	姓名	性别	婚姻	与户主关系	职业	主要健康问题

2. 家系图　是以绘图方式表示家庭结构及家庭成员健康状况的资料。由于家系图可以快速而清晰地显示某一个家庭的概貌，因此是社区医疗中非常实用的资料。

3. 家庭评估资料　包括对家庭结构、功能、家庭生活周期等的评价，详见第6章第1节。

4. 家庭主要健康问题目录及其描述　家庭主要健康问题目录包括家庭成员的主要健康问题和整个家庭的主要健康问题。家庭主要健康问题目录的内容一般包括序号、问题名称、发生日期、记录日期、接诊医生等（表3-6）。家庭主要健康问题描述只针对整个家庭的问题，如家族遗传性疾病、家庭生活压力事件及危机发生日期、问题描述及结果等，问题描述也采用SOAP格式。

表3-6　家庭主要健康问题目录

序号	问题名称	发生日期	记录日期	接诊医生	备注
1					
2					
3					

三、社区健康档案

社区健康档案是以社区为范围，通过入户调查、现场调查和现有资料搜集等方法，收集并记录社区主要卫生问题、居民健康状况、卫生资源及其利用状况等信息，并在系统分析的基础上作出的社区卫生诊断。较完整的社区健康档案应包括社区基本资料、社区卫生服务资源、卫生服务状况、居民健康状况等部分。

1. 社区基本资料　包括社区的自然环境状况、人口学特征、人文和社会环境状况等。

2. 社区卫生服务资源　包括社区的卫生服务机构和卫生人力资源状况。

3. 社区卫生服务状况　包括一定时期内的门诊量统计、门诊服务量、门诊服务内容、患者的就诊原因分类、常见健康问题的分类及构成、卫生服务利用情况、转会诊病种及转会诊率等。

考点：社区健康档案组成

4. 居民健康状况　包括社区健康问题的分布及严重程度，居民健康危险因素评估，社区疾病谱，疾病、年龄、性别、职业分布，死因谱等。

第3节　社区健康档案的管理

一、居民健康档案的保管

考点：健康档案记录方式

居民健康档案的存放和保管可根据档案规模及社区卫生服务中心（站）人员编制情况而定，可以设立档案室由专人保管；也可与挂号室合并由挂号人员兼管；为便于使用，也可存放在门诊室由社区医生和护士保管。健康档案记录方式有纸质记录和电子记录两种，保管方法如下。

1. 纸质健康档案

（1）存放档案的柜子要符合防尘、防火的要求，档案应按编号顺序排放。

（2）对封装健康档案的档案袋的颜色进行标志。如绿色代表一般健康档案，红色代表高血压病例，黄色代表糖尿病病例等。这样既可以让社区医务人员从健康档案的表面就能对居民健康状况有直观的了解，又方便了健康档案的分类、查找等管理工作。

（3）每次使用完毕，要准确地放回原处，并定时进行整理，保持档案摆放得整齐有序。

（4）健康档案原则上应长期保存，对有些使用频率很高的档案，要及时更换或添加有关资料，并按分类进行装订，防止资料丢失。

2. 电子健康档案　应有专人管理、专机录入、专人维护，定期做好数据备份。为保证数据信息的安全，电子档案应设密码。

链接

电子健康档案的应用

电子健康档案的应用可分成初级、中级、高级3个不同的层次。初级应用：对于大多数社区医疗机构，可首先利用计算机实现一些简单的信息管理，即对个人、家庭、社区健康档案中的各种文字资料进行记录、查询、检索；中级应用：在健康档案中，除了一些文字信息外，还记录了一些患者的图像信息（X线片、B超图、心电图等），甚至可能是声音及动态画面的记录；高级应用：由于计算机网络技术的发展，可以把健康档案中的信息通过互联网来传送，从而达到远程会诊的目的，实现资料共享。

二、社区健康档案的管理

1. 个人健康档案与慢性病档案管理相结合　将参与慢性病管理的居民健康档案标记出来，档案中放入所需的年检表和随诊表，并按照要求完成表格填写。为保证档案中检查结果的完整性，应该在健康档案中增加检查结果粘贴页，将日常各种检查结果粘贴在上面。

考点：社区健康档案的管理

2. 动态管理居民健康档案　个人健康档案建立后，不是一成不变的。根据患者的健康状态的变化，医生和护士应及时增补健康档案内容。

3. 居民凭借全科医疗就诊卡就诊　居民每次就诊时须携带全科医疗就诊卡，医生或护士依据就诊卡提取健康档案，获得患者及家庭的健康信息。就诊后要详细记录居民本次就诊时所发现的健康问题和处理情况等。

4. 建立预约服务登记　由于健康档案中还有一些预约性服务项目和慢性病管理中要求定期随访，因此，全科医生除在健康档案中详细记录下次服务时间外，还要单独制订一份预约服务登记表(簿)，记录为居民预约服务的时间和项目，以免遗忘。

5. 做好信息的保密工作　居民健康档案信息涉及个人隐私，社区卫生服务机构应建立健康档案信息使用审核登记制度。健康档案原则不准其照顾者以外的人员阅览或拿取，以保证患者的隐私权利。在患者转诊时通常只书写转诊单，提供有关数据资料，只有在十分必要时，才把原始的健康档案转交给会诊医生。

小　结

社区卫生服务健康档案在医疗保健服务中十分重要，是社区、家庭和居民健康情况的系统化文件和资料库。通过建立个人、家庭和社区健康档案，能够了解和掌握社区居民的健康状况、社区家庭卫生问题和卫生资源。利用社区与家庭资源，可以为本社区居民提供医疗保健、精神支柱和经济上的协助。因此，在实践中逐步建立和完善社区卫生服务的健康档案是十分必要的。

自　测　题

一、名词解释

居民健康档案

二、填空题

1. 社区健康档案分为________、________、________三种。
2. 对健康问题的SOAP格式描述中S代表________，O代表________，A代表________，P代表________。
3. 健康档案记录方式有________和________两种。

三、选择题

A型题

1. 建立居民健康档案错误的做法是
   A. 居民健康档案的建立通常由社区医生单独完成
   B. 入户调查建档至少2名调查人员一组
   C. 入户调查前应张贴或发放《告居民书》
   D. 入户调查前做好和当地居委会的协调工作
   E. 入户调查时，调查人必须明确身份或佩戴胸卡
2. 个人健康问题POMR记录方式代表
   A. 以疾病为导向的病历记录
   B. 以问题为导向的病历记录
   C. 以症状为导向的病历记录
   D. 以患者主诉为导向的病历记录
   E. 以护理为导向的病历记录
3. 关于居民健康档案的保管错误的是
   A. 社区医师保管　B. 社区护士保管
   C. 患者自己保管　D. 挂号室人员保管
   E. 档案室人员保管

4. 有关健康档案的管理正确的是
   A. 个人健康档案应与慢性病档案分开管理
   B. 健康档案无须对患者的照顾者保密
   C. 健康档案一经建立无须再添加内容
   D. 患者转诊时必须携带健康档案
   E. 任何医务人员可随时提取健康档案
5. 不属于周期性健康检查记录的是
   A. 生长发育评估　B. 乳房检查
   C. 计划免疫　D. 尿培养检查
   E. 测量血压
6. 可以快速而清晰地显示某一个家庭概貌的是
   A. 家庭基本资料　B. 家系图
   C. 家庭评估资料
   D. 家庭主要健康问题目录
   E. 家庭各成员的个人健康档案
7. 建立个人档案时要重点关注社区
   A. 孤寡老人　B. 更年期人群
   C. 离退休人员　D. 低收入人群
   E. 慢性病患者

四、简答题

1. 简述建立居民健康档案的方法。
2. 社区健康档案的管理要点有哪些?

（易巍陆　陈明远）

第4章　社区健康教育与健康促进

健康是人类宝贵的财富，是社会经济发展的基础，而健康教育和健康促进是促进个体和群体健康的重要措施和可靠保证。健康教育是一项全民性教育活动，其目的是提高全人类的健康水平，通过传播健康知识，帮助个体、家庭和社区形成正确的健康观，养成良好的保健行为和生活方式；健康促进则是在健康教育的基础上，进一步从组织、政治、经济和法律等手段提供支持性环境，对行为干预的作用比较持久并带有约束性，从而促进和维护健康。社区护理人员要学习健康教育知识，掌握健康教育理论，选择适当的健康教育方法和途径，利用健康促进的手段来有效促进健康行为的建立，从而提高个体和群体的健康水平。

案例4－1

某社区辖7个街道，3.5万人口，常住居民以工人为主，其中初中及以下文化程度者占52.8%，60岁以上老年人口比例占11.4%，大多数家庭经济处于中下等水平。一年来35岁以上人群常见疾病顺次为：流感，高血压，急、慢性支气管炎，冠心病，退行性骨关节疾病，脑血管病，癌症。肥胖率20%，高血压患病率10.8%，冠心病患病率2.5%；成年男性吸烟率52%，饮酒率45%；人均盐摄入量15g/d。社区内无公共文体设施。新建社区卫生服务中心1所，医生、护士共11人，其中2人参加过全科医生培训。

问题：1. 作为社区护士应对哪些人群优先开展健康教育？

2. 针对以上人群应选择何种健康教育方法？

3. 针对以上人群应开展哪些健康教育内容？

第1节　社区健康教育的概述

一、社区健康教育的概念

（一）健康教育的概念

健康教育的概念到目前为止尚无一公认的定义。目前我国大多数学者认为：健康教育是通过有计划、有组织、系统的教育和社会活动，促使人们自觉改变不良的行为和生活方式，目的是消除或降低影响健康的危险因素，预防疾病、促进健康和提高生活质量。

健康教育与早期的卫生宣传有所不同。卫生宣传是向公众普及卫生知识，是单向性的信息传播，主要改变人们的知识和态度，是健康教育的重要手段；而健康教育则是双向性的信息传播，主要改变人们的行为。健康教育实质上是一种干预，即通过信息传播和行为干预，帮助个人和群体掌握卫生保健知识，树立健康观念，自愿采纳有利于健康的行为和生活方式的教育活动与过程。健康教育的核心问题是改变不良的行为和生活方式，并且强调主动改变。

考点：健康教育的概念

(二) 社区健康教育的概念

考点：社区健康教育的概念

社区健康教育是以社区为单位，以社区人群为教育对象，以促进社区人群健康为目标，有计划、有组织、有评价的健康教育活动。其目的是挖掘社区人群的保健潜力，引导他们树立健康意识，发现自身、家庭与社区的健康问题，积极主动参与社区健康教育程序的制订和实施，最终提高社区群体的健康水平。

二、健康教育的意义和目的

(一) 健康教育的意义

1. 健康教育是实现“人人享有卫生保健”战略目标的基本途径　初级卫生保健是实现“2000年人人享有卫生保健”战略目标的关键措施。WHO在《阿拉木图宣言》中指出：“健康教育是初级卫生保健八大要素中的第一要素，是对其他各要素取得成功的必要支持，是所有卫生问题、预防方法及控制措施中最为重要的。”通过健康教育，把实施初级卫生保健的意义、方针、政策告诉广大群众，同时人人明确自己在健康方面存在哪些问题及解决这些问题的重要性、必要性和紧迫性；人人积极参与卫生保健工作，主动承担起维护个体和群体健康的责任，这样实现“人人享有卫生保健”就变成了每个人的自觉行动。

2. 健康教育是提高家庭和群体自我保健能力的重要渠道　自我保健指人们为维护和增进健康，预防、发现和治疗疾病，自己采取的卫生行为以及做出的与健康有关的决定。自我保健能充分发挥自身的潜能和人们的主观能动作用，提高人们维护自我健康的责任感。然而，自我保健自发产生很难，通过健康教育可以有效地提高人们的自我保健意识和自我保健能力。

3. 健康教育是一项低投入、高产出、高效益的卫生保健措施　健康教育在保障人民群众的身心健康方面起着防患于未然的重要作用。解决不良的行为和生活方式问题不能依靠医药，只能靠综合性社会干预，健康教育恰恰是改变不卫生行为、建立健康生活方式的有效手段。通过健康教育可以提高群众的自我保健能力，降低疾病的发病率及其引发的高额医疗费用，其本身投入的费用却是非常低廉。在我国这样一个卫生资源不充足的国家，基层健康教育显得更为重要。

4. 健康教育是社会主义精神文明建设的重要内容　社会主义精神文明建设的重要任务之一就是提高全民族的科学文化水平，倡导文明、健康、科学的生活方式，破除迷信、摒弃陋习。加强健康教育，普及卫生知识，提高社区群众的卫生文化水平，提倡健康文明的生活方式，提高群众的健康素质，这些是基层健康教育的使命，也符合我国社会主义精神文明建设的要求。

链接

健康素养66条

2008年1月，卫生部发布了《中国居民健康素养的基本知识与技能》，这是我国健康教育领域发布的第一个政府公告，也是世界上唯一一份界定公民健康素养的政府文件。公告界定的公民健康素养包括了3个方面的内容：基本知识和理念、健康生活方式与行为、基本技能，一共有66条，也就是俗话说的《健康素养66条》。2009年12月18日，卫生部公布首次中国居民健康素养调查结果，结果显示我国居民具备健康素养的总体水平仅为6.48%。专家提议应大力推进健康促进与健康教育工作，提高全民健康素养水平。

(二) 健康教育的目的

1. 普及健康知识,树立健康信念,采取有利健康的行为,增强自我保健能力,使个体和群体为实现健康目标而努力。

2. 掌握健康知识和提高健康意识,提高健康水平或维护健康最佳状态。

3. 建立健康的行为和生活方式,减少患病机会,避免并发症和后遗症,提高生活质量,延长预期寿命,预防非正常死亡、疾病和残疾的发生。

4. 改善人际关系,预防心理疾病的发生。

三、社区健康教育的对象

社区健康教育应面向社区的全体居民。在进行社区健康教育时,受教育对象不同,其教育内容侧重点也不同。为了使健康教育内容更加有针对性,可将社区居民分为4类。

(一) 健康人群

健康人群一般在社区占的比例最大。这类人群往往对健康教育缺乏需求,认为疾病对于他们遥不可及,基本持排斥态度。对于这类人群,健康教育主要侧重于卫生保健知识的教育,其目的是帮助他们提高或维持健康,远离疾病。

(二) 高危人群

高危人群指那些目前看起来健康,但本身存在某些致病危险因素的人群。致病危险因素包括个体遗传因素(如有遗传疾病史)和不良行为与生活方式(如吸烟、酗酒等)。这类人群中可能有一部分人表现为对疾病过于焦虑或恐惧;另一部分人则表现为不以为然,把健康教育看成老生常谈。对于这类人群,健康教育应侧重于疾病预防知识的教育,其目的是帮助他们掌握一些自我保健技能,如血压血糖自测、乳房自查等;或纠正一些不良行为习惯,如戒烟、限酒等;或养成一些健康生活方式,如合理膳食、定期体检等。

(三) 患病人群

患病人群包括各种急、慢性疾病的患者,根据其疾病分期分为4种患者,即临床期患者、恢复期患者、残障期患者及临终患者。临床期患者、恢复期患者、残障期患者均不同程度地渴望早日摆脱疾病、恢复健康,对健康教育比较感兴趣。对于这3类患者,健康教育应侧重于疾病康复知识的教育,其目的是帮助他们正确转换角色,提高遵医行为,积极治疗康复。对于临终患者的健康教育实质上是死亡教育,其目的是帮助他们减少对死亡的恐惧,正确面对死亡,尽可能快乐地度过最后的人生。

(四) 患者家属及照顾者

考点: 区别针对不同教育对象开展健康教育的内容

患者家属及照顾者与患者接触时间最长,容易因护理知识缺乏或长期护理出现身心倦怠而影响患者的治疗康复效果。对于这类人群,健康教育应侧重于家庭护理与自我保健知识与技能的教育。其目的是帮助他们提高对家庭护理重要性的认识,坚定持续治疗和护理的信念,掌握科学的家庭护理技能和自我保健技能。

四、社区护士在健康教育中的作用

社区护士在社区卫生服务中既是护理者,又是教育者,这种双重角色使得社区护士自然成为了开展健康教育工作的最佳人选。社区护士是健康教育的具体组织者和实施者,在健康教育活动中起到至关重要的作用。其作用主要包括以下几点。

1. 帮助教育对象树立健康意识　社区护士根据个人、家庭及社区人群的不同特点和需要，为其提供有关预防疾病、促进健康的信息。将健康知识传播给大众，唤起人们的健康责任感，树立健康意识，促使人们积极主动地投入卫生保健活动，提高人群健康水平。

2. 帮助教育对象认识影响健康的因素　社区护士根据个人、家庭及社区人群的不同情况，帮助人们认识影响健康的因素，有针对性地教育人们保护环境，建立健康的行为和生活方式，提高人群健康素质。

3. 协助教育对象确定存在的健康问题　社区护士通过对个人、家庭、社区的全面评估，协助教育对象确定其现存的和潜在的健康问题，帮助他们分析问题、解决问题，恢复和保持健康。

4. 指导教育对象采纳促进健康的行为　社区护士通过对个人、家庭及社区人群有关卫生保健知识和技能的传授，帮助他们改变危害健康的行为，采纳促进健康的行为，从而提高人群自我保护能力。如教会儿童预防龋齿、中老年人血压测量、妇女乳房自查等。

5. 开展健康教育的研究　社区护士应重视不同教育内容、不同目标人群等方面的健康教育研究，如城市、农村、学校、职业人群等不同目标人群的健康教育，心理卫生教育、生殖健康教育、营养健康教育、死亡健康教育等不同内容的健康教育。

第 2 节　健康教育模式

一、健康信念模式

健康信念模式是 1958 年由美国社会心理学家霍克巴姆(Hochbaum)提出的，用于解释个人信念如何影响健康行为的改变。该模式强调认知在决策中的重要性，是运用社会心理学方法解释和干预健康相关行为的重要理论模式。

该模式认为健康信念是人们接受劝告、采纳健康行为的关键，人的健康信念通常会受到以下认知程度的影响。

(一) 对疾病威胁的认知

1. 对疾病易感性的认知　指个体对自身患某种疾病或危险因素可能性的判断。如自身对疾病发生、复发可能性的判断等。

2. 对疾病严重程度的认知　指个体对疾病引起的临床和社会后果可能性的判断。如自身对疾病引起的临床后果如死亡、疼痛等的判断，自身对疾病引起的社会后果如失业、家庭矛盾等的判断等。

当个体感觉到某疾病或危险因素对自己的威胁程度高，便由此产生害怕与恐惧，进而树立采纳健康行为的信念。对疾病威胁的认知程度的高低，是促使产生健康行为的直接原因。一般对疾病威胁的认知越明确，采纳健康行为的可能性越大。

(二) 对行为的认知

1. 对行为有效的认知　指个体对采取健康行为后可能带来的益处的判断，如戒烟会降低肺癌等恶性肿瘤、心脑血管疾病的发生率和死亡率等。若感觉到益处大，则更有可能自觉采取该健康行为。

2. 对行为障碍的认知　指个体对采取健康行为后可能面临的困难的判断，如戒烟初期可能出现头痛、失眠、易激惹等戒断症状，个体往往无法忍受。若感觉到困难多，则更不可能采取该健康行为。

一般个体对健康行为益处的认知越强，采取健康行为的障碍越小，个体采取健康行为的可能性越大。

（三）自我效能

自我效能也称效能期待，即个体对自己能成功采取健康行为并获得预期结果的自信心，是个体对自己行为能力的评价和判断，即“我能行”、“我很棒”。自我效能越高的人，个体采取健康行为的可能性越大。

（四）提示因素

提示因素指诱发健康行为发生的因素，如家人或朋友患有此种疾病、医生建议采取健康行为等，都有可能作为提示因素诱发个体采取健康行为。提示因素越多，个体采取健康行为的可能性越大。

综上所述，健康信念模式认为信念可以改变行为。首先，充分让人们对其危害健康的行为感到恐惧；然后，让人们坚信一旦放弃这种危害健康行为而采取相应的促进健康行为会得到有价值的效果，即认知到益处，同时也要清醒地认识到行为改变过程中可能出现的困难；最后，使人们充满自觉改变危害健康行为的信心。

健康信念模式可以简单地表示为：

提示因素

恐惧——→益处或障碍——→效能期待

二、保健教育过程模式

保健教育过程模式由美国学者劳伦斯·格林于1980年提出，并于20世纪90年代发展完善。该模式是从分析具体健康状况入手，并根据所发现健康问题的特性提出计划。主要用于帮助人们制订适宜的规划、计划和行为的干预措施。因此，保健教育过程模式被广泛地应用于健康教育计划的制订、实施和评估。

保健教育过程模式主要由2个阶段9个步骤组成。

（一）诊断阶段

诊断阶段或称为需求评估，着重应用于诊断，包括社会诊断、流行病学诊断、行为与环境诊断、教育与组织诊断、管理与政策诊断5个步骤。

1. 社会诊断　通过调查评估社区人群的健康需求和生活质量。

2. 流行病学诊断　通过流行病学调查和医学检查，确定社区人群主要健康问题的严重程度、分布及产生原因。

3. 行为与环境诊断　确定与健康问题有关的行为与环境因素，有助于明确应优先干预的健康问题及其危险因素。

4. 影响健康行为的因素　影响因素有很多，但决定健康行为的因素主要有倾向因素、促成因素和强化因素3类：倾向因素指诱发某种行为的动机、愿望，包括知识、态度、信念和价值观等；促成因素指促成某种动机或愿望得以实现的因素，包括资源、技能和政府对健康的承诺等；强化因素指激励行为维持、发展或减弱的因素，包括亲属、同伴、领导及医务人员的影响等。研究这3类因素的目的是根据各种因素的相对重要性及资源情况，制订健康教育策略，

考点：区别决定健康行为的3种因素

确定干预重点。

5. 管理和政策诊断　判断、分析行政管理方面的能力及政策方面的支持力度等。

（二）执行和评价阶段

1. 执行　指执行教育和环境干预中运用政策、法规和组织的手段。

2. 过程评价　指对计划实施的全过程进行评价，是对计划实施的质量与效率的评价。

3. 效应评价　又称近中期效果评价，主要注重知识、态度或信念变化及技能、行为变化的评价。

4. 结局评价　又称远期效果评价，主要注重成本-效益评价。

三、健康促进模式

健康促进模式由美国护理学者娜勒·潘德于20世纪80年代提出。该模式强调认知因素在调节健康行为中的作用，主要应用于个体、家庭护理中的促进行为及其相关研究。

健康促进模式主要由认知因素、修正因素及提示因素组成。

1. 认知因素　指能否采用某种健康行为的激励因素，包括对健康重要性的认识、对健康促进行为益处的认识，对采取健康行为可能遇到的困难等因素。

2. 修正因素　指能否采用某种健康行为的影响因素，包括人口学（如年龄、性别、教育程度、经济收入等）、生理（如身高、体重等）、人际关系（如重要人物的期望及影响等）、情景（如促进健康的可选择性和可利用性等）、行为（如以前曾经采取促进健康的经历等）等方面的因素。

3. 提示因素　指身体内在征兆或环境信息，如公众媒体的宣传、亲朋好友的忠告、医务人员的提醒等。

人们对健康及健康需要的认知是健康教育活动能否取得成功的决定性因素，健康促进活动只有建立在了解当地居民的认知因素、修正因素及提示因素的基础上，采取针对性措施才能取得成功。

四、知信行模式

知信行模式是改变人类健康相关行为的模式之一，它将人类行为的改变分为获取知识、产生信念及形成行为3个连续过程。可以简单地表示为：

知识⟶信念⟶行为

“知、信、行”是知识、信念和行为的简称，“知”指知识或信息，是学习、接受健康知识的过程，是基础；“信”指正确的信念和积极的态度，确立正确的信念和转变消极态度是知信行模式中的关键环节，是动力；“行”指行为或行动，是产生促进健康行为、消除危害健康行为等行为改变的过程，是目标。

“知、信、行”三者之间存在着密切关系，但有了前者并不一定导致后者，因为从接受知识到行为改变是一个非常复杂而且漫长的过程（传播知识→了解知识→引起兴趣→感到需要→认真思考→相信知识→产生动机→转变态度→动力定型→改变行为）。

考点：知、信、行的含义

在健康教育活动中，常常遇到“知而不信”、“信而不行”的情况，说明知识是基础，但知识转变成健康行为尚需要外界条件，而健康教育就是促进知识转变成健康行为的重要外界条件，通过健康教育确立正确信念和转变消极态度。如关于戒烟的健康教育，健康教育者首先通过多种渠道将有关烟草的危害性、有害成分、戒烟的益处以及如何戒烟等健康知识传授给吸烟者，当吸烟者了解吸烟的危害，相信吸烟有害健康，并采取积极的戒烟态度，戒烟才有可能成功。

第3节 健康教育的程序和内容

一、健康教育的程序

健康教育是有计划、有组织、有目的的教育干预活动，健康教育程序与护理程序一样，是科学的工作方法，是护理程序在健康教育工作中的应用。其程序包括需求评估、确定目标、制订计划、实施计划、效果评价5个步骤。

考点： 健康教育的程序步骤

（一）需求评估

需求评估是健康教育程序的第一步，通过收集教育对象的基本资料，了解教育对象的学习需求，为确定目标、制订计划提供参考。

1. 收集资料　收集教育对象与学习需求有关的信息资料。

（1）一般情况：包括性别、年龄、民族、文化程度、职业、婚姻、家庭结构与经济收入、住房与交通状况、自然环境等。

（2）健康状况：包括身体、心理健康状况、生物遗传因素等。

（3）行为与生活方式：包括吸烟、酗酒、饮食、睡眠、锻炼等。

（4）医疗卫生服务：包括医疗卫生机构的数量、位置及卫生资源分配状况。

2. 评估内容　主要从以下4个方面考虑。

（1）学习需要：即教育对象想知道什么？需要学习什么？

（2）学习准备：即教育对象对所授内容是否有充分的主客观准备？评估的重点是教育对象参与学习的情况，如教育对象时间是否充分、内容是否了解、态度是否积极、身体状况是否允许等。

（3）学习能力：即教育对象满足其学习需要的能力，如文化程度、学习态度或学习动机、以往学习经历、学习特点、本身的知识与能力水平、支持系统等，可为教育者确定教学方法提供线索。

（4）学习资源：即教育对象满足其学习需要的资源如何，如学习时间、学习环境、教育资料及设备、卫生资源利用情况等，可以提高健康教育活动的效果。

3. 评估方法　社区健康教育的对象涉及社区的所有居民，因此，应针对不同对象采取不同的评估方法。常用的评估方法有直接评估和间接评估。

（1）直接评估：通过观察、访谈、问卷调查、座谈会等形式直接获得第一手资料。

（2）间接评估：通过查阅文献资料、询问亲朋好友等形式间接获得第二手资料。

（二）确定目标

确定目标是制订计划的基础，是实施计划的结果，也是效果评价的标准。

1. 目标的分类　目标有总体目标和具体目标两种。总体目标一般比较宏观、笼统，是总体的努力方向。而具体目标是为实现总体目标而设计的具体的、量化的指标，是要达到的具体结果。目标一般分为教育指标、行为指标及健康指标3类，但不是所有计划都要具备这3项指标，可根据计划内容、对象、时间以及期望产生的效果来定。

(1) 教育指标:是反映干预对象知识、态度、技能等变化的指标,也是反映计划近期效果的指标。如实施母乳喂养健康教育计划: 1 年后,100% 的孕妇能够说出母乳喂养的好处(知识指标),100% 的孕妇相信她们能够用母乳喂养自己孩子(态度指标),100% 的产妇能够掌握母乳喂养的技巧(技能指标)。

(2) 行为指标:是反映干预对象行为变化的指标,也是反映计划中期效果的指标。如实施母乳喂养健康教育计划:2 年后,社区 90% 的产妇实现母乳喂养。

考点:教育目标的分类与区别

(3) 健康指标:是反映干预对象健康状况改善情况的指标。由于需要较长时间干预对象的健康状况才会发生改变,所以健康指标通常反映计划远期效果的指标,包括反映健康状况和生活质量的指标等。如实施低盐、低脂饮食健康教育计划:3 年后,社区内 35 岁以上居民高血压患病率由目前的 15% 下降至 5% 以下。

2. 确立目标的注意事项

(1) 目标必须是健康教育活动的结果和评价的标准。

(2) 目标必须有针对性和可行性:要根据教育对象的学习需要、学习能力与学习资源以及教育者的准备状况制订针对性强、切实可行、力所能及的目标。

(3) 目标必须是明确、具体、可测量又可达到的:目标应写明具体需要改变的行为以及要达到的程度和时间等,目标越具体、明确、可测量,越具有指导性和可及性。

(4) 目标必须以教育对象为中心:要充分尊重教育对象的意愿,必须由教育对象和家属参与目标的确立。通过共同讨论,达成共识,激励和调动教育对象的主观能动性,健康教育活动才能取得良好效果。

(三) 制订计划

为了使健康教育活动能够有序开展,提高健康教育活动过程中的可控性,事先对健康教育的措施和步骤做出具体部署即制订计划是十分必要的。计划主要包括以下几项内容。

1. 确定教育内容　应根据教育对象的文化程度、接受水平等具体情况来确定,要确保内容的科学性、针对性、实用性和通俗性。

2. 选择教育方法　健康教育方法很多。不论选择何种方法,应以是否易于被受教育者接受、效率与效果如何、方法是否简便和经济等作为评价原则。

3. 选择教育材料　教育材料主要有视听材料和印刷材料两类,可选择购买出版发行物,也可自行编写教育材料。不论选择何种教材,其内容都必须符合教学内容的要求。

4. 组织与培训　组织教育网络、培训执行人员是计划执行的组织保证。

5. 安排项目活动日程　大致分为 4 个阶段:调研与计划设计阶段、准备阶段、执行阶段、总结阶段。

6. 设计监测与评价方案　对监测与评价的指标、方法、时间等作出明确规定,评价时针对学习和教学两部分加以评价,如教育对象的反馈、教育者或同行的评价与建议等。

7. 项目经费预算　先分别测算每项活动所需的费用,然后汇总列出整个计划的预算。

(四) 实施计划

实施是将健康教育计划付诸于实践的过程,是对教育计划的执行和完善,是健康教育程序中最重要的一个环节。在实施教育计划过程中应重点做好以下几项工作。

1. 确定活动日程　确定健康教育的活动时间、地点、场所,制订各项工作的实施时间表,确保健康教育活动顺利开展。

2. 组织培训人员　对健康教育人员进行培训，使他们了解目标和计划，强调技能训练与参与式教学，以保证教育计划实施的质量。

3. 配备材料设备　按照计划的各项活动要求选择教育材料和技术设备。

4. 实施质量控制　在实施计划过程中建立信息反馈系统，不断对活动进展情况进行监测和评估，根据需要及时调整计划，以保证计划顺利实施。

（五）评价教育效果

评价是健康教育程序中不可缺少的环节，应该贯穿健康教育活动的全过程。评价的目的在于了解教育效果，修改和完善教育计划，以满足公众的健康需要。在实际工作中，健康教育评价可以分为3种，即形成评价、过程评价及效果评价。

1. 形成评价　是对项目计划进行的评价，是一个完善项目计划避免工作失误的过程，其目的是使计划符合实际的情况。

2. 过程评价　是对项目计划全过程进行的评价，起始于健康教育计划实施开始之时，贯穿于计划执行的全过程。其目的是及时对计划进行有针对性的修正，使之更符合客观实际，保证计划执行的质量和目标的实现。

3. 效果评价　是针对项目计划实施后效果进行的评价。根据干预变化的时效性，可分为近期、中期和远期效果评价。

（1）近期效果评价：主要是对受教育者知识、信念及态度的变化进行评估。主要指标有卫生知识知晓率、卫生知识合格率、健康信念形成率等。

（2）中期效果评价：主要是对教育对象的行为改变进行评估，主要评价指标有健康行为形成率、行为改变率等。

考点： 区别三种效果评价的方法

（3）远期效果评价：主要是对教育对象健康状况、生活质量的变化进行评估。主要评价指标包括反映健康状况的指标（生理与心理指标、疾病与死亡指标等）和反映生活质量的指标（生活质量指数、生活质量量表等）。

链接

高血压健康教育处方

①心胸开朗，保持乐观、稳定、平和的情绪。②定时定量，少食多餐，肥胖者要限制进食量，适当增加活动量以减轻体重。少食动物脂肪和胆固醇高的食物，多食新鲜蔬菜、水果和杂粮。吃低盐膳食，食盐每天不超过5g。不吸烟，少饮酒，晚饭后不宜饮浓茶和咖啡。③生活要有规律，保持充足睡眠，适当参加体育锻炼。④避免受寒。⑤养成良好的排便习惯，排便时下蹲和立起时勿过猛、过快，最好用坐式马桶。⑥遵医嘱服用降压药物，注意观察降压药的各种不良反应。⑦当血压降低后不可马上停药，应减到维持量，并坚持长期服用。

二、社区健康教育的内容

社区健康教育的内容非常广泛，包括一般性健康教育、特殊人群健康教育、卫生法规健康教育。

1. 一般性的健康教育　对象是社区群体，目的是帮助公众了解个人和群体健康的基本知识，主要内容是一般健康知识，包括疾病防治知识、公共卫生知识、心理卫生知识、安全防范知识、食品卫生知识、生殖健康知识、环境保护知识、计划生育知识、院前急救知识、家用药箱使用与管理知识等方面的内容。

2. 特殊人群的健康教育　对象是特殊个体或群体，如儿童与青少年、妇女、老年人、慢性病患者、临终患者等，目的是针对社区特殊人群常见的健康问题进行教育，主要内容是人群的保健知识，疾病康复与护理的知识与技能，包括儿童保健知识、妇女保健知识、中老年人保健知识；疾病的康复与护理知识与技能、残疾人康复功能训练、死亡教育等方面的内容。

考点：社区健康教育的内容

3. 卫生管理法规的健康教育　对象是个体、家庭及社区群体，目的是帮助公众了解卫生法律法规，提高公众的责任心和自觉性，主要内容为卫生法规与政策，如《中华人民共和国母婴保健法》、《中华人民共和国食品卫生法》、《中华人民共和国传染病防治法》、《突发公共卫生事件应急条例》、医疗保险政策、社会养老保险政策等。

三、实施健康教育时的注意事项

1. 根据教育对象的学习需要制订合适的教育计划　在全面评估教育对象学习需要的基础上制订有效可行的健康教育计划。

2. 根据教育对象的特点选择恰当的教育方法　在选择教育方法时，应考虑教育对象的特点，如老年人由于记忆力降低，视听能力都有不同程度降低，在教学中应尤其注意重复与强化。

3. 根据教育对象的学习水平选择适宜的教育内容　为了激发教育对象的学习兴趣，保证健康教育的效果，在健康教育的开始阶段应尽量安排简单、具体并容易理解的教育内容，根据教育对象的学习效果逐步向复杂、抽象的教育内容过渡。同时，还应注意一次健康教育内容不宜安排过多，应循序渐进地进行传授。

4. 应强调理论与实践相结合　在进行健康教育时，应注重将知识传授和实践应用相结合，从而使教育对象学有所用，提高健康教育效果。

5. 营造良好的学习环境和氛围　良好的学习环境是提高教学效果的基本保证，而教育对象的学习兴趣和热情同样影响教学的气氛。因此，应尽量提供环境安静、光线充足、温度适宜和教学音响设备良好的学习环境，并最大限度地发挥教育对象的潜能，保证教学效果。

考点：实施健康教育时的注意事项

6. 建立良好融洽的关系　教育者与社区居民彼此了解和信任将对教学有极大的帮助。故在进行健康教育之前必须花时间与社区居民相互沟通、了解，从而建立良好融洽的关系。

第4节　社区健康教育方法

一、社区健康教育常用方法

（一）语言健康教育

语言健康教育又称口头健康教育，为最常用的健康教育方法。一般分为个别教育（个别交谈、健康咨询等）和群体教育（专题讲座、小组座谈等）两种。优点是简便易行，不受客观条件的限制，随时随地可以进行。缺点是听众人数往往有限。

1. 个别交谈　是入户家访和个别教育的基本形式。具有形式多样、针对性强、互动性好、反馈及时的特点，但教育者需要具备较好的沟通技巧。

2. 健康咨询　常用方式有两种，一种是面对面的近距离咨询，另一种是电话咨询或网上远距离咨询。一般应由有经验的专业人员承担，主要解决教育对象特定的健康问题。

3. 专题讲座　是常用的一种群体教育方法，主要适用于知识传授，具有专业性、系统性强，容易组织的特点，但听众反馈受限。

4. 小组座谈　一般是针对有共同学习需要或存在相同健康问题的人群，以小组或团体方式进行沟通与交流。具有针对性强、反馈及时的特点，特别适用于技能训练、态度及行为改变。

（二）文字健康教育

文字健康教育又称图文宣传，主要适用于知识传授。这种方法宣传面广，普及性强，可随时学习，不受时空限制，便于保存和日后查阅，不足是学习反馈受限。主要包括卫生标语、卫生传单、卫生小册子、卫生报刊、卫生墙板、卫生小册子、卫生专栏、卫生宣传画等。

（三）示范健康教育

示范健康教育又称实践健康教育，主要适用于技能训练与态度改变。具有易理解、灵活性好、可重复的特点，但教学规模小。主要包括示教与反示教、案例教学、角色扮演等。

（四）形象化健康教育

这种方法的特点是形象逼真，有吸引力，直观性、真实性强，印象深刻，效果良好。主要包括模型、标本、实物、挂图、图片、照片等。

（五）电化健康教育

电化健康教育又称多媒体健康教育。这种方法是目前常用的健康教育方法与手段。优点是便于群众接受，效果良好，但受设备条件所限，目前还不能广泛应用。主要包括广播、电影、电视等传媒手段，以及投影、幻灯片、录像、光盘等。

考点：各种健康教育方法的特点比较

（六）综合健康教育

综合健康教育是将多种教育方法和教育内容综合在一起，能够取长补短，可以大大提高健康教育的效果。主要包括卫生展览会、卫生科普画廊等。

二、健康教育教学基本技能

（一）人际沟通技巧

健康教育实际就是各种健康信息的传播过程，健康信息传播是健康教育最基本的手段和工具。每种传播方式都有一定技巧，技巧运用的好坏直接影响到传播的效果。作为健康教育者，应首先学会运用人际沟通技巧。人际沟通技巧主要包括以下几个方面。

1. 建立良好的人际关系　以微笑待人，树立教育者的良好第一印象，努力寻找谈话双方的共同语言，尊重对方的隐私和拒绝回答的权利。

2. 谈话技巧　语言简单通俗，避免专业术语；口齿清晰，语速适中，内容明确，重点突出；适当重复重要概念，及时取得对方反馈；适当停顿，给对方以提问和思考的机会；适当使用辅助材料来提高谈话效果。

3. 倾听技巧　尊重对方，与说话者保持同一高度，注视对方，注意倾听；适当鼓励，予以一定反馈，避免打断对方；准确理解谈话的信息及言外之意。

4. 提问技巧　有封闭式提问、开放式提问、探索式提问、偏向式提问、复合式提问等，应根据场合不同灵活选择，还应避免在一次提问中同时提出几个问题。

（1）封闭式提问：有固定的答案，如“你喜欢吸烟吗”，适用于得到确切答复的场合。

（2）开放式提问：没有固定答案，资料分散不易统计，如“你对控烟计划有什么看法”，适用于继续进行交往的场合。

（3）探索式提问：如“你为什么不赞成控烟计划”。

（4）偏向式提问：提问者把自己的观点强加在问话中，适用于有意引起对方注意某事的场合。但在调查研究等以收集信息为目标时应避免用此提问方法。

（5）复合式问题：应尽量避免使用，以免答案出现歧义，如“你是否支持戒烟和戒酒”。

护考链接

患者，女性，45岁，因卵巢囊肿最近入院。护士收集资料时，询问：“您是否绝经”。这一提问属于

A. 间接问题　　B. 主观问题

C. 开放式问题　　D. 闭合式问题

E. 非指导性问题

点评：答案D。闭合式问题即封闭式问题，一般有固定的答案。

5. 反馈技巧　指对对方表达的情感或言行作出恰当的反应，可使谈话进一步深入，也可使对方得到激励和指导，有肯定性反馈与否定性反馈两种。

（1）肯定性反馈：对谈话对方的正确言行表示赞同和支持。表现为适时插入一些语句“是的”，“对，我同意”或用点头、微笑等形体语言。

（2）否定性反馈：对对方不正确的言行或存在的问题提出否定性意见。应掌握两个原则：一是首先强调肯定的一面，力求心理接近；二是用建议的方式指出问题所在，使对方保持心理平衡，接受意见和建议。如问：“我觉得做产前检查是浪费时间”，答：“没错，是会耽误些时间。但产前检查是必要的，咱们来谈一谈为什么要做产前检查。”

考点：各种信息传播技巧的特点比较

6. 非语言传播技巧　恰当的面部表情与肢体动作、符合教育内容的语调语气、得当的仪表服饰等。

（二）专题讲座或演讲技巧

专题讲座与演讲时健康教育活动最常开展的方法。具有容易组织，受众面积大，信息传递直接迅速等特点，但传播过程中反馈不够充分。关键在于教育者的演讲技巧。基本要求有：

1. 要有明确的目的。
2. 演讲内容要符合当地实际情况和听众心理需求。
3. 演讲语言要富有感染力，要有节奏感和幽默感。
4. 演讲时间控制在45分钟左右。

（三）行为干预技巧

健康教育的核心是行为干预，其最终目的就是改变不良行为，采取健康行为。作为健康教育者，学习和掌握了行为干预技巧，能有针对性地帮助那些有特定卫生行为问题的人群，提高他们的健康水平，主要有技能训练与示范、群体行为的干预两种。

1. 技能训练与示范　包括训前准备、示范前讲解、准确的示范动作（整—分—合）、分解练习、具体指导培训后随访等几个方面，如产后保健操训练。

2. 群体行为干预　基本策略是树立群体榜样、制订群体规范、加强群体凝聚力、提倡互帮互学、有效利用评价和激励手段，常用方法有成人参与式培训、自我导向学习、同伴教育等。

第5节 健康促进

一、健康促进的概念

“健康促进”一词最早见于20世纪20年代的公共卫生文献，20世纪80年代开始受到重视，人们对其内涵的理解也在不断加深，因此出现了许多不同的解释及定义。

> **链接**
>
> **《烟草控制框架公约》**
>
> 2003年5月，在日内瓦召开的第56届世界卫生大会上，WHO 192个成员一致通过了第一个限制烟草的全球性公约——《烟草控制框架公约》，为在全球控制烟草危害、共同维护人类健康提供了法律框架。2003年11月，中国成为该公约的第77个签约国。2005年2月27日，《烟草控制框架公约》正式生效。它是由WHO主持达成的第一个具有法律效力的国际公共卫生条约，也是针对烟草的第一个世界范围多边协议。截至2007年7月，已有148个缔约方，涵盖了全球80%以上的人口。145个缔约国已批准公约生效。

1986年，第一届国际健康促进大会《渥太华宪章》指出：“健康促进是促使人们提高、维护和改善他们自身健康的过程，是协调人类与他们环境之间的战略，规定个人与社会对健康各自所负的责任。”

美国健康教育学家格林教授提出：“健康促进指一切能促进行为和生活条件向有益于健康改变的教育与环境支持的综合体。”

考点：健康促进的概念

1995年，WHO西太平洋地区办事处在《健康新视野》文献中提出：“健康促进指个人与家庭、社区和国家一起采取措施，鼓励健康行为，增强人们改进和处理自身健康问题的能力。”进一步强调促进健康相关行为的问题是一个社会问题。

健康促进是在健康教育的基础上，进一步从政治、经济、组织和法律等方面提供支持性环境，使对行为改变的作用比较持久并带有约束性。健康促进包括了健康教育，健康教育是健康促进的重要组成部分；健康教育促成健康促进氛围的形成，健康促进又强化了健康教育的作用；健康促进是健康教育发展的结果，是新的公共卫生方法的精髓，是“人人享有卫生保健”全球战略的关键要素。

考点：健康促进与健康教育的区别

二、健康促进的内容

健康促进的内容非常广泛，涉及整个人群的健康和生活的各个层面，强调个体、家庭、社区和各种群体的积极参与，主要包括3个方面的内容。

1. 健康教育　是健康促进的基础，健康教育在健康促进中起主导作用。

2. 健康保护　制定保护人群健康的相关政策、法规等各种社会措施，采取有益于健康的保健措施。

3. 预防性卫生服务　国内外经验表明，三级预防是为贯彻预防为主的卫生工作方针而提出的具体原则。要做好三级预防，尤其是第一级预防（即病因预防），最根本的办法是健康促进。通过提供预防疾病、保护健康的各种支持和服务，防止疾病的发生。

三、社区开展健康促进的方法

社区卫生服务是新时期卫生体制改革的主题之一，社区健康促进应成为社区卫生服务中的先导性工作。开展社区健康促进的具体方法如下。

（一）发展社区卫生服务中的健康教育

社区护士是社区卫生服务的提供者，也是社区健康教育最直接、最有效的实施者。社区卫生服务中的健康教育主要通过如下途径。

1. 建立完整的个人、家庭健康档案。

2. 进行社区高危人群的监测及健康教育。

3. 建立驻社区单位(学校、工厂、机关等)定向进行健康教育。

4. 开展家庭病床健康教育。

(二) 结合爱国卫生运动和创建国家卫生城市,开展健康教育与健康促进

开展爱国卫生运动和创建国家卫生城市活动,是具有中国特色的城市管理和城市文明建设的重要内容。在开展社区健康教育工作时,根据爱国卫生和环卫工作的任务和重点,调整、部署健康教育的内容,两者有机结合,互相促进,以充分发挥其在促进城市卫生文明建设、增进社区居民健康方面的协同作用。

(三) 利用各种传播渠道,普及医学科学知识

1. 开辟健康教育专栏　充分利用报纸、广播、电视等开辟健康教育专栏节目和公益广告,向群众普及医学知识。

2. 建立固定的宣传阵地　结合社区中心卫生工作和季节性疾病防治,利用卫生宣传橱窗、卫生宣传栏,定期更换宣传内容;制作活动的卫生宣传展牌,到各街道和居民小区流动展出,方便灵活,经济可行。

3. 开展健康教育和全民健身运动　如组织中小学生开展周末街头宣传活动;组织电影院、文化宫、俱乐部等文化娱乐场所放映卫生科普电影或录像片;组织文艺团体编排卫生宣传节目;组织居民积极参加各种文体和健身活动。

4. 开展健康教育培训　利用街道老年活动室、文化活动站等开展一些有针对性的健康教育培训。

(四) 开展卫生科普一条街活动

组织发动各行各业根据行业特点开展健康教育活动。例如创建无烟校园,布置卫生宣传橱窗,结合商品介绍宣传卫生保健知识。实践证明,这种方法不仅为群众喜闻乐见,而且有利于长期坚持,是对居民进行健康教育的一种简便有效的形式。

(五) 建立健康教育示范小区

抓好典型,以点带面是普遍应用的一种有效的工作方法。建立健康教育示范小区具有典型示范、指导全局的重要作用和意义。健康教育示范小区的组织实施如下:

1. 建立社区健康教育领导小组或社区健康促进委员会,将健康教育考评纳入目标管理。

2. 建立健全社区健康教育网络,培训骨干人员,宣传与动员群众。

3. 创建文明卫生的社区环境,提供健康教育设施、场所,健康教育材料,营造健康教育氛围。

4. 完善社区健康教育管理制度,以行政、组织、社区规范、评比奖惩等措施保证社区健康教育工作的落实。

5. 提供相应的社区卫生服务,包括建立家庭健康档案、重点人群监测、社区常见病普查普治、社区健康咨询等。

6. 评估社区需求,制订与实施社区健康教育与健康促进计划,评价健康教育效果。

小 结

健康教育是通过教育活动,使人们自觉改变不良的行为和生活方式,预防疾病,促进健康,提高生活质量,其核心是建立健康的行为和生活方式,并且强调主动。健康促进是健康教育加支持性环境,促进健康行为的建立。一个完整的健康教育程序包括需求评估、确立目标、制订计划、实施计划和效果评价5个环节。开展健康教育活动应根据教育内容、教育对象(健康人群、高危人群、患病人群及患者家属与照顾者)选择适宜的教育方法(语言健康教育、文字健康教育、示范健康教育、形象化健康教育、电化健康教育及综合健康教育),同时学会常用基本技能更可以提高健康教育的效果。

自 测 题

一、名词解释

1. 健康教育 2. 社区健康教育 3. 健康促进

二、填空题

1. 健康教育的对象有_______、_______、________、________。
2. 健康教育的程序包括________、________、________、________、________5个步骤。
3. 健康教育的内容包括________、________、________。
4. 社区健康教育常用方法有________、________、________、________、________和综合健康教育6种。

三、选择题

A型题

1. 健康教育的核心是
   A. 养成健康的行为和生活方式
   B. 预防疾病、促进健康
   C. 消除或减轻影响健康的危险因素
   D. 有计划、有组织、系统的社会和教育活动
   E. 提高生活质量
2. 健康教育的目的是
   A. 增进个人和群体的健康意识
   B. 采取行动提高或维护健康
   C. 预防非正常死亡、疾病和残疾的发生
   D. 改善人际关系,预防心理疾病的发生
   E. 以上均是
3. 实施母乳喂养的倾向因素是
   A. 母亲了解母乳喂养的好处
   B. 医生建议母亲进行母乳喂养
   C. 丈夫鼓励母乳喂养
   D. 母亲单位有哺乳室
   E. 母亲有较长的产假可以进行母乳喂养
4. 某人得知好友在体检中被查出高血脂后,积极改善自己的饮食习惯预防高血脂,体现了健康信念模式中哪个因素对其行为的影响?
   A. 对疾病易感性的认知
   B. 对疾病危险性的认知
   C. 对采纳健康行为障碍的认知
   D. 自我效能
   E. 提示因素
5. 开展社区预防慢性非传染性疾病的健康教育,以下表述属于健康信念认同的是
   A. 知晓吸烟对健康的危害
   B. 经常参加有氧健身运动
   C. 相信合理膳食有利于防病
   D. 愿意接受健康指导
   E. 保持心情愉快
6. 知信行理论模式指
   A. 知识和信息是行为改变的基础
   B. 信念和态度是行为改变的动力
   C. 人们只有了解有关健康知识,才能建立起积极和正确的信念
   D. 人们只有建立起积极的信念与态度,才有可能主动地形成有益于健康的行为,转变危害健康的行为
   E. 以上都是
7. 过程评价贯穿于
   A. 计划制订阶段 B. 计划实施阶段
   C. 效应评价阶段 D. 结局评价阶段
   E. 计划制订与实施的全过程

8. 在健康教育程序中，属于效果评价中的行为因素指标的是
   A. 发病率　B. 患病率
   C. 吸烟率、饮酒率　D. 生育率
   E. 围生儿死亡率
9. 着眼于评价人群健康状况乃至生活质量变化的评价类型称为
   A. 形成评价　B. 过程评价
   C. 近期效果评价　D. 中期效果评价
   E. 远期效果评价
10. 下列有关谈话技巧的说法错误的是
   A. 平等的原则
   B. 使用对方理解的语言
   C. 不要过多地重复重要的概念
   D. 内容明确、重点突出
   E. 使用生动的语言和表情
11. 在倾听技巧中，不可取的是
   A. 全神贯注　B. 集中精神
   C. 双方保持一定距离　D. 双方在同一高度
   E. 持续目光的接触
12. 下列属于开放性问题的是
   A. "你对健康怎么理解？"
   B. "你同意我们大家认为不错的第一个方案吗？"
   C. "在社区组织的健康知识竞赛已经开始了吗？"
   D. "他们为什么不能坚持锻炼身体？"
   E. "你经常吃水果和蔬菜吗？"
13. 社区健康教育的对象为
   A. 高危人群　B. 社区人群
   C. 妇女　D. 老年人
   E. 儿童
14. 1995 年 WHO 健康促进的最新含义是
   A. 是促使人们提高、维护和改善他们自身健康的过程
   B. 指一切能促使行为和生活条件向有益于健康改变的教育与环境支持的综合体
   C. 指个人与家庭、社区与国家一起采取措施，鼓励健康的行为，增强人们改进和处理自身健康问题的能力
   D. 动员一切可以动员的力量，使人类健康从基本健康状态发展到完美健康状态的过程
   E. 重视发挥个人、家庭、社区、社会的健康潜能
15. 健康促进的基本内涵是
   A. 侧重于个人行为改变
   B. 侧重于政府行为改变
   C. 包含了个人行为改变、政府行为改变两个方面
   D. 主要着眼点是个体健康问题
   E. 主要着眼点是群体健康问题
16. 有关健康促进与健康教育区别的描述错误的是
   A. 健康促进的概念要比健康教育更为广泛
   B. 健康教育是健康促进的发展的必然结果
   C. 健康促进是新的公共卫生方法的精髓
   D. 健康促进超越了个体保健的范畴
   E. 健康促进的重点在于利用社区现有人力、物力资源，为增进健康服务

四、简答题

1. 简述健康教育的意义。
2. 简述实施健康教育时的注意事项。

（张　俊）

第5章　流行病学及医学统计学在社区护理中的应用

流行病学是预防和控制疾病、促进健康的一门实用学科，也是一门医学研究的方法学，更是一种思想，其原理和方法已经渗透到医学领域的各个学科，甚至影响到非医学领域。医学统计方法是流行病学方法与其他医学学科相结合的桥梁。两者都是社区卫生服务中不可缺少的方法学。

第1节　流行病学在社区护理中的应用

流行病学是一门古老而又年轻的学科，它由研究传染病的防治而始，后又不断扩展其研究领域，融入现代医学模式与健康观念，在医学研究、卫生服务、医学教育等领域中起到平衡与杠杆的作用。流行病学不仅能协助医护人员更好地开展社区公共卫生服务工作，而且能为医护人员开展医学科研提供重要的方法。

一、流行病学概述

> **斯诺的霍乱地图**　链接
>
> 1854 年，伦敦霍乱流行后，医学家斯诺通过对霍乱死亡者的分布描述发现，正是因为供水公司从泰晤士河被污染的部分取水，导致了霍乱发病率的提高。索霍地区的患者都饮用过布劳德大街一口抽水井的井水，而且霍乱死亡的人数可以以水井为中心画一圈，这就是著名的“斯诺的霍乱地图”。约翰·斯诺的发现最终促使伦敦开始修建大规模公共供水设施，从而引发了整个欧洲的公共卫生运动。

（一）流行病学的定义

流行病学是研究人群中疾病与健康状况的分布及其影响因素，并研究如何防治疾病及促进健康的策略和措施的科学。在社区护理中充分运用流行病学及医学统计学的方法，开展对社区居民健康和疾病状况的调查与分析研究，发现社区存在的主要健康问题及影响因素，制订相关的护理措施，正确评价社区护理措施的效果，将流行病学与社区护理相结合的学科称之为社区流行病学。

考点：流行病学的定义

（二）疾病的分布

疾病的分布指健康与疾病在不同时间、地区和人群中的频率分布现象（简称三间分布），它是一个连续的不断变化的动态过程，受致病因素、环境因素及人群特征等因素的影响。正确描述疾病的分布，可以使我们了解社区疾病的分布情况，了解社区存在的主要健康问题，探索其发生和流行的相关因素，为制订社区疾病防治和健康教育的策略和措施提供科学依据。

1. 疾病的地区分布

（1）疾病在国家间分布：疾病在世界各地的分布是不同的，有些疾病比较普遍，只是分布不均衡，如细菌性痢疾、肝炎等；有些则主要流行于特定的区域，如黄热病主要见于非洲和美洲，其分布与埃及伊蚊的分布一致。

(2) 疾病在国家内的分布：疾病在同一国家内的分布也有差异。我国的高血压的患病率是北方高于南方，原发性肝癌集中分布在东南沿海地区，血吸虫病流行于长江以南的地区。

考点：疾病分布的概念，三间分布的三个方面

(3) 疾病的城乡分布：城市人口稠密，居住拥挤，一些呼吸道传染病如流行性感冒、百日咳、麻疹等经常会散发或流行。农村的供水设施、饮食卫生较城市差，所以细菌性痢疾、伤寒等肠道传染病及蛔虫病、钩虫病等较城市高；城市空气污染严重，肺癌和一些慢性呼吸道疾病的发病率和死亡率高于农村。

影响地区分布差异的因素非常复杂，如地理环境、自然因素、昆虫媒介与储存宿主的分布、生活习惯、经济水平、宗教信仰、医疗卫生状况等。

> **链接　判断地方性疾病的依据**
>
> ①疾病在当地居住的各类人群中发病率均高，并可能随年龄的增长而上升；②在其他地区居住的相似人群，该病的发病率均低，甚至不发病；③健康人迁入该地一段时间后便患此病，其发病率与当地居民相似；④迁出该地的人该病的发病率下降，患者症状减轻或呈自愈趋势；⑤当地对该病易感的动物可能发生类似的疾病。

(4) 地方性：由于自然因素或社会因素的影响，使得某种疾病只存在于某一地区或是该地区发病率明显高于其他地区的现象称为地方性。疾病的地方性有3种类型。

1）统计地方性：由于社会因素如生活习惯、卫生状况、宗教信仰等引起的某些地区疾病的发病率长期高于其他地区的现象称为统计地方性。统计地方性疾病一般与自然条件无关。

2）自然地方性：由于受当地自然条件的影响，一些疾病在某些地区高发的现象称自然地方性。这种地方性一般分两种情况，即生物地方性和化学地方性，生物地方性指由于这一地区适合某些疾病的传播媒介或中间宿主的生存，而使这些病在该地区存在的现象，如血吸虫病、疟疾、丝虫病等；化学地方性则是由于自然环境中微量元素的分布不均有关，如地方性甲状腺肿、氟中毒等。

考点：统计地方性、自然地方性、自然疫源性的概念

3）自然疫源性：一些疾病如鼠疫、流行性出血热、森林脑炎等，其病原体不依靠人而独立地在野生动物中绵延繁殖，并在一定的条件下传染给人，这种现象称自然疫源性。这类疾病也称自然疫源性疾病，其流行区域则称自然疫源地。

2. 疾病的时间分布　是一种动态的过程，随着时间的推移，疾病发生频率也会不断变动。研究疾病的时间分布有助于我们了解疾病的影响因素及其变动趋势，为制订疾病的防治措施提供依据。疾病的时间分布的变化形式有以下4种类型。

(1) 短期波动：某一地区短时间内发病人数明显增多的现象称为短期波动，类似于暴发，不同的是前者范围大，后者范围小，如1988年上海甲型肝炎流行，范围远远大于一家单位，属于短期波动；某单位食堂突然出现许多食物中毒患者的现象则属于暴发。

(2) 季节性：疾病的发生频率在一定的季节内升高的现象称为季节性。有季节性升高和严格的季节性两种表现形式。

1）季节性升高：指一年四季均可发病，但在特定月份里发病率升高的现象，如呼吸道传染病大多冬、春季高发，肠道传染病夏、秋季高发。

2）严格的季节性：发病仅限于一年的某几个月内，其余时间没有病例发生的现象。一般见于媒介节肢动物传播的疾病，如流行性乙型脑炎在我国北方地区就有严格的季节性。有些非传染病也有季节性，如脑卒中、冠心病患者发病与死亡就多在冬季。

(3) 周期性：指疾病有规律地每间隔一定时间就发生一次流行的现象。如甲型流感每三

四年发生一次小流行，每10～15年发生一次大流行。

（4）长期趋势：又称长期变异，指在相当长的时间内（通常几年或十几年），疾病的发病率、死亡率、感染类型、病原体型别及宿主等同时发生较大变化，这种现象称为长期趋势。无论是传染病还是非传染病都可能有这种变动，如甲型流感周期性的原因，主要是其病原体（流感病毒）间隔一定的时间发生变异的结果。结核病发病率的回升，糖尿病、恶性肿瘤等慢性非传染性疾病发病率的变化，都可认为是长期趋势。

考点：短期波动、周期性

链接

流感病毒的变异

流行性感冒病毒是大家所熟悉的病毒之一，根据其核蛋白的抗原性可以分为甲、乙、丙3型流感病毒。其中甲型流感病毒的变异最为频繁，每两三年发生一次小变异，每隔十几年就会发生一次大的抗原性变异。从1930年至今，先后发生过7次世界大流行，包括2009年发生的甲型H1N1流感。

对于甲型流感病毒的变异性，学术界尚无统一认识。一些学者认为，是由于人群中传播的甲型流感病毒面临较大的免疫压力，促使病毒核酸不断发生突变；另一些学者认为，是由于人甲型流感病毒和禽流感病毒同时感染猪后发生基因重组，导致病毒的变异。

3. 疾病的人群分布　疾病的发病率和死亡率通常随人群的不同特征，如年龄、性别、职业、民族、婚姻状况、生活习惯等的不同表现出不同的差异。

（1）年龄：不同年龄人群暴露机会和免疫水平的不同，决定了其发病的可能性的不同，几乎所有疾病的发病率和死亡率都与年龄有关。大多数呼吸道传染病，如麻疹、百日咳、腮腺炎等，都以学龄前和学龄期儿童高发；一些慢性非传染性疾病，如恶性肿瘤、冠心病、糖尿病等，其发病率随年龄的增长而迅速增高。

（2）性别：传染病发病的性别差异主要是由于接触病原体的机会不同所致，如流行性出血热、森林脑炎均为男性高发。非传染病男女患病的机会也不相同，如脑卒中、高血压、冠心病的发病率和患病率男性高于女性；胆囊炎、胆结石的患病率女性高于男性；恶性肿瘤中，除乳腺癌、宫颈癌、卵巢癌女性高发外，其他大多是男性高于女性。

（3）职业：许多疾病的发生与职业有关，首先考虑暴露于职业性危害因素的机会不同，劳动条件也不相同；其次考虑劳动者的社会、经济地位和文化、卫生水平；此外，不同职业的劳动强度和精神紧张程度也有所不同，如煤矿工人、爆破人员易患硅沉着病，放牧、皮毛加工人员易患炭疽和布鲁菌病，司机易患高血压和消化性溃疡，脑力劳动者易患高血压和冠心病。

（4）种族和民族：不同种族和民族在遗传，宗教信仰，风俗和生活习惯，经济、卫生水平，自然环境等方面有所不同，导致疾病在不同种族和民族之间的分布有所差异，如我国食管癌的患病率则是哈萨克族、回族、维吾尔族较高，彝族、苗族最低。

（5）行为生活方式：国内外大量研究表明，吸烟、酗酒、吸毒、缺乏锻炼、不良饮食习惯等不良行为与生活方式，是导致人群中高血压、冠心病、糖尿病、癌症等现代生活方式病的患病率和死亡率不断上升的主要原因。而且非健康的生活方式与一些传染病，如性病、肝炎、艾滋病等，也直接相关。

另外，婚姻与家庭、经济收入、教育、人口流动等都会影响疾病的分布。

在社区护理工作实践中，对一种疾病或健康问题的描述往往是从人群、时间、地区分布3个方面进行综合分析，这样才能全面地了解影响疾病分布的因素，了解社区人群的健康状况。

（三）疾病的流行强度

疾病的流行强度指疾病在一定的地区和时间内，人群中发病数量的变化与稳中有降病例间的联系程度，常用散发、暴发、流行等术语来表达。

1. 散发　指疾病在某一地区人群中的发病呈现历年的水平，各病例散在发生，之间无明显联系。一般与当地前几年的发病率或患病率比较，如无显著升高，即可视为散发。

2. 暴发　指短时间、小范围内突然发生许多临床表现相似的患者。暴发往往是通过共同的传播途径或传染源所引起，患者多出现在该病的最长潜伏期内，如学校食堂出现食物中毒、托幼机构的麻疹暴发流行等。

考点: 疾病流行强度的术语及概念

3. 流行　指某病在一定地区人群中的发病率显著超过历年的散发水平。流行是相对于散发的一个流行强度指标。有时某些疾病在短时间内迅速蔓延，超过省界、国界甚至洲界，形成世界大流行，如流感、霍乱等都曾多次引起世界大流行。

二、社区护理中常用的流行病学研究方法

随着流行病学理论的不断发展，其研究方法有多种。从社区护理工作的实践出发，常用的有描述性研究、分析性研究和实验性研究3种。

（一）描述性研究

描述性研究是利用现有的资料或是专题调查的资料，描述疾病和健康在不同人群、时间、地区的分布状况，为进一步开展流行病学分析、发现社区存在的主要健康问题以及社区护理措施的评价提供依据。描述性研究常用的方法有现况调查、筛选、个案调查、生态学研究等。以下就现况调查和筛选作进一步说明。

案例5-1

现况调查案例

2000年，卫生部组织开展全国第四次结核病抽样调查工作。共抽取257个调查点，365 097人，并对活动性肺结核进行社会经济调查。结果表明我国结核病疫情还是相当严重，部分地区呈蔓延趋势。①全国三分之一的人口已感染了结核菌，受感染人数超过4亿；②我国涂阳肺结核患病率为121.6/10万，传染性肺结核患病率为157.8/10万，估算全国现有传染性肺结核患者200万；③结核病的死亡率为9.8/10万，较1990年下降53.3%；④西部地区发病率高于全国水平。

问题: 1. 现况调查的目的是什么？

2. 其调查的方法有哪些？如何实施？

1. 现况调查　是对特定的人群，在一定时间内针对疾病与健康及其影响因素的分布状况进行调查的方法。现况调查是开展社区评估、了解社区人群健康和疾病的分布状况、发现社区存在的主要健康问题的重要方法之一。现况调查可分为个案调查、普查和抽样调查，以下就后两者加以说明。

（1）普查：即对目标人群中所有的对象都进行调查或检查。要求调查时间要尽可能短，大规模的普查一般要求在2～3个月内完成，如新中国成立以后开展的人口普查。

考点: 普查的优缺点

优点：①由于调查目标人群的所有成员，确定研究对象比较简单；②便于发现人群中的所有病例；③所获资料比较全面，可取得全部调查对象的资料，准确性较高；④通过普查可以进行相关疾病和健康的科普知识的宣传。

缺点：①工作量大，耗费较多的人力、物力、财力；②由于工作量大，参与人员多，调查质量难以控制；③容易产生重复和遗漏的现象；④不适用于患病率低或现场诊断技术复杂的疾病。

（2）抽样调查：从目标人群中随机地抽取出部分观察单位进行调查，以样本特征推断总体特征的调查方法。

考点：抽样调查的优缺点

优点：①减少工作量，节约人力、物力、财力；②工作容易做得细致，调查质量易控制。

缺点：①调查设计、实施比较复杂；②需掌握一定的抽样方法，操作较麻烦；③存在抽样误差，资料分析复杂。

依照抽样调查的理论与特点，可将抽样方法其分为以下几种。

1）单纯随机抽样：是最基本的抽样方法，也是其他抽样方法的基础。它是按随机抽样的原则，直接从N个观察单位中抽取出n个单位组成样本进行调查。

此方法的优点是实施简单、易理解；缺点是只能用于小范围内的抽样。

2）系统抽样：又称机械抽样和等距离抽样。当总体中的个体数较多时，采用简单随机抽样显得较为费事。这时，可将总体分成均衡的几个部分，然后按照预先制订的规则，从每一部分抽取一个个体，得到所需要的样本。

系统抽样的优点也是简便易行，缺点是如果总体各单元的排列顺序有周期性时，抽取的样本可能有偏倚。

3）分层抽样：在抽样时，将总体按某一特征分成互不交叉的层，然后按照一定的比例，从各层独立地抽取一定数量的个体，将各层取出的个体合在一起作为样本。

分层抽样是从分布不均的研究人群中抽取有代表性样本的方法，这不仅可以提高每层的精确度，而且便于层与层间的比较。

4）整群抽样：是将总体中各单位归并成若干个互不交叉、互不重复的集合，称之为群，然后以群为抽样单位抽取样本的一种抽样方式。

整群抽样的优点是便于组织，节约人力、物力，抽样和调查都比较方便，适合大规模调查；缺点是抽样误差大，分析工作量也大。

5）多阶段抽样：又称多级抽样，指将抽样过程分阶段进行，每个阶段使用的抽样方法往往不同，即将各种抽样方法结合使用，其在大型流行病学调查中常用。

考点：抽样的方法

（3）社区现况调查的实施步骤

1）确定研究目的：开展调查首先必须有明确的调查目的，社区现况调查一般用于描述社区居民的健康与疾病的分布状况、寻找疾病的危险因素、评价社区护理的效果等。确定研究目的需要做一些准备工作，包括查阅文献、实地考察、向专家咨询、总结以往的经验。

2）确定研究对象：根据研究目的的不同可以选择社区、家庭、特定人群或患者为调查对象。如要了解某社区的健康问题，常常以家庭为对象进行健康调查。

3）确定调查方法和调查方式：调查方法按调查对象可分为个案调查、普查和抽样调查。调查方式一般有询问法、填表法、现场观察法等。

4）确定调查的指标：调查目的确定后，在实施过程中需要进一步的具体化，即通过一些指标来反映内容，如疾病指标（死亡、患病、伤残、生活质量、疾病负担等）、人口学指标（年龄、性别、职业、文化程度、民族等）以及其他相关的指标（吸烟、家庭史、饮食习惯、经济收入等）。

5）编制调查表：调查表是收集数据的重要工具，分为由调查员填写和调查对象填写两类。

6）组织计划：社区调查要合理地调配调查人员，明确组织者、实施者。范围较大的调查需依靠当地的行政领导，才能使工作顺利进行。另外，还要做好各方面的宣传工作，使群众了解调查的意义，乐于合作。

7）调查结束后要写出调查报告和结果分析。

2. 筛检(又称筛选)　是运用快速简便的实验检查或其他手段,自表面健康的人群中去发现那些未被识别的可疑患者或有缺陷者。筛检试验不是诊断试验,仅是一个初步检查,对筛检试验阳性和可疑阳性的人必须进行确诊检查,确诊后的患者进行相关治疗。社区中一些常见疾病的普查、普治可以用筛检的方法尽可能找出全部患病者,也可以通过筛检发现疾病的高危人群,并针对高危人群采取干预措施。

筛检的应用原则:①所筛检的疾病应是当地重大的公共卫生问题,即该病发病率高,影响面广,不控制将会造成严重的后果;②对所筛检疾病的自然史,包括从潜伏期到临床期的过程应有足够的了解;③所筛检的疾病应有可识别的潜伏期或临床前期;④对筛检的疾病应有进一步确诊的方法与条件;⑤应对可疑的患者提供诊断与治疗的方便;⑥筛检的方法要安全、可靠、简单、价廉、易为群众所接受。

近年来,筛检较多用于及时发现某病的高危人群,以减缓发病,如筛检高血压以预防脑卒中、筛检高血脂以预防冠心病等。

案例5-2

描述性研究与病例对照的应用

妇产科医生 Herbst 在临床观察中发现,1966～1969 年 Vincent 医院收治了 7 例阴道腺癌患者,均为 15～22 岁的女青年。他通过查阅有关资料发现:①阴道癌占女性生殖系统肿瘤的 2%,阴道腺癌仅占阴道癌的 5%～10%,非常罕见;②1930～1965 年当地两家大医院仅有 2 例阴道腺癌;③过去的 2 例年龄均大于25 岁。于是 Herbst 将7 例病例与另一家医院的另一例 20 岁的阴道腺癌患者共 8 例组成病例组,选取与病例同一医院出生、出生日期相差不超过 5 天的女青年 32 人组成 1 比 4 的匹配对照,对十多种相关因素进行调查,最终发现母亲妊娠早期持续服用己烯雌酚可显著增加其女儿青春期发生阴道腺癌的危险性。美国食品与药物安全管理局因此撤销了孕妇使用己烯雌酚的批准书。

问题:1. Herbst 发现的 7 例阴道腺癌患者的分布与以往有何不同?

2. 该研究采用了什么样的研究方法?

3. 如果你做这项研究会考虑哪些影响因素?

(二) 分析性研究

分析性研究就是在一定的人群中,采用设立对照的方法,观察可疑因素与健康和疾病之间联系强度的一种研究方法。分析性研究常用的研究方法有病例对照研究和队列研究两种。

1. 病例对照研究　又称回顾性研究,是从目标人群中选择一定数量的患有某病的病例为病例组,另选择一定数量的非该病人员为对照组,比较两组中暴露于某一影响因素的暴露水平的差异,以研究该因素与健康和疾病的关联性的方法。

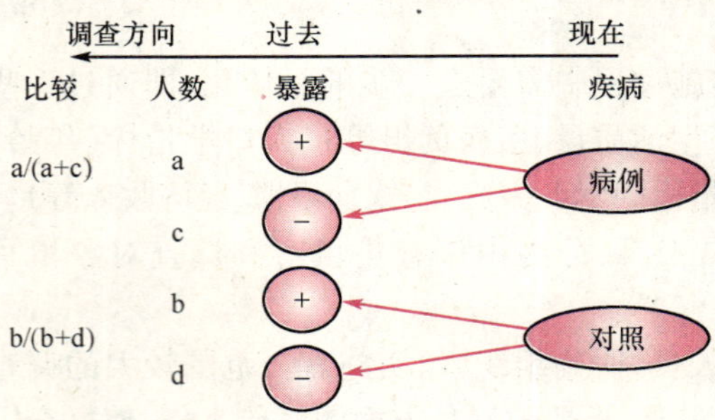

图 5-1　病例对照研究原理示意图

病例对照的研究原理见图 5-1,从中可以看出病例组暴露率为 a/(a+c),对照组的暴露率为 b/(b+d),如果病例组暴露率显著高于对照组的暴露率,那么该暴露因素可能与疾病有关。

病例对照研究的特点:①在疾病发生后进

行，已经有一批可供选择的病例；②研究对象是按发病与否分成病例组和对照组；③被研究因素的暴露情况是由研究对象回忆过去所得，所以又称回顾性研究；④从因果关系的角度看，结果已经发生，追溯过去的暴露情况，是由果推因的研究方法；⑤通过对两组暴露水平的比较分析暴露与疾病的联系。

近年来病例对照研究得到越来越广泛的应用，它是流行病学研究，特别是病因学研究的一个得心应手的工具。

考点：病例对照的特点

2. 队列研究 又称定群研究或前瞻性研究，根据是否暴露于某一影响因素，将目标人群分为暴露组与非暴露组，随访一定的时间后，比较两组某病发病率或死亡率的差异，以判断暴露因素与所研究现象之间的关联性的方法。

队列原理见图5-2，从中可以看出，暴露组的发病率为a/(a+c)，对照组的发病率为b/(b+d)，如果暴露组的发病率在统计学上显著高于对照组的发病率，则说明暴露因素与疾病之间有联系，且可能是因果关系。

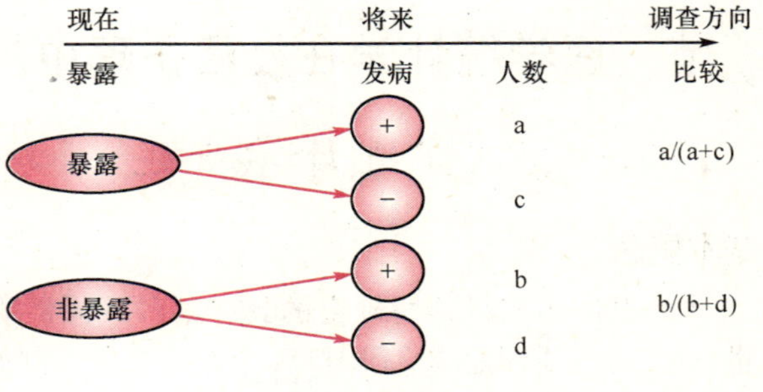

图5-2 队列研究原理示意图

队列研究的特点：①在病例发生之前开始进行，要经过一段时间的观察才能发现病例；②研究对象按暴露与否进行分组；③人群的暴露情况及其变化由研究者调查并记录，非回忆所得；④从因果关系来看，病因已经存在，观察随后是否发生疾病这个结果，是由因推果的研究方法。

考点：队列研究的特点及与病例对照的区别

队列研究实施难度很大，需要长期跟踪观察才能得出结论，所以实践中运用较少。

(三) 实验性研究

实验性研究是将符合条件的研究对象按一定标准分组，对实验组施加一定的干预措施，对照组不干预或仅施加安慰措施，观察一段时间，比较两组的结局或效应上的差异的方法。一般有临床实验，现场实验、社区干预实验等。社区护理中通常用于社区护理措施实施后的效果评价。

三、流行病学在社区护理中的应用

1. 用于社区诊断 社区护理人员要学会应用现有的流行病学资料和常用的调查方法，了解社区人口的组成、健康状况、环境状况、健康资源的利用情况等，了解社区常见病的分布情况及影响因素，发现社区存在的主要健康问题，为确定社区诊断、制订社区护理计划及护理措施提供科学依据。

2. 探索社区存在的主要健康问题 社区卫生服务面广，人员多，这就要求工作中要做到重点突出，利用有限的卫生资源取得最佳的效果。运用流行病学的方法可以进一步了解社区居民存在的主要健康问题，分析形成这些问题的原因，针对高危人群，制订出相应的健康促进措施，更好地促进居民健康。

3. 用于社区护理计划的制订及其效果评价　运用流行病学的方法，充分了解社区居民的健康状况，发现存在的主要健康问题，找出相关的影响因素，科学地制订社区护理的计划。社区护理评价更注重人群效应，需要运用流行病学调查的方法，以人群中疾病的发病率、患病率的变动，相关知识的掌握率，不良行为的改善等群体指标来判断社区措施实施以后的效果。

4. 更好地开展社区健康教育活动　利用流行病学调查结果，对社区居民开展有针对性的健康教育。

5. 开展科学研究活动　社区工作人员也可以利用流行病学的方法，开展一些医学科研活动，如发现一些社区突发性事件、分析疾病的流行原因等。

第 2 节　医学统计学在社区护理中的应用

一、医学统计学概述

（一）医学统计学的基本概念

1. 总体与样本　总体是根据研究目的所确定的具有某种共同性质的观察单位的集合。总体中观察单位的数量有限，称为有限总体，无限则称为无限总体。例如，研究某学校小学生近视的患病状况，总体就是在调查时间内在该校就读的全部小学生，属有限总体；如果研究糖尿病患者的血压观测值，总体就是全部糖尿病患者，因为无时间和空间的限制，无法确定具体的糖尿病人数，所以属无限总体。在实际工作中，因为总体观察单位数量过大，或是无法观察到所有的总体观察单位时，我们往往用样本来推断总体。

所谓样本就是从总体中随机抽取出来的具有代表性的部分观察单位。例如要了解某小学的近视状况，为了省时、省力，我们可以从该校 1 ~ 6 年级各随机抽取 2 个班，以这些班的学生组成样本，进行调查，以推断全校学生的近视状况。用样本特征推断总体特征，也叫统计推断，是研究人群健康过程中常用的方法。抽样时一定要遵从随机化的原则。

2. 误差　是实际获得的值与其真实值之间的差异。根据其产生原因的不同分为以下 3 种。

（1）系统误差：由于仪器设备未经校准、标准试剂不标准、调查员掌握的标准不一致等原因所引起的误差称为系统误差。系统误差一般具有一定的倾向性，即全部大于或全部小于其真实值。系统误差可以通过对仪器设备的校准、试剂标准化、调查员进行培训等方法避免。

（2）随机测量误差：在搜集资料的过程中，受各种偶然因素的影响，同一对象多次测量的结果不完全一致，这种误差称为随机测量误差。随机测量误差没有倾向性，有的比实际值大，有的比实际值小。通过改善测量工具和对工作人员的培训，可以将随机测量误差控制在很小的范围内。

（3）抽样误差：在消除了系统误差和控制了随机测量误差后，样本指标与总体参数之间仍然可能有差异，这是由于个体差异所引起的，也可以说由于抽样所引起的差异称为抽样误差。抽样误差是不可避免的，减小抽样误差唯一的方法就是扩大样本含量。

3. 概率　是描述某一事件发生的可能性大小的指标，常用 P 来表示。一定条件下肯定会发生的事件称为必然事件，概率等于1；肯定不会发生的事件称为不可能事件，概率等于0；有可能发生也有可能不发生的事件称为随机事件（又称偶然事件），概率介于0到1之间。概率越接近1，表明某事件发生的可能性越大；越接近0，表明发生的可能性越小。习惯上常将 $P<0.05$ 的事件称为小概率事件，表明其发生的可能性很小。

考点：总体、样本、抽样误差、概率的概念

（二）统计资料的类型

医学统计资料可分为计量资料、计数资料和等级资料3种，不同资料的表达方式和分析方法都有所不同。

1. 计量资料　又称定量资料，是用定量的方法测得每个观察单位某项观察指标的数值大小，这样一组资料称为计量资料。其特点为借助测量工具所得，有度量衡单位。如某班级50名同学的身高或体重的资料，就是计量资料。计量资料一般可计算平均数等。

2. 计数资料　又称定性资料，指将观察单位按某种子选手类别或属性分组，归组后清点各组的观察单位数，所得资料称为计数资料。特点是清点所得的观察单位数量，无度量衡单位。例如，检测某班学生的血清，得到的A型、B型、O型和AB型血的人数。计数资料一般可用于计算率、构成比等。

3. 等级资料　指将观察单位按某种属性的不同程度分组，清点所得各组的观察单位数的资料，称为等级资料。特点是有不同程度的分级。例如，评价临床治疗效果是用痊愈、显效、有效，无效、恶化5个等级。

在医学工作中，资料类型并非固定不变的，而是可以根据资料分析的需要相互转化。例如，测量某班的50名同学的表面抗原，得到50个表面抗原的滴度的值，这50个值所组成的资料是计量资料。若将50个表面抗原的值分成阴性和阳性两组，清点出阴性的人数和阳性的人数，这时资料就变成了计数资料。若将这50个抗原的滴度按阴性、可疑、弱阳、强阳分组，得到各组的人数，这时资料又成了等级资料。在实际工作中一定要根据需要，灵活运用资料类型。

考点：资料类型

二、反映社区人群健康状况的常用统计指标

（一）常用的人口学统计指标

1. 出生率　指某地某年每千人口中的出生（活产）人数。

$$出生率=\frac{某地某年活产总数}{该地同年平均人口数}\times 1000‰$$

式中，该地同年平均人口数 $=\frac{1}{2}$（上年底人口数＋本年底人口数）。

2. 死亡率　指某一人群在一定的时期内死亡人数在该人群中所占的比例，是测量人群死亡危险最常用的指标。死于所有原因的死亡率也称为全因死亡率或粗死亡率。一般粗死亡率用千分率表示。

$$死亡率=\frac{某地某年总死亡人数}{该地同年平均人口数}\times 1000‰$$

死亡率是衡量人口健康状况的重要指标。在生产力水平低下、医药卫生条件差的地方，

> **链接　影响出生率的因素**
>
> 出生率的高低，一般受经济状况、文化教育等因素的影响较大。工业比较发达和城市化程度比较高的国家和地区，如西欧、北美和日本，出生率比较低。与其相对应的工业比较欠发达、城市化程度不高的非洲、西亚与拉丁美洲的发展中国家和地区的出生率很高，居世界之首；文化教育程度对出生率的高低也有影响，如在南美、澳大利亚等地区的欧洲移民调查中发现，文化程度高，出生率就低，反之出生率就高。

死亡率较高。19 世纪以前，世界各国的死亡率普遍在 30‰以上。我国 2008 年死亡率为 7.06‰，在全世界处于低死亡率水平。

按疾病的种类、年龄、性别、地区、职业、种族等分类计算的死亡率称为死亡专率，常用的有年龄别死亡率、死因别死亡率等。

$$\text{某病死亡专率}=\frac{\text{某地某年因某病死亡的人数}}{\text{该地同年平均人口数}}\times k$$

其中，k = 100%、1000‰、10 000/万或100 000/10 万，要视其具体情况和沿用习惯适当选择，一般以结果保留 1～2 位的整数部分为宜，如 0.01% 应该用 1/万或 10/10 万来表示。

3. 人口自然增长率　指一年内人口自然增长数与年平均总人数之比，通常用千分率表示，是表示人口自然增长水平的基本指标。

$$\text{人口自然增长率}=\text{出生率}-\text{死亡率}$$

在人口迁入和迁出数量很少可以不计的情况下，人口自然增长率为正，表示人口增加；为负，表示人口减少；绝对值越大表示人口增加或减少的速度越快。我国 2008 年的人口自然增长率为 5.08‰。

4. 新生儿死亡率　指一年中未满 28 天的新生儿死亡数与同时期活产总数之比。

$$\text{新生儿死亡率}=\frac{\text{某地某年新生儿死亡数}}{\text{该地同年活产总数}}\times 1000‰$$

新生儿死亡率是婴儿死亡率的一部分，一岁以内的婴儿死亡人数中，以不满 28 天的新生儿死亡最多，几乎占到一半或一半以上。

5. 婴儿死亡率　某地某年不满周岁的婴儿死亡数与同年活产人数的比值，多用千分率表示。

$$\text{婴儿死亡率}=\frac{\text{某地某年婴儿死亡数}}{\text{该地同年活产总数}}\times 1000‰$$

（二）常用的疾病统计指标

1. 发病率　表示某地特定时间内人群中新发生某病人数与同期平均人口数的比值。

$$\text{发病率}=\frac{\text{某地某年新发生某病的例数}}{\text{同年平均人口数}}\times k$$

其中，k = 100%、1000‰、10 000/万。

发病率是描述疾病发生程度的一个重要指标，对于死亡率极低或是不致死的疾病尤为重要。发病率的准确度受报告制度的不健全、漏报、诊断水平低因素的影响。

2. 罹患率　该指标和发病率一样，也是人群新病例数的指标。通常多指在某一局限范围短时间内的发病率。观察时间可以日、周、旬、月为单位。适用于局部地区疾病的暴发、食物中毒、传染病及职业中毒等暴发流行情况。其优点是可以根据暴露程度精确地测量发病率。

$$\text{罹患率}=\frac{\text{观察期内新发生某病的例数}}{\text{同期暴露人口数}}\times k$$

其中，k = 100%、1000‰。

3. 患病率　亦称现患率，指在特定时间内人群中某病的新旧病例数所占的比例。

$$患病率=\frac{某时期内某病新旧病例数}{同期观察人口数}\times k$$

患病率主要受发病率和病程长短的影响。患病率升高或降低的意义应根据疾病的具体情况而定。例如，某些疾病患病率下降，既可能是发病率的下降，也可能是治疗的改进使病程缩短所致。因此，患病率资料应结合发病率、存活率、治愈率等方面的资料综合分析，才能得出正确的结论。

发病率与患病率的区别：①发病率的分子为一定期间暴露人群中新发生的病例数，患病率的分子为特定时间所调查人群中某病新旧病例数（包括新病例和旧病例），而不管这些病例的发病时间；②发病率是由发病报告或队列研究获得的疾病频率，是衡量疾病的出现情况的指标，为动态指标；而患病率是由横断面调查获得的疾病频率，是衡量疾病的存在或流行情况的指标，为静态指标；③发病率常用来描述急性疾病的分布，而患病率常用来描述慢性疾病的分布。

考点： 发病率与患病率的区别

4. 病死率　指在一定时期内某病的全部病例中因该病而死亡者所占的比例。

$$病死率=\frac{一定时期内因某病死亡的人数}{同期患该病的人数}\times 100\%$$

严格来说病死率不是一个率，而是一个比值，通常多用于病程短的急性病，如脑卒中、心肌梗死、恶性肿瘤等，以衡量疾病对人生命的危险程度。

5. 感染率　指调查人群中感染某病的人数所占的比率。常用于人群中某病（细菌、病毒、寄生虫感染等）的感染情况的描述。

$$感染率=\frac{检出的某病感染人数}{接受检查的人数}\times 100\%$$

（三）医院工作统计指标

1. 治愈率　指接受治疗的患者中被治愈的频率。

$$治愈率=\frac{治愈人数}{接受治疗的人数}\times 100\%$$

2. 有效率　接受治疗的患者中经治疗有效的频率。

$$有效率=\frac{治疗有效的人数}{接受治疗的人数}\times 100\%$$

三、统计表与统计图

（一）统计表

统计表是用表格表达统计资料的形式。用统计表表达资料既避免了繁琐、冗长的文字描述，又能直观地表现资料，便于进一步计算分析。

1. 统计表的基本结构和要求　表的结构要简洁、清晰，最好一事一表，避免过于臃肿庞大。下面以表5-1为例，说明统计表的结构特点。

考点： 统计表的基本结构和要求

（1）标题：要求简单、明了，高度概括该表所表达的中心内容，必要时注明时间、地点。标题要置于表的顶端。多个表时，标题前要加表序。

（2）标目：有横标目和纵标目。横标目又称主辞，是研究事务的对象，通常置于表的左侧；纵标目又称宾辞，是研究事物的相关指标，一般置于表的上方。横标目、纵标目和中间的数据连接起来就是一个完整的语句。如表5-1第1行，小学以下文化程度调查378人，酒依赖和滥用者48人,患病率12.7%。

表5-1　某地某年农村男性不同文化程度酒依赖和滥用患病率表

文化程度	调查人数	酒依赖和滥用数	患病率(%)
小学以下	378	48	12.7
小学	928	157	16.9
初中	2549	411	16.1
高中/中专	593	121	20.4
大专及以上	66	7	10.6
合计	4514	744	16.5

(3)线条:要力求简洁,一般统计表为三线表或四线表,除顶线和底线外,只允许出现两条横线,一是将纵标目分隔开来的细横线,另一条是表格最下一行。如果有合计行时,也可以有将合计分隔开来的细横线。表格不允许出现纵线和斜线。

(4)数字:表中所有数据均使用阿拉伯数字表示,位置上下要对齐,同一纵列小数位数应保持一致。一般如某一格数据暂缺或无数据,可用"—"或"…"来标示。表中内容一般按事物发生频率大小的顺序排列,这样重点突出,便于相互对比。

2. 统计表的种类　统计表有简单表和复合表两种。简单表的主辞仅有一个标志,也可认为表中只有一种分组方式(表5-1)。复合表的主辞有两个及两个以上的标志,或者说这个表中有两种及以上的分组方式,如表5-2,它是由城市构成表和农村构成表两个表又组合而成。

表5-2　2008年全国居民社会医疗保险构成(%)

项目	城市	农村	合计
城镇职工基本医保	44.1	1.5	12.7
公费医疗	3.0	0.3	1.0
城镇居民基本医保	12.5	0.7	3.8
新农合	9.5	89.6	68.6
其他社会医保	2.8	0.4	1.0
无社会医保	28.1	7.5	12.9

(二)统计图

统计图是用点、线、面或立体图形将某事物的数量大小、分布、变动趋势等特征表达出来,使资料鲜明、直观,便于读者理解、记忆。医学上常用的统计图有直方图、直条图、普通线图、构成图等。

1. 制图通则

(1)根据资料类型选择适当的图形。

(2)标题要简单、明确地反映图的内容,必要时注明时间、地点。统计图的标题置于图形的下面,多个图时要加图序。

考点: 统计图的制图通则

(3)在同一图内比较几处不同的事物时,需加图例说明。图例置于图内或置于图的下方(图5-5)。

(4)有横纵坐标的图形,纵横两轴的比例应为5∶7,两轴的交点为起点,纵轴尺度自下而上，数值从小到大。直条图、直方图的纵轴尺度应从 0 开始。

2. 常见统计图的绘制

（1）直方图：是以各矩形的面积大小来表示各组段的频数，各组段的面积总和为总频数。适用于连续性资料的频数分布（图 5-3）。

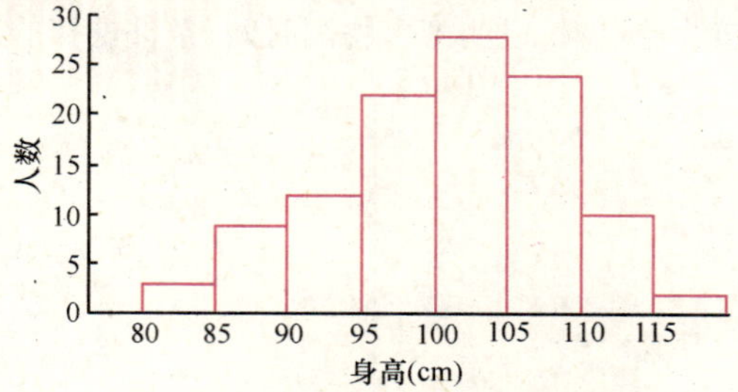

图 5-3　某地 4 岁女孩身高频数图

注意事项：①横轴表示观察对象的分组，可以不从零开始，同一轴上的尺度必须相等；②直条的宽度相同，高度取决于该组的频数或频率；③因为是连续性资料，直条与直条间不留间隙。

（2）直条图：是用等宽直条的长短来表示相互独立的事物各项指标的数值大小。适用于相互独立的资料，有单式图（图 5-4）和复式图（图 5-5）两种。

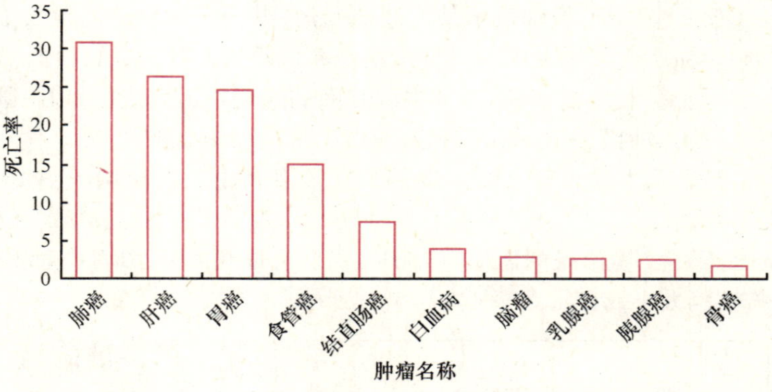

图 5-4　某地前 10 位肿瘤死亡率图（1/10 万）

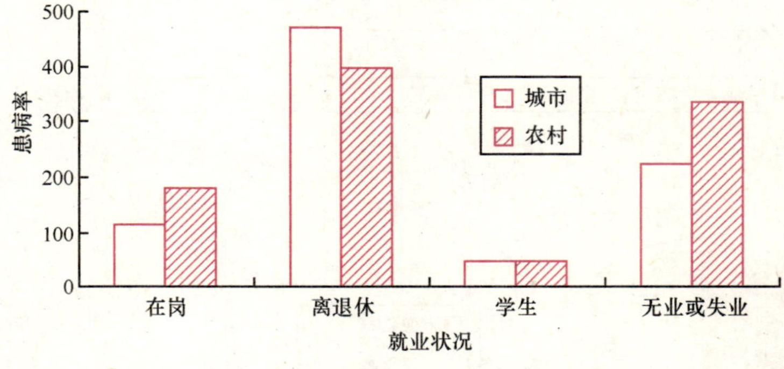

图 5-5　某地 2008 年不同就业人群两周患病率图（‰）

注意事项：①一般以横轴为直条图的基线，表示独立和事物的种类或分组。②纵轴表示频数或频率，从零开始，等比例上升。③直条的宽度相等，直条间距要一致，一般和直条宽度相等，如图中直条多，间距可为直条宽度的 1/2。如为复式直条图，同组直条间不留间隙。④若无逻辑顺序或自然顺序，直条一般按数值大小从左至右排列。⑤复式直条图需加图例说明。

（3）普通线图：是以线段的上升或下降来说明某事物在时间上的发展变化趋势。适用于连续性资料，说明某事物因时间、条件推移的变动趋势(图5-6)。

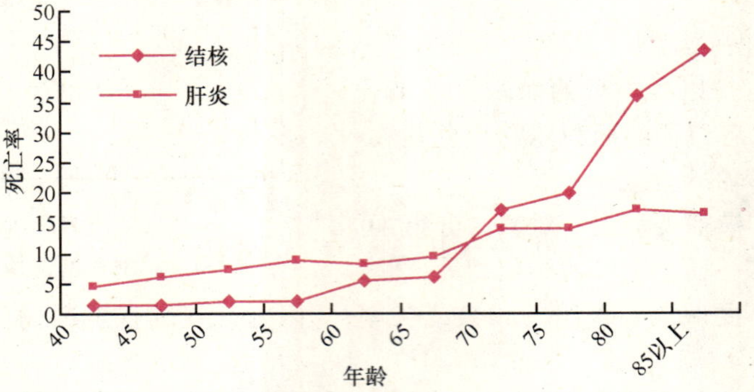

图5-6　某地2008年两病的年龄别死亡率图(1/10万)

注意事项：①建立坐标轴，横轴表示某连续的变量，纵轴表示频充或频数等；②两轴尺度分别等距离排列，坐标原点必须为0，如横轴最小观察值距离0较远，可以原点附近将横轴切开一个小缺口，表示部分线段被切断；③图中两点间的线段均为直线段，切忌画成弧线；④图中如有两条以上线条，需加图例说明或直接在直线上标明事物类别。

(4)构成图：是表示事物内部某一组成部分在该事物中所占比例的图形。构成图有两种，即百分条图和圆图。

1)百分条图：以一等宽直条的面积为100%，将其分成几部分，以直条面积的大小表示构成比的大小。按比例大小或自然顺序从左至右排列(图5-7)。

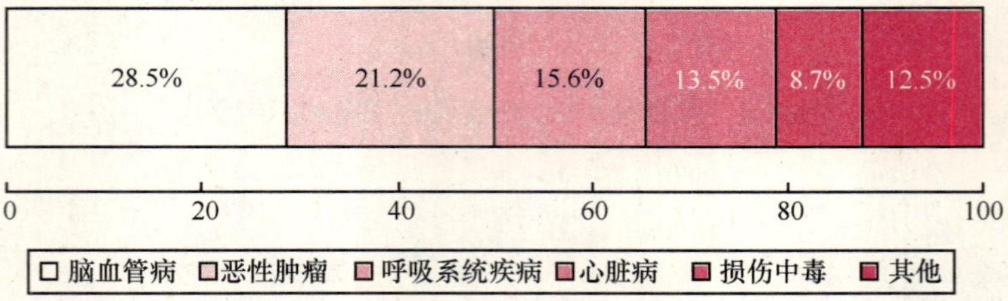

图5-7　某地2003年居民主要死因构成图

考点：常用统计图的绘制

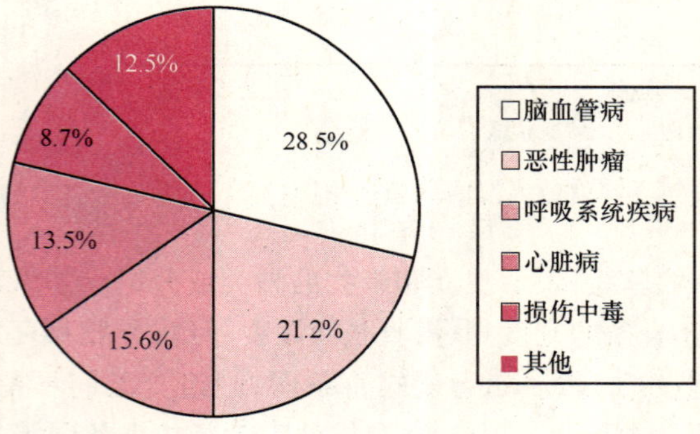

图5-8　某地2003年居民主要死因构成图

2)圆图：将一个圆分成多个扇形，以扇形面积的大小表示构成比的大小。一般以12点位置为起点，顺时针方向按比值大小排列(图5-8)。

小 结

本章主要介绍了流行病学及医学统计学在社区护理中的应用。在流行病学方面，主要阐明疾病的分布及研究方法中的现况调查，并简单介绍了病例对照、队列研究。希望通过学习能够自行设计社区健康现况调查，了解社区健康与疾病的分布状况，进一步发现社区存在的主要健康问题，制订相应的护理措施，并对护理措施的实施效果进行评价。在医学统计方法方面，舍去了繁琐、晦涩的方法，介绍了一些基本的概念、常用指标的计算方法及统计图表的绘制。旨在应用这些基本知识，计算社区护理中常用的统计指标，并能正确地运用统计图、表描述医学资料。

自 测 题

一、名词解释

1. 流行病学 2. 疾病分布 3. 现况调查
4. 筛检 5. 总体 6. 样本 7. 抽样误差
8. 概率 9. 小概率事件

二、填空题

1. 疾病的三间分布包括________、________和________。
2. 疾病的地方性有________、________和________3种类型。
3. 描述疾病流行强度的术语有________、________和________常用的抽样方法有________、________和________。
4. 常用的流行病学研究方法有________、________和________。
5. 常用的抽样方法有______、______、________、________和________。
6. 统计资料的类型有________、________和________。
7. 统计误差有________、________和________3种。
8. 常用的统计图有________、________、________和________。

三、选择题

A 型题

1. 流行病学的研究对象是
   A. 疾病 B. 患者
   C. 人群 D. 健康人
   E. 亚健康人
2. 流行病学中群体指
   A. 有典型症状的病人
   B. 传染病患者
   C. 病原携带者
   D. 健康人群
   E. 在一定范围内的人群，小到一个家庭，大到全人类
3. 流行病学中最常用的研究方法是
   A. 观察法 B. 实验法
   C. 理论法 D. 方法学研究
   E. 以上均不是
4. 通过现场调查，描述疾病在时间、人群、地区中的分布特征，提出病因假设的过程是
   A. 描述性研究 B. 分析性研究
   C. 实验研究 D. 理论研究
   E. 以上均是
5. 对于原因不明的疾病，描述疾病的三间分布的主要任务是
   A. 因果推断
   B. 验证病因
   C. 发现可疑因素，提出病因的假设
   D. 描述分布特征
   E. 确定病因
6. 下面不属于病例对照研究特点的是
   A. 属于观察性研究
   B. 设立对照组
   C. 可计算发病率
   D. 观察方向是“因”到“果”
   E. 难以验证因果关系
7. 关于队列研究的描述错误的是
   A. 是前瞻性研究
   B. 将特定人群按是否暴露于某因素分组
   C. 可计算发病率或死亡率
   D. 要追溯到过去某时期的暴露史

E. 观察方向是“因”到“果”

8. 某特定时间内受检人群中流行某种疾病的频率是

A. 生存率　　B. 婴儿死亡率
C. 发病率　　D. 治愈率
E. 患病率

9. 概率 $P(A)=0$ 时,表示事件

A. 已经发生　　B. 可能发生
C. 极可能发生　　D. 不可能发生
E. 在一次抽样中不发生

B 型题

A. 直方图　　B. 直条图
C. 普通线图　　D. 构成图
E. 统计地图

10. 描述某地 1990～2000 年间肝炎发病率的变动趋势,宜绘制
11. 比较某地 4 种疾病的患病率,宜绘制
12. 描述某地某年的死因构成,宜绘制
13. 描述某人群 180 名 3 岁女孩的身高频数分布,宜绘制
14. 比较某地 10 年间结核和肝炎两病病死率的变动情况,宜绘制

四、简答题

1. 流行病学的研究方法有哪些?
2. 什么是疾病的三间分布?描述三间分布的作用是什么?
3. 简述判断地方性疾病的依据。
4. 统计表的结构有哪些?其绘制要求是什么?
5. 统计图的基本结构有哪些?常用的统计图有哪些?适用于哪些资料?

五、计算题

某年某社区年均人口数为 10 万,60 岁及以上人口 2.5 万。年内共死亡 180 人,其中 60 岁及以上死亡 90 人;在全部死亡者中,因恶性肿瘤死亡共 110 人,其中肺癌死亡 42 人。年内肺癌患者共 60 人。该社区年内共出生 120 人。试以年为单位完成下列计算。

1. 年总死亡率(‰)
2. 60 岁及以上年死亡率(‰)
3. 肿瘤死亡率(‰)
4. 肺癌死亡率(1/10 万)
5. 肺癌年患病率(1/10 万)
6. 肺癌病死率(%)
7. 肺癌死亡在恶性肿瘤死亡中所占的比例(%)
8. 出生率(‰)
9. 人口自然增长率(‰)

(王　刚)

第6章 家庭与家庭护理

家庭是连接个人和社区的纽带，以家庭为单位的护理是社区护理常用的工作方式。社区护士必须了解有关家庭的基本知识，通过家庭访视发现家庭的健康问题、家庭压力或危机、健康需要，帮助家庭制订完整的护理计划，协助家庭采取适当措施，应对家庭压力和危机，解决家庭的健康问题，促进家庭健康。

案例6-1

刘姓，一家四口，儿子和爷爷住在偏远乡村，爷爷不善言谈。刘某和妻子自五年前儿子读初一时外出经商，但都按时提供给儿子丰厚的生活和学习费用。刘某离家前儿子性格开朗，成绩优秀，近五年来却闷闷不乐，不愿与人交流，学习成绩由班上前5名降到后10名。

问题：1. 刘姓家庭主要缺失的是什么家庭功能？

2. 应该制订怎样的家庭护理计划？

第1节 家庭概述

一、家庭概念

家庭是社会的基本单位，是社会生活的组织形式，社区护士了解家庭的含义，有助于正确分析家庭存在健康问题，收集家庭资料，提供个性化的家庭服务。

（一）家庭定义

传统意义的家庭指在同一处居住，靠血缘、婚姻或收养关系联系在一起，两个或更多的人所组成的社会生活基本单位。现代意义的家庭除强调婚姻关系和法定收养关系外，也承认多个朋友组成的具有家庭功能的家庭。目前比较公认的家庭定义是：家庭是一种重要的关系，是由一个或多个有密切血缘、婚姻、收养或朋友关系的个体组成的社会团体中最小的基本单位，是其成员共同生活和彼此依赖的处所。

（二）家庭类型

根据人口结构、代际层与亲属关系，家庭可以分为4种类型。

1. 核心家庭　又称小家庭，是由父母及其未婚子女（包括养子女）组成的传统家庭形式，也包括一对夫妇组成的家庭。核心家庭是现代社会的基本家庭单位，其特点是规模小、人数少、结构单一、关系简单、容易相处。由于可利用的家庭资源少，遇到危机时，得不到足够的家庭内外支持，容易导致家庭危机或家庭破裂。

2. 主干家庭　又称直系家庭，是由一对已婚子女同其父母、未婚子女或未婚兄弟姐妹构成的家庭。主干家庭是核心家庭的纵向扩大，其特点是多代，关系较核心家庭复杂，往往有一个权力活动中心，还有个次中心。

3. 联合家庭　又称旁系家庭，是核心家庭的横向扩大，是由至少2对或2对以上同代夫妇及其未婚子女组成的家庭，包括父母和几个已婚子女及孙子居住在一起的家庭或2对以上已婚兄弟姐妹组成的家庭。其特点是规模较大、人数众多、结构复杂、关系繁多，难以做出统一的决定。但是当出现家庭危机时有较多的家庭资源可供利用，有利于保持家庭的稳定。

4. 特殊家庭　由于社会的多元化或家庭的变故，出现越来越多的特殊家庭，包括单身家庭、单亲家庭、重组家庭、断代家庭、同居家庭、群居家庭和同性恋家庭等。这类家庭由于其家庭结构的特殊性，有可能发生或诱发各种健康问题，更需要得到来自社区的关注和支持，社区护士对此不可忽视。

考点：家庭的定义与类型

（三）家庭生活周期

家庭生活周期指人们经历的从结婚、生产、养儿育女到老年的整个过程。家庭在一个生活周期中，要经历不同的发展阶段，每个阶段的家庭具有不同的结构和功能、不同的角色和责任及不同的健康需求。

社区护士应根据家庭变化的规律，掌握家庭不同阶段的特点，提供预防性的家庭健康护理，妥善处理不同阶段的家庭健康问题，使家庭顺利度过生活周期各个阶段。家庭生活周期不同阶段的主要发展任务见表6-1。

表6-1　家庭生活周期不同阶段的主要发展任务

发展阶段	发展任务
新婚期：男女结合	建立和谐的婚姻关系，建立新的社会关系，家庭计划生育
扩散期：第1个孩子出生	稳定家庭关系，调解成员冲突，增进父母与婴幼儿发展
抚养期：	
学龄前儿童	抚养孩子，注意儿童身心发育及安全保护，帮助孩子社会化
学龄儿童	促进孩子社会化，帮助子女学会学习和生活，提高学习成绩
青少年	加强与孩子的沟通，孩子的性教育及与异性交往、恋爱
收缩期：有一个孩子离家	放手让孩子成为成年人，婚姻的再调适，帮助年迈的父母
空巢期：孩子全部离家	巩固婚姻关系，维持与父母和孩子的关系，计划退休后的生活
消亡期：退休至死亡	适应退休生活，应对收入减少或配偶死亡，性问题的再适应

二、家庭结构及功能

（一）家庭结构

家庭结构指家庭成员的构成状况以及各成员之间的相互关系，分为外部结构与内部结构。家庭的外部结构主要指家庭人口结构，即家庭的类型；家庭的内部结构表现为家庭关系，包括家庭的权力结构、角色结构、沟通类型和价值观。

1. 权力结构　家庭权力结构指一个家庭成员影响其他成员的能力，即支配权和控制权。

（1）传统权威型：权威由家庭所处的社会文化传统决定。如我国一般认为父亲通常是一家之主，家庭成员认可他的权威。

（2）情况权威型：权威来自于经济能力。负责供养家庭、掌握经济大权的人被认为是这类家庭中的权威人物。

（3）分享权威型：权威来自于家庭成员的权利的平等性。这种家庭的成员权力平等，共同协商决定家庭事务，每个人的能力与兴趣都得到尊重。

（4）情感权威型：权威来自于在家庭感情生活中起决定作用的家庭成员。在家庭情感生活中具有凝聚力的个人往往会成为这类权力中心。

> **护考链接**
>
> 处理家庭内部危机执行的角色是
>
> A. 社会化的帮助者
>
> B. 家庭秩序的管理者
>
> C. 家族关系的维护者
>
> D. 家庭问题的解决者
>
> E. 身心健康的照顾者
>
> **点评**：答案C。家族关系的维护者在保持与家族亲戚的接触与交往、处理家庭危机中起重要作用。

家庭权力结构是社区护士进行家庭评估、制订护理干预措施的重要参考资料。社区护士必须能够确定家庭中的决策者，才能有效地提供建议，实施干预。

2. 角色结构　家庭角色是家庭成员在家庭中的特定身份，代表他（她）在家庭中所应执行的职能，反映出他（她）在家庭中的相对地位及与其他成员之间的相互关系。家庭成员一个人会承担多种角色，在家庭中，成年人的角色（父母、祖父母等）占主导地位，成年人有以下几种家庭角色。

（1）社会化的帮助者：对孩子进行社会教育，帮助家庭成员，特别是孩子顺利完成社会化过程，促进家庭成员，包括孩子的社会、心理能力的发展。

（2）身心健康的照顾者：为了孩子健康成长，帮助其他成年人保持良好的身心状态，在生理和情绪上给予孩子和其他成年人良好的照顾。

（3）生活需求的供给者：为家庭成员提供生活所需的物资或服务，或通过物质交换、为他人提供服务获取家庭成员所需的生活物资，保证家庭成员的衣、食、住、行的需要。

（4）家庭秩序的管理者：为家庭准备和保管生活物质，为家庭成员提供生活、学习、工作方面的服务，并为家庭成员创造舒适和健康的家庭环境。

（5）家族关系的维护者：保持与家族亲戚的接触与交往，满足家庭成员情感和精神需要，在家庭出现危机时，请求家族亲戚的支持和帮助。

（6）性活动的参与者：家庭的发展和夫妻的性需求需要夫妻的共同参与，方能保证家庭生育任务的完成，保持夫妻性生活的和谐与快乐。

（7）家庭问题的解决者：在家庭成员患病或遇到困难时，提供物质、经济或情感支持，帮助家庭成员战胜病魔和解决困难，同时妥善处理家庭内部难题。

（8）娱乐休闲的组织者：为家庭成员提供娱乐、休闲和个性发展的机会及场所，融洽家庭成员感情。

3. 沟通类型　家庭沟通是家庭成员之间相互作用和维持相互关系的方式，是信息交流、情感沟通、行为调控的有效手段。良好的家庭沟通是解决家庭问题的重要环节。社区护士可通过家庭成员间的沟通类型来了解家庭功能的状态。

家庭沟通有3种类型：情感性沟通和机械性沟通；清晰性沟通和模糊性沟通；直接沟通和间接沟通。当家庭成员之间出现沟通障碍时，一般情感性沟通最先受到影响，如果连机械性沟通也出现障碍，家庭将可能陷入困境。家庭成员之间应采取清晰直接的沟通方式，较少采取模糊间接的沟通方式。

4. 价值观　是家庭判断是非的标准，是家庭成员在共同的文化背景下形成的对事物价值所持有的态度或信念。如果家庭有助人为乐的传统美德，父母和孩子都会随时随地帮助他人。价值观规范了家庭成员的行为方式，影响着家庭成员对外界干扰的感受和反应。

家庭成员对疾病的认识、就医行为、遵医行为和健康促进行为受家庭健康观的直接影响。社区护士只有了解每个家庭的价值观，特别是健康观，才能确认健康问题在某个家庭受重视的程度，制订切实可行的护理计划，有效地解决健康问题。

链接　养儿与防老

从前，人们普遍有“养儿防老”的观念。随着社会的养老保险、医疗保险、失业保险和工伤保险等社会保险制度的逐步完善，社会保障功能不断加强，人们不再视子女为“养老”的唯一保障，传统的多子多福观念已经发生变化。因此，个人出于减轻生活负担或提高生活质量的目的，少生或不生都在情理之中。

考点：家庭的结构概念和家庭功能

（二）家庭功能

家庭功能指家庭在人类生活和社会发展方面所能起到的作用。现代家庭的功能归纳起来主要有以下5种。

1. 情感满足功能。
2. 生殖和性功能。
3. 抚养照顾功能。
4. 经济支持功能。
5. 社会教育功能。

三、家庭资源

家庭资源指家庭为维持家庭基本结构的稳定，保障家庭功能的正常发挥，合理应对家庭压力事件，解决家庭危机，满足家庭成员健康和发展所必需的物质与精神上的需要。家庭资源分为家庭内部资源和家庭外部资源。

1. 家庭内部资源

（1）经济支持：家庭为成员衣、食、住、行、育、乐等各方面的需求提供各种金钱、财物的支持。

（2）维护支持：家庭对其成员名誉、地位、权利和健康的维护和支持。

（3）健康支持：家庭为成员提供和安排医疗照顾，提供医疗信息和建议，实施家庭内部的健康教育。

（4）情感支持：家庭对成员的关怀、爱护，满足家人情感需要，帮助家庭成员顺利度过各种压力和危机。

（5）教育支持：家庭成员需要接受各种教育和训练，获得各种信息，以适应社会，真正融入社会。

（6）结构支持：根据家庭成员生活、学习、工作和健康的需要，对家庭住所或设施进行适当的调整。

2. 家庭外部资源

（1）社会资源：亲戚、朋友和社会团体的关怀与支持。

（2）文化资源：文化、教育、传统、习俗等方面的支持。

（3）宗教资源：宗教信仰、宗教团体的支持。

（4）经济资源：来自家庭之外的赠予、给予、借支。

（5）教育资源：教育制度、方式、水平等。

（6）环境资源：居所的环境、社区设施、公共环境等。

（7）医疗资源：医疗保健机构、卫生保健制度及卫生服务的可及性和可用性。

考点：家庭资源的定义与分类

社区护士通过家访等形式与家庭成员交流，了解社区居民家庭资源状况，评估可利用的家庭内、外资源的丰富程度，记入健康档案。当家庭内部资源不足或缺乏时，社区护士应充分发挥其协调者的作用，帮助患者及家庭寻找和利用家庭外部资源。

第2节 家庭与健康

家庭是个人生活的重要场所，家庭影响着家庭成员的健康信念和价值观的形成，影响着家庭成员的健康行为和个人健康。社区护士了解家庭和健康之间的关系，就可以及时、有针对性地指导家庭预防和解决家庭问题。

家庭对健康的影响

家庭是影响个体健康的重要环境，在家庭保健和疾病防治方面起着十分重要的作用。

（一）家庭对个体健康的影响

1. 遗传和先天的影响　某些疾病受家族遗传因素和母体孕期各种因素的影响而产生的，如唐氏综合征又称21-三体综合征。一些发病率比较高的疾病，如高血压、糖尿病、恶性肿瘤等都与遗传因素有一定关系。

2. 生长发育和社会化的影响　家庭是人们生活的最长久、最重要的自然环境和社会环境，个人身心发育的最重要阶段（0～20岁）大多是在家庭内完成的。儿童躯体和行为方面的异常与家庭状况有密切的关系。父母不和、家庭暴力、单亲家庭等家庭状况对儿童的成长和教育极为不利，容易使孩子产生自卑和精神压抑，对环境适应力差，道德水准低，发生精神疾病和偏执人格的危险性大，甚至走上违法犯罪的道路。

3. 疾病发生和传播的影响　家庭成员居住、生活在一起，接触密切，某些疾病在家庭中有很强的传播倾向，如结核病、性病、肝炎、肠道寄生虫和皮肤感染。此外，患精神性疾病的母亲的孩子更可能患上此病。过分拥挤的家庭环境不仅为疾病传播提供了条件，而且家庭成员间的活动和交往无法保持适当的界线和距离，由此引发的心理问题较之疾病的传播更为严重。受家庭的影响而形成的不健康生活方式和生活习惯与许多疾病的发生与发展有关，如癌症、高血压等。

4. 疾病康复的影响　家庭的支持对各种疾病，特别是慢性疾病和残疾的治疗和康复有很大的影响。家庭的支持可以影响患者对医嘱的顺从性。有研究表明，糖尿病控制不良与低家庭凝聚度和高家庭冲突度有关；家长的漠不关心最严重者可导致糖尿病失控和儿童抑郁症。

5. 家庭生活事件的影响　家庭生活事件是最常见的社会心理因素，对人的健康有着很大的影响。1973年，霍尔姆斯（Holmes）研究发现，生活变化与健康变化有关，一年内生活变化单位超过了200单位，发生身心疾病的概率较高，如果超过300单位，来年生病的可能性可达70%。在所有的生活事件中，配偶死亡对人的身心健康影响最大，尤其是老年人。

（二）健康家庭的特征

1. 交流气氛良好　健康家庭中的成员之间能进行有效的沟通和交流，能相互关心，及时化解矛盾和冲突，共同分享成功与快乐，家庭成员和睦相处。

2. 成员发展合理　家庭给各成员足够的自我发展空间和情感支持，成员有健康、快乐成长的机会，能够随家庭的改变而及时调整自身的角色定位和个人的职责与功能。

3. 矛盾解决有效　当家庭出现矛盾时，能有效地利用家庭的各种资源，寻求合理解决矛盾的方法，用积极的心态及时解决存在的或可能出现的问题，从而保持家庭结构和功能的完整和稳定。

4. 居住环境舒适　健康家庭能够为其成员提供安全、卫生和舒适的生活环境，家庭成员能够充分认识到家庭的安全、宽敞、明亮、运动、闲暇等的重要性，能够自觉地维护和改善共同的居住环境。

5. 生活方式健康　家庭有合理的生活制度和管理方式，能够促使家庭成员自觉采取健康的生活方式和行为习惯，饮食、休闲、娱乐科学、合理。

考点: 健康家庭的特征

6. 社会联系紧密　家庭成员性格开朗、活泼，与社会保持密切的联系，能有规律地参加各种社会活动，充分运用社会网络和社区资源满足家庭成员的不同需要。

链接

不良家庭情绪产生的原因

家庭情绪不良不利于成员的发展和健康，家庭功能也无法正常运转。不良家庭情绪产生的原因主要有5个方面。

1. 主要家庭成员(尤其是夫妻)之间关系不和或紧张。
2. 主要家庭成员有严重的心理障碍，或个性乖戾、暴躁。
3. 家庭缺乏民主，家长专横、武断。
4. 多数或主要家庭成员性格内向、刻板、单调。
5. 家中有长期卧床、生活不能自理的患者，或有重病、难治之症的患者等。

(三) 家庭危机与应对

家庭在其发展过程中必将受到各种压力事件的冲击，造成家庭短暂失衡，甚至进入彻底失衡状态，出现家庭危机，对家庭及其成员产生不利的影响，这就需要充分利用家庭资源，有效地应对家庭危机。

1. 家庭危机的概念　家庭对压力事件的认识以及家庭资源的多寡，决定了家庭对压力的调适能力。当家庭资源不足或缺乏，或者不能有效地利用家庭资源时，家庭就不能有效地应对压力事件，最终导致家庭失衡，称为家庭危机。常见的家庭危机有4类。

(1) 意外事件性危机：这类危机是由家庭外部的作用引起的，一般难以预料，是各类危机中不常发生又比较单纯的一种，如严重车祸、意外死亡、火灾、住所被毁等。

(2) 家庭发展性危机：这类危机是由家庭生活周期各阶段特有的变化所引起的，具有可预见的特点。一类是无法避免的，如结婚、生育、学习、就业、退休和丧偶等；另一类是可预防的，如青少年子女的性行为、中年离婚等。

(3) 照顾相关性危机：这类危机指由于家庭长期依赖外部力量，如依赖福利机构救济或有慢性病患者需要长期照顾等原因导致的危机。一旦家庭想要摆脱这些依赖，或家庭希望一次性治好患者，或外部力量发生改变，而家庭并没有做好准备时，常会发生危机。

(4) 家庭结构性危机：这类危机源于家庭内在结构的改变或调整，造成家庭矛盾的出现与恶化。由于起因在内部，故有反复发作的特点。常见于暴力家庭、酗酒家庭以及反复用离婚、自杀、离家出走等手段来应付普通压力的家庭。

2. 家庭危机的应对

(1) 帮助家庭正确认知危机：如果家庭对于危机事件仍在否认的阶段，就要设法协助其接受已发生的事实，让家庭及其成员正视危机，了解危机的危害和对策。

(2) 评估危机所产生的压力：当危机事件发生时，每个成员对于压力反应不一，所造成的影响也不同，因此，要了解家庭成员对于危机事件所产生的生理及心理反应，以评估个别成员所承受的压力程度。

(3) 了解家庭应对危机的常用策略：家庭对于任何事件都有习惯回应的方式，但是有些回应的方式并不理想，最常见的方式为互相指责等。对于家庭常用的回应压力方式的了解，有助于家庭发展好的管理策略，打破家庭以往不合适的处理模式，以便掌握和运用有效的模式。

(4) 提升家庭的凝聚力：危机可能是转机，面对重大危机事件，积极、正面的影响可使家庭成员更有向心力、凝聚力。因此，让家庭成员感受到家庭的重要性，有利于提升家庭的凝聚力。家庭的凝聚力可使家庭在面对危机事件时不被社会孤立，能向外寻求有用的资源应对危机。

(5) 提升家庭复原力：每个家庭在面临危机时，即使产生压力，都仍有复原的可能。复原力指家庭具有的应对危机、解除压力的能力。因此，寻找家庭所具有的应对危机、解除压力的能力，以及协助家庭提升复原力，是应对危机的重要一环。

考点： 家庭危机的定义与种类

第 3 节 家庭访视

家庭访视是社区护士到社区居民的家中进行的有目的的交往活动，是社区护理的主要服务形式和主要手段。社区护士通过家庭访视，可以了解家庭环境、家庭结构、家庭功能以及家庭成员的健康状况，发现家庭健康问题，充分利用家庭内外资源，实施护理活动。

案例6－2

刘某，产后7天，足月顺产，新生儿体重2600g，体温正常；李某，女性，63岁，单身，患糖尿病9年，合并视神经损害，双目失明5年，由当地政府支付医疗费；王某，男性，68岁，患高血压10年，合并脑卒中，右侧肢体瘫痪1年，家有儿子、媳妇和孙子，医疗费用自付。

问题： 如何确定访视的优先顺序？

一、家庭访视概念

1. 家庭访视定义　指为维护和促进个体、家庭、社区的健康，在家庭环境里对服务对象提供的护理服务活动。

2. 家庭访视目的

(1) 建立有效的健康支持系统。

(2) 及时发现家庭的健康问题。

(3) 提供有针对性的护理服务。

(4) 促进家庭功能的正常运转。

(5) 建立访视双方的信赖关系。

3. 家庭访视对象　为存在健康问题或潜在健康问题的个人及其家庭成员。

4. 家庭访视类型

(1) 评估性家访：常用于存在健康问题的家庭、功能不完善的家庭以及有婴幼儿、老年人的家庭的家庭环境的考察。评估内容可以是一次性完成的，也可以是阶段性的。一般针对家庭的第一次家访都包含评估性家访内容。

（2）连续照顾性家访：是一种服务性的家访，一般是有计划、定期进行的，是为居家患者提供护理服务的家访。主要用于患有慢性病或需要康复护理的患者和临终患者的护理。

（3）急诊性家访：以处理临时和紧急情况为目的，是一种即时性的家访，随机性大，适应的范围广泛，内容多样。

考点：家庭访视的定义与类型

（4）预防保健性家访：主要用于妇幼保健与儿童计划免疫，目的是预防保健和健康促进，如产后的新生儿访视等。

二、家庭访视的原则与程序

（一）家庭访视原则

1. 计划性原则　在实施访视前，应制订合理的家庭访视计划，社区护士要按计划对被访视的家庭进行访视。

2. 保密性原则　保守被访视家庭的秘密，确保被访视家庭的秘密不会因为家庭访视而对外泄露，这是社区护士职业道德的基本要求。

3. 规范服务原则　社区护士要按工作职责和要求提供规范性服务，严格履行服务职责，职责以外的内容不应提供给服务对象，特别不能做有损服务对象权益的事情，如向患者推销药品、用品、器具等以谋取个人利益。

4. 安全性原则　社区护士在家访时必须注意安全问题，不但要有自我保护意识，注意自己的安全，同时也要具有熟练的专业技能，保证护理对象的安全。

5. 资源共享原则　家庭访视时要充分利用现有的家庭和社区的各种资源。社区护理与医院护理的区别之一是可利用的资源不同，资源供应渠道、供应条件、供应机会等都有所区别，社区护士要学会利用家庭和社区资源为社区服务，为家庭服务。

6. 共同参与原则　社区护士应与家庭共同制订护理计划并付诸实施。社区护理对象的共同参与对落实护理措施极为重要，社区护士要注意调动家庭及其成员的积极性。

7. 获得信任原则　社区护士应要运用各种沟通技巧与访视对象保持顺畅的信息交流，获得护理对象的充分信任。

（二）家庭访视程序

1. 访视前的准备

（1）选择好访视对象：当社区护士负责访视家庭的数量较多时，应在有限的时间、人力、物力的情况下，有计划、有重点、有目的地安排家庭访视的优先顺序。排列优先顺序时应以群体为先，个体为后；以传染性疾病为先，非传染性疾病为后；以急性病为先，慢性病为后；生活贫困、教育程度低者为先，有时间限制者为先。上述顺序也可根据不同情况作出具体调整。

（2）确定访视目的和目标：在初次访视之前，要对所访视家庭的环境有一定的了解，熟悉访视家庭的情况，明确访视的目的，制订初步的访视计划。对家庭做连续性健康护理时，在每次访视前要根据前次家庭资料、病人住院资料和家庭护理记录等，制订明确具体的访视目标，并依据目标评价结果，适时调整护理计划。

（3）准备访视用品：社区护士负责保管访视包，并在访视前对物品进行准备和核对。一般需要的物品有体温计、血压计、听诊器、手电筒、量尺、剪刀、止血钳、乙醇溶液、棉球、纱布、消毒手套、注射器、针头、常用药物、塑料围裙、口罩、工作衣、地图、家庭护理手册等。

(4) 联络被访家庭:具体访视时间原则上要与访视家庭预约,一般是通过电话预约。如果因为预约使家庭有所准备而掩盖了想要了解的真实情况时,可以安排临时性突击访视。

(5) 安排访视路线:社区护士应根据具体情况安排一天的家庭访视路线,确认地址,并准备简单的地图。在访视机构留下访问目的、出发时间及预定返回的时间、被访家庭的地址、路线及联络方式,以便在特殊情况下,访视机构能尽早与访视护士取得联系。

2. 实际访视　访视分为初次访视和连续性访视。初次访视的主要目的是建立关系,获取基本资料,确定主要健康问题。连续性访视是社区护士对上次访视计划进行评价和修订后,制订下次的访视计划并按新计划进行护理和指导。访视时应注意以下几点。

(1) 建立友好关系:与访视对象建立信任、友好、合作的关系。初次访视时,社区护士要向访视对象介绍所属单位名称和本人姓名,向访视对象确认住址和姓名,通过简短的社交过程使访视对象放松,在对象愿意接受访视的情况下提供服务和收集资料,还可以向访视对象介绍其权利,必要时可签订家庭访视协议。

(2) 按照护理程序进行访视:先进行家庭成员个别评估和家庭评估,然后制订护理计划,实施护理干预,如健康评估、健康教育、护理操作等,并确认有无遗漏的健康问题。操作应避免污染,合理应用箱内的物品,也可借助家庭的某些物品,配合操作顺利进行。同时要注意排除其他干扰(如电视等),及时回答访视对象的提问,必要时向其介绍转诊机构。

(3) 简要记录访视内容:在访视时,要对主、客观资料及护理援助和指导的主要内容进行记录。记录时注意只记录重点内容,不要为了记录而忽略与访视对象的交谈。

(4) 结束访视:与访视对象一起回顾小结访视情况,共同商讨是否需要进行下次访视。如果需要再次访视,则与访视对象商定下次访视前患者和家属应做哪些准备,预约下次访视时间和内容。告知访视对象若情况有变化应及时联系社区护士,并留下访视者的有关信息,如联系电话等。

3. 访视后的工作

(1) 根据家访中收集的有关信息,整理好家访资料。如有新问题,护士可以更改护理计划,或与其他相关的人员交流服务对象的情况,如进行个案讨论。

(2) 做好必要的处理,整理补充物品和其他用品。如果现有的资源不能满足服务对象的需求,而问题又不在社区护士的职责和能力范围,则为服务对象做转诊安排。

(3) 访视后应进行总体评价,如达标程度、护理对象的反应、护理效果等。评价结果可作为案例讨论和改进家访计划的参考依据。访视记录中的内容可作为科研和教学的资料。

4. 写出家庭访视报告　每一次家访结束都应该整理一份家访记录,待围绕一个主题的几次家访全部完成后,综合几次家访的结果,写一份完整的家庭访视报告。在报告中,不仅要展示比较完整的资料,而且要进行评价和分析,分析治疗护理的效果和预后,分析家庭关系,提出解决问题的策略和方法,总结护理服务的成败与经验。

考点: 家庭访视的程序

三、家庭访视的交流技巧

家庭访视要取得满意的效果,关键在于能否与访视对象建立良好的人际关系。社区护士要与访视对象建立良好的人际关系,必须掌握以下家庭访视的交流技巧。

1. 良好的形象　社区护士在家庭访视时,其仪容、仪表、言谈、举止乃至片刻的沉默,都必须注意技巧,以体现自身良好的职业形象。在交流时要尽快缩短彼此之间的心理距离,增加相互之间的亲近感，为以后的工作打开良好的局面。

2. 诚信的态度　社区护士在访视交流中应富于亲切感和同情心，关心体谅访视对象，充分表现个人高度的责任感和积极性。对访视对象偶然出现的冒犯、敌意、不信任的语言要以包容的心态给予宽容和谅解。

3. 得体的方式　社区护士要善于综合运用语言和非语言交流技巧。将高雅得体的谈吐、亲切和蔼的态度、庄重稳健的举止相结合，让护理对象感觉到社区护士的可亲、可敬。要善于倾听访视对象的诉说，在倾听过程中，要全神贯注，保持目光友善的接触，距离恰当，姿势得体，适时反馈。

4. 易懂的语言　了解访视对象的文化程度、社会地位、职业、思想、心情、性格、处境等基本情况，选择访视对象易于接受的语言形式和内容进行有效沟通。

5. 主导的地位　社区护士在为社区人群进行医疗保健服务的交往活动中应处于主导地位，起主导者的作用。在家庭访视的交流过程中，尽可能运用指导性比较强的语言或非语言方式，向访视对象提供有关医疗保健服务。

6. 渐进的策略　访视交流要严谨有序，从一般到特殊，不能触景生情，想到什么就问什么，而应有一定的策略，先问普通问题，后问特殊问题；先问公众化问题，后问内心世界、私人问题。

7. 巧妙的提问　对于敏感的问题，除了时间安排晚一些外，还可以把这些问题融进一系列常规的和无情感色彩的问题中。如涉及个人隐私、社会道德和家庭关系时，对方必定会警觉起来，考虑两全的回答或避开实质问题，用常规问题或中性问题来掩盖这样的提问往往行之有效。

8. 宣泄的宽容　有时在交流过程中，访视对象会突然出现激动状况，表现为流泪、号啕大哭，或者暴跳如雷。此时访视护士不要强令对方控制自己的情绪，不要转移话题，而应保持沉默，给予宽容，并用非语言行为向访视对象表示理解、同情和关心，允许对方将痛苦的情感宣泄出来。

9. 心理的支持　家庭访视对象往往会给家属带来紧张、压抑、焦虑等心理问题，因此，社区护士应给予其家庭成员真诚的理解与同情，做好家属的心理疏导、鼓励和安慰工作，帮助他们减轻心理压力。

四、家庭访视的安全管理

尽管在家庭访视过程中影响护士安全的案例并不多见，但不安全的因素始终存在。因此，社区护士在家庭访视的整个过程中必须注意安全问题。

（一）访前安全准备

1. 家访前应与社区卫生服务机构其他人员一起做好行程计划，包括家访的时间和走访家庭的家长姓名、家庭地址、联系电话及家访使用的交通工具等。

2. 按单位规定着装，穿舒适的鞋子，不佩戴贵重首饰。随身携带身份证、工作证、零钱，以备急用。保持通讯畅通。

3. 去偏僻的地方家访或访视对象是单独异性时，最好有人陪同。

（二）访中安全措施

1. 社区卫生服务机构应建立安全机制，访视护士应按照有关规定开展工作。服务机构应公开访视护士家访的行程计划，访视护士要改变家访行程计划时应征得所在机构的同意。

2. 仔细观察访视的周围环境，如遇到有敌意、发怒、情绪异常的访视对象时，社区护士在提供急需的护理后可立刻离开现场；在发现不正常聚会等危险情况时，应该迅速离开；有打架、酗酒、吸毒等不安全因素时，可以立即离开。

3. 遇到家庭成员意外或受伤，在急需护理时必须立即给予妥善处理，同时报警或通知急救中心。

4. 家庭访视包应放在护士的视野范围内，不用时及时盖上，放置远离小孩或宠物的地方。

5. 尽可能要求访视对象的家属在访视现场，注意与家庭成员保持适当的距离，以免造成误会或纠纷。

6. 注意路上交通安全，严格遵守交通规则，随时搞好自我安全保护工作。

7. 做好相关记录和文件签署，掌握职业范围，避免医疗纠纷，慎重对待无把握或没有定论的信息。

第4节 家庭护理

一、家庭护理概念

(一) 家庭护理定义

家庭护理是社区护士以患者、亚健康人和健康人为中心，以家庭为单位，以护理程序为框架，在护理对象家中实施身心整体护理的过程。

(二) 家庭护理目的

(1) 提高成员的健康意识，发现家庭健康问题。

(2) 提供有效的护理服务，满足家庭健康需求。

(3) 运用家庭的健康资源，提高家庭健康水平。

(三) 家庭护理内容

考点：家庭基础护理中"六洁、五防、三无、一管理"代表的具体内容

1. 基础护理　根据病情需要测量并准确记录体温、脉搏、呼吸和血压，保持各种管道通畅，当日对护理情况进行小结，及时掌握患者的疾病诊断、病情变化、化验结果、饮食状况、治疗和护理措施。家庭基础护理要求做到"六洁"（口腔、脸及头发、手足、皮肤、会阴、床单清洁）、"五防"（防压疮、防直立性低血压、防泌尿系统感染、防呼吸系统感染、防交叉感染）、"三无"（无粪石、无坠床、无烫伤）和"一管理"（膳食管理）。必要时家中要备有急救药品、器材，所用物品要定时更换与消毒，严格无菌操作。家庭基础护理笔录备查见表6-2。

表6-2 家庭基础护理表

基础护理：
护理等级：1级家庭护理　2级家庭护理　3级家庭护理
护理方式：社区卫生服务中心（站）
家庭访视（定期随访）
家庭护理（一次以上的连续性护理）

续表

环境要求:温度　湿度　噪声　光照
饮食要求:
基本饮食:普食　软食　流食(全流、半流)　少食多餐　禁食　天
营养膳食:平衡膳食　无糖　低脂　低盐　低蛋白　高蛋白　高糖　素食
食欲情况:正常　增加　亢进　下降　厌食
咀嚼困难:无　有　持续时间　原因
吞咽困难:无　有　固体　液体　持续时间　原因
睡眠或休息型态:
方式:
时间安排:
安全保障:
个人卫生("六洁"):口腔　脸及头发　手足　皮肤　会阴　床单
体位安排:卧位　半卧位　侧卧位　引流位
运动方式安排:床上　室内　户外
运动时间:
运动前脉搏:　　　次/分　　运动后脉搏:　　　次/分
对家属及看护人员的要求:

2. 专科护理

(1) 呼吸系统护理:包括呼吸训练、节省体能训练、吸入式给药、有效排痰等。

(2) 心脑血管疾病护理:包括运动疗法、饮食控制、身心放松、植入心脏起搏器的自我护理。

(3) 糖尿病护理:包括饮食控制、运动疗法、胰岛素注射、血糖和尿糖监测以及皮肤护理、足部护理。

(4) 神经系统疾病护理:包括步行锻炼、语言训练、运动功能康复、脑卒中患者的康复和社会转归等。

(5) 泌尿系统护理:包括腹膜透析、血液透析、动静脉分流导管以及留置导尿管护理。

(6) 肿瘤专科护理:包括更换气管套管、胃造瘘喂饲及胃造瘘管的护理、乳房切除术后手臂综合训练、人造口袋的更换。

(7) 骨折护理:包括夹板固定、石膏固定以及各种牵引。

(8) 妇产科护理:包括会阴擦洗、会阴坐浴、阴道上药、产褥期乳房护理等。

(9) 儿科护理:包括臀红的护理、拍背等。

(10) 家庭日常消毒、隔离措施:煮沸消毒、日照消毒、化学消毒、隔离等。

3. 健康教育与指导　教育患者及家属提高对健康的认知,使家庭成员能承担照顾患者的责任;指导患者学会自我护理,帮助家属掌握一般护理技术,熟悉一般卫生与膳食知识。

4. 协调与咨询服务　协调、沟通各种家庭资源,提供患者的有关资料,提供医疗、咨询(含心理咨询)服务,帮助患者尽可能居家康复。

二、家庭护理过程

家庭护理工作具有连续性和整体性的特点,要求有一套科学的工作方法或工作程序,即家庭护理过程。家庭护理过程包括家庭评估、家庭护理诊断、家庭护理计划、家庭护理实施和评价5个步骤。

(一) 家庭评估

家庭评估是护理程序的第一步,是收集、分析和整理资料的过程,其目的是了解家庭的结构和功能状况,分析家庭与个人健康之间的相互作用,为下一步护理诊断提供可靠依据。

1. 评估资料收集的方法　社区护士应根据护理对象的具体情况,采取不同的方法收集资料。评估资料收集的方法有直接访谈、间接访谈和利用现有资料等。直接访谈指对需要护理的家庭通过家访、直接观察、电话采访等方法直接收集资料;间接访谈则是通过邻居、亲戚、朋友、社区负责人等获得需要护理的家庭的资料;评估资料主要来自于服务对象,此外还有服务对象的亲戚、朋友、同事以及其他医护人员和服务对象的病历、各种检验与检查报告等。

2. 家庭评估的主要内容

(1) 个体健康需求评估:主要收集与个人健康和疾病相关的生理、心理、社会、文化等方面的内容,包括生理健康状况、生长发育情况、生活方式和健康行为、环境、心理和精神状态以及有关特殊健康问题。

(2) 家庭基本资料评估

1) 家庭成员评估:可使用列表形式填写,内容包括姓名、性别、年龄、职业、文化程度、婚姻状况、生活习惯、主要健康问题或潜在健康问题等的评估。

2) 家庭经济状况评估:包括家庭主要经济来源、年总收入、年总支出、年累计数额、消费观点等的评估。

3) 家庭生活史评估:包括主要家庭生活事件、家庭生活周期、家庭健康问题、家庭成员的健康问题等的评估。

4) 家庭的健康信念和行为评估:包括生活方式、健康维护和健康促进、疾病预防、自我保健能力、对健康的关心程度、医疗保健服务认知等的评估。

5) 家庭凝聚力评估:包括家庭成员之间有无相互支持、鼓励,是否能自由地真诚交流;家庭成员相互间情绪变化是否能及时获知,遇到困难时能否团结一致共同应对;对孩子的培养教育,父母的观点是否一致;家庭管理是否充分满足身体、精神的需要;能否尊重个性发展,家庭成员能否自信地与他人交往,积极参与社会公益活动;对他人援助的经历和能力等的评估。

6) 家庭结构评估:包括家庭类型、家庭角色、家庭权力中心、家庭的感情氛围、沟通方式、家庭健康价值观等的评估。

7) 家庭功能评估:包括经济功能、情感支持功能、保健功能等的评估。

8) 家庭发展阶段健康问题评估:了解家庭生活周期,可帮助社区护士鉴别家庭正常和异常的发展状态,预测和识别家庭在不同阶段可能或已经出现的健康问题,尤其是帮助家庭顺利度过生活周期的转折阶段。

9) 家庭资源评估:包括家庭内资源,如必要的经济支持、精神支持、疾病照顾能力等和家庭外资源,如社会资源、文化资源、教育资源、经济资源等的评估。

10) 家庭环境评估:包括住所种类、结构、楼层等;家庭内部环境,如活动空间、通风、采光、照明、安全、洗浴条件和有无危险障碍等;家庭周围环境,如噪声、文化设施、医疗设施与社区关系4个方面的评估。

(二) 家庭护理诊断

家庭护理诊断是针对个人、家庭或社区对现存的或潜在的健康问题以及生命过程问题的反应所下的临床判断。它是在评估的基础上对所收集的资料进行综合分析，从而确定服务对象存在的健康问题并进行护理诊断的过程。家庭护理诊断可运用 NANDA 诊断系统或 OMAHA 系统。

（三）家庭护理计划

家庭护理计划制订的关键是家庭护理目标的确定。目标的陈述要简单明了、切实可行，服务对象乐意接受，并可被观察和测量，利于增进服务对象及其家属的信心。同时，鼓励服务对象共同参与目标的制订，调动其积极性。

家庭护理计划要依据相互性原则、独特性原则、设立的目标符合实际原则、结合家庭价值观和卫生保健信念原则以及与其他卫生保健人员合作的原则制订。

社区护士应根据个体或家庭、社区的评估资料，作出有关的家庭护理诊断，并按上述原则制订书面的家庭护理计划。护理计划记录见表 6-3。

表 6-3　护理计划记录表

姓名：　　　　　　住址：

开始日期	护理诊断	护理目标	护理措施/家庭活动	效果评价	停止日期	签名

（四）家庭护理实施

家庭护理实施是将家庭护理计划付诸行动的阶段，以家庭实施为主，包括以下几点。

（1）帮助家庭应对疾病和各种压力的措施。

（2）教育和指导家庭应对发展中危机的措施。

（3）促进家庭有效地利用资源的措施。

（4）帮助家庭保持有利于健康的环境的措施。

（5）针对护理对象的病情提供医疗与护理的措施。

（五）家庭护理评价

1. 评价方法　家庭护理评价应贯穿在整个家庭护理中，分为过程评价和结果评价。

（1）过程评价：又称形成性评价，指发生在护士与家庭交往过程中的评价。护士根据阶段评价的结果，对护理诊断、护理计划和评价标准进行修改和补充。

（2）结果评价：又称终末性评价，指发生在家庭与护士的关系终末阶段的评价，是评价家庭在接受护理干预后是否达到了预期的效果，根据终末性评价的结果决定是否结束家庭护理。

2. 评价的内容　在家庭护理评估阶段，评价所收集的资料是否可靠，是否全面、完整，是否有利于确定家庭主要的健康问题；在家庭护理诊断阶段，评价护理诊断是否是围绕家庭健康的主要问题提出，家庭成员对护理诊断的反应如何；在家庭护理计划阶段，评价家庭护理计划的制订是否充分考虑到家庭的资源优势，家庭成员是否都赞成所制订的护理计划；在实施家庭护理过程中，运用评价标准评价家庭护理的结果；另外，还应评价家庭护理计划执行是否顺利,是否存在阻碍家庭护理计划实施的因素。如果家庭护理计划执行不顺利,护士应和家庭一起讨论确定影响计划执行的障碍,并采取措施消除障碍。

3. 评价的结果 护理评价是将服务对象护理后的结果与原定护理计划中的目标相对比的过程。评价有3个可能的结果。

(1) 问题得到解决:家庭的护理需求部分或全部得到满足,不再需要护理干预。

(2) 需要继续执行:如果通过评价发现所制订的计划实施是有效的,但问题没有得到应有的解决,则需要继续执行。

(3) 需要修改计划:为了使家庭护理计划真正符合家庭所需,应根据评价的结果对护理计划进行修改,直到问题最终得到解决。

三、社区护士在家庭护理中的作用

1. 直接提供医疗和护理服务 社区护士向家庭提供护理知识和护理技术,如康复功能锻炼、伤口敷料更换,指导患者和家属学会基本的护理操作,结合家庭提供相应的保健指导等。

2. 协助家庭提高适应能力 根据家庭不同的发展阶段和发展任务,协助家庭成员及时发现现存的和潜在的健康问题,帮助家庭成员有效利用家庭资源,预防和解决家庭问题,满足家庭的健康需求,使家庭成员具有健康的心理和良好的社会适应能力,获得最佳的健康状态。

3. 协助家庭成员建立有利于健康的生活方式和环境支持 通过了解家庭成员的健康理念和健康行为,了解家庭现有的环境和经济条件,与家庭成员交换意见,提供所需的健康保健知识,改善和建立有利于健康的生活环境和生活方式。

4. 协助家庭运用家庭资源 帮助家庭认识、利用社区和家庭的各种资源,如家庭本身的有利条件、支持性团体、社会福利机构等,发挥家庭成员的健康潜能,解决家庭问题,维护和提高家庭的健康水平。

小 结

家庭是社会的细胞,其类型有核心家庭、主干家庭、联合家庭和其他类型家庭。家庭有满足家庭成员情感需要、生殖功能和性需要、抚养、赡养和健康照顾、经济、社会化等功能。由于家庭与个人健康存在密切的关系,所以家庭是社区护士最需要考虑和关注的服务单位。开展家庭护理是为了促进家庭及其成员达到最高水平的健康。家庭护理是以家庭为服务对象,以家庭护理理论为指导,以护理程序为工作方法,以家庭访视为工作手段,护士和家庭共同参与的护理活动。家庭访视是开展社区护理的重要手段,社区护士通过家访发现家庭健康问题,制订护理计划,实施护理活动,解决家庭及成员健康问题,维护和促进家庭健康。

自 测 题

一、名词解释

1. 家庭　2. 家庭护理　3. 家庭访视

二、填空题

1. 成年人有________、________、________、________、________、________、________和________8种家庭角色。

2. 家庭内部资源有________、________、________、________、________和________。

三、选择题

A 型题

1. 由一对夫妻和一个未婚儿子组成的家庭属于

A. 主干家庭　B. 核心家庭

C. 联合家庭　　D. 扩大家庭
E. 传统家庭

2. 某家庭，父母常年在外经商，每个月都给在家上中学的孩子寄来一大笔生活费用，但孩子却经常郁郁寡欢。从家庭功能的角度考虑，这个家庭首先主要缺失的功能是
A. 经济支撑功能　　B. 生殖和性功能
C. 彼此照顾功能　　D. 情感交流功能
E. 休息和娱乐功能

3. 社区卫生服务站对社区内刚分娩后的妇女最好的照顾方式是
A. 电话指导　　B. 家庭访视
C. 在服务站对其家庭成员进行产后照顾指导
D. 发放健康指导手册
E. 定期为产妇体检

4. 家庭访视时首先要做的准备工作是
A. 明确访视目的
B. 确定访视对象的优先次序
C. 准备家庭访视的用物
D. 安排路线　　E. 制订访视计划

5. 家庭访视的种类不包括
A. 评估性家访　　B. 预防性家访
C. 连续照顾性家访　　D. 治疗性家访
E. 急诊性家访

6. 家庭访视的对象是
A. 有健康问题的个人
B. 有潜在健康问题的个人
C. 有健康问题的家庭
D. 有潜在健康问题的家庭
E. 存在健康问题或潜在健康问题的个人及其家庭成员

7. 对社区护士在家庭护理中的作用表述不确切的一项是
A. 协助家庭提高适应能力
B. 直接提供医疗和护理服务
C. 协助家庭成员建立有利于健康的生活方式和环境支持
D. 协调家庭成员处理好具体事务
E. 协助家庭运用家庭资源

8. 下列访视对象应安排在首位的是
A. 老年糖尿病患者　　B. 新生儿
C. 传染病患者　　D. 独居老人
E. 未参加社区预防接种者

9. 家庭访视中错误的做法是
A. 为围绕访视目的进行家访，访视前应准备好要观察的项目
B. 访视前进行电话联络，并与被访视者预约访视时间
C. 由于被访视者不让进入家中，站在门口交谈也能收集到需要的资料
D. 如果被采访者不愿意接受访视，可以测量血压和脉搏为由与被访视者建立信赖关系
E. 因事不能按时访视，提前通知被访视者

10. 以下家庭类型中错误的说法是
A. 由父母、已婚子女和第3代人构成的家庭是主干家庭
B. 父母及其未婚子女组成的家庭是联合家庭
C. 继父母家庭属于婚姻家庭
D. 夫妻分居家庭是婚姻家庭
E. 我国同居家庭有逐步增加的趋势

11. 把家庭作为社区护理基本单位的主要原因是
A. 每个家庭成员是独立的个体
B. 每个家庭成员的健康问题具有个别性
C. 容易制订社区护理目标
D. 家庭是提高社区健康水平的基础
E. 容易开展社区护理工作

12. 个体健康需求评估主要收集与个人健康和疾病相关的生理、心理、社会、文化等方面的内容，不包括
A. 生理健康状况　　B. 生长发育情况
C. 家庭特殊的人际关系
D. 生活方式和健康行为
E. 环境、心理和精神状态

13. 在家庭护理中错误的做法是
A. 从家庭的患者可获得家庭健康的相关资料
B. 对健康问题相同的家庭可以考虑以相同的模式进行护理
C. 护士用专业知识，站在对方的立场明确家庭存在的问题
D. 家庭是收集资料中非常重要的提供者
E. 有的邻居也可能提供家庭健康的有关资料

14. 社区护士制订家庭护理计划中错误的做法是
A. 有家庭的参与
B. 计划与家庭成员的价值观冲突时，以护士的专业意见为准
C. 设立切合实际的目标

D. 与其他医务工作者合作，有效利用资源
E. 有相同健康问题的家庭实施护理援助的方法不尽相同

15. 家庭护理计划应该由
A. 社区护士和家庭共同制订
B. 按家庭决策者的意见制订
C. 由社区护士制订
D. 由全科医生制订
E. 由家庭和社区义务服务者共同制订

四、简答题

1. 简述家庭的类型。
2. 家庭有哪些基本功能？
3. 简述家庭访视的原则和程序。
4. 如何确定家庭访视的优先优次？
5. 简述家庭护理的过程。

（宾映初）

第7章 社区重点人群的保健与护理

在社区人群中，儿童、老人、妇女等群体由于其特殊的身心，往往较其他人群更易出现各种健康问题，比如儿童易患传染性疾病，老人易得各种退行性疾病。作为社区护士，需要运用相关的理论技术对这部分人群进行保健与护理，以最大限度地促进其健康水平。

第1节 社区儿童保健与护理

案例7-1

李女士4天前在区妇幼保健院顺利产下一女婴，出生时母婴健康，昨天下午出院回家。社区护士已与家属联系好，决定今天上午对新生儿进行家庭访视。

问题：1. 此次家庭访视的主要工作任务有哪些？

2. 如何指导李女士及其家人做好新生儿的护理？

一、新生儿期保健与护理

自胎儿娩出后脐带结扎起至出生后28天末，称为新生儿期。

(一) 新生儿特点

1. 生理特点　新生儿体温调节中枢发育不成熟，皮下脂肪薄，容易散热导致低体温；呼吸以腹式呼吸为主，呼吸中枢发育不成熟，呼吸表浅、不规则；胃呈水平位，贲门括约肌发育差，幽门括约肌发育较好，易发生溢乳；皮质下中枢兴奋性高，多呈现不自主、不协调运动，肌张力高；特异性及非特异性免疫系统均未发育成熟，容易感染疾病。

2. 心理社会发展特点　新生儿具有多种感觉。刚出生时视力不敏锐，在15～20cm范围内视觉最清晰，在清醒和安静状态下可短暂注视和追随近处缓慢移动的物体。出生时鼓室无空气，听力差，出生3～7天后听力已相当好。味觉和嗅觉出生时已基本发育成熟，对不同味道如甜、酸、苦等可产生不同的反应，闻到乳香会寻找乳头。新生儿触觉灵敏，尤以眼、口周、手掌、足底等部位最为敏感，触之即有瞬目、张口、缩回手足等反应；出生时已有痛觉，但较迟钝；温度觉很灵敏，尤其是对冷的反应强烈，遇冷则啼哭。由于新生儿大脑皮质发育不成熟，神经纤维尚未髓鞘化，故运动多表现为无意识和不协调，与外界进行交流的语言形式是啼哭。

考点：新生儿特点

(二) 新生儿保健与护理

1. 日常保健

(1) 保暖：新生儿居室温度在22～24℃，湿度在55%～65%为宜。家庭中可利用空调、电暖器、火炉等调节室温，也可使用热水袋、母亲怀抱等方式保暖，以婴儿手足温和为宜。冬天换尿布、更衣时，可先将尿布、衣服预热后使用。

（2）喂养：提倡母乳喂养、及早开奶。新生儿断脐后即可吸吮双侧乳头，采取按新生儿需要不定时、不定量、随时哺乳的方法，每天至少喂8～10次，每次15～20分钟，并确保婴儿正确地含接乳房，进行有效的吸吮。为保证乳汁分泌，每次哺乳尽量让婴儿吸空双乳，未吸空的要用吸奶器吸出。哺乳后将婴儿竖起拍背，以减少溢奶。没有特殊情况，坚持不用奶嘴、不喂甜水。母乳不足，一般可通过增加吸吮次数，保持心情舒畅、充足的营养和睡眠来改善。

乳母因病或其他原因不能采用母乳喂养者，首选婴儿配方奶粉喂养，按100～120ml/(d·kg)来估算奶量，并做好奶具及喂养者手部的清洁与消毒。各类果奶、麦乳精、炼乳等不能作为婴儿食品喂养婴儿。

（3）预防感染：新生儿抵抗力弱，易发生感染，必须严格预防感染。新生儿居室应保持空气清新，用具要每日煮沸消毒；尽量减少不必要的人接触新生儿，凡是皮肤病、呼吸道、消化道感染或其他传染病者，不能接触新生儿；新生儿的照顾者应注意个人卫生，护理前要洗手；如乳母患感冒，哺乳时应戴口罩。

（4）皮肤护理：新生儿皮肤娇嫩，防御能力差，护理不当易出现损伤。

1）衣着：衣服、尿布要选用柔软、色浅、色牢、吸水性强的纯棉制品。不用扣子，方便穿脱；勤洗勤换，保持清洁干燥；包裹不宜过紧，更不能用带子捆绑，最好使两腿自由伸屈。

> 链接
>
> **睡眠体位**
>
> 在西方，许多年来一直推荐婴儿，特别是出生至4个月的婴儿趴着睡眠，认为这是防止误吸的最好方式。然而，最近的研究表明仰卧睡觉是更安全的睡眠体位，特别是趴着睡与突发性婴儿死亡综合征有关，因此，美国儿科学会推荐婴儿仰卧睡眠。

2）皮肤：①保持皮肤的清洁。体重大于2000g的新生儿，脐带脱落后可每日洗澡，洗澡时室温维持在28℃左右，盆浴水温以38～40℃为宜。新生儿的洁肤用品应选用柔和、无刺激性、适合婴儿的专用产品。②每次排便后用温水清洗臀部，并用干净纸巾或毛巾吸干臀部水分，必要时可涂上一层护臀霜。③定期为新生儿剪指甲，避免划伤皮肤。

3）脐带：一般在生后3～7天脱落。脐带脱落前避免浸湿脐部，以免感染。每天洗澡时，用2%碘酊和75%乙醇消毒脐带根部。脐带脱落后，脐根部的痂皮要让其自行脱落。

（5）促进心智发展：新生儿通过感官来感知世界，为了促进心智发展，要提供丰富的视、听、触觉等环境刺激，创造条件让新生儿多看、多听，父母要特别注重良好亲子关系对新生儿的影响，多摇、多抱、多说话、多抚摸、多运动（被动）。

> 链接
>
> **剧烈摇晃婴儿有危险**
>
> 当婴儿哭闹或睡眠不安时，一些家长便将婴儿抱在怀中或放入摇篮里摇晃。婴儿哭得越凶，摇晃得也越剧烈。事实上这种做法对婴儿十分有害，因为摇晃动作，尤其是剧烈摇晃使婴儿的大脑在颅骨腔内不断晃荡，未发育成熟的大脑会与较硬的颅骨相撞，造成脑小血管破裂，引起“脑轻微震伤综合征”，损伤脑组织，影响智力。因此，家长摇晃婴儿时，只能轻轻地前后、左右晃，不可旋转、上下晃动，或突然改变方向，也不可将婴儿抛到空中、架在肩背上摇动、放在大人腿上晃动或抱着婴儿旋转。

考点：新生儿保健与护理

（6）防止意外：给新生儿洗澡或保暖，要注意安全，预防烫伤。禁止猫狗等宠物靠近新生儿，并应防鼠。经常检查新生儿手指、脚趾是否被袜子、衣袖或被子上的丝线缠绕，以免因血流受阻造成组织坏死。乳母要谨慎用药，以防乳汁中药物对新生儿的毒副作用。

2. 家庭访视　是新生儿保健的重要措施之一。访视的重点一是早期发现异常，如病理性黄疸、先天畸形、感染、神经系统损伤等；二是指导护理。

（1）访视时间：一般是3～4次，即初访（出院回家后24小时内）、周访（出生后第7天）、半月访（出生后第14天）和月访（出生后第28天）。遇有异常情况，要增加访视次数。每次访视都要作详细记录。

（2）访视内容

1）初访：①了解新生儿出生前、出生时和出生后的情况，包括产次、产式、有无窒息及免疫接种情况。对高危新生儿重点监护，并进行专案管理。②观察新生儿一般情况，如吃奶、精神、面色、呼吸、哭声、体温、皮肤及大小便情况；了解居室环境卫生情况；询问产妇乳汁分泌情况。③对新生儿进行全身检查，包括肌张力、各种反射等，特别注意头部有无血肿，口腔有无鹅口疮，皮肤有无黄染、损伤、皮疹、潮红、糜烂，脐带有无出血、感染，四肢、外生殖器及其他部位有无异常或畸形等。④指导护理。宣传母乳喂养的好处，指导喂养的方法；指导保持室内空气新鲜，温度适宜，定期测体温，并作好记录（每日体温正常应在36～37℃波动）；注意皮肤清洁，保持臀部干燥，防止脐部感染。

2）复访：①了解新生儿喂养及护理中存在的问题并给予指导；②观察脐带脱落及黄疸消退情况；③生后14天测体重，了解生理性体重下降后的体重恢复情况，对尚未恢复到出生体重者应分析原因，予以指导；④指导服用维生素D，预防佝偻病。

考点：新生儿访视时间与访视内容

3）满月访：①测体重，对满月体重增长不足600g者分析原因，进行指导，并转入体弱儿专案病历管理；②进行全身检查，评价健康状况后结案并转入健康婴幼儿管理系统，同时指导家长使用小儿生长发育检测图，观察生长发育趋势；③做好新生儿健康状况小结。

3. 计划免疫　新生儿出生后24小时内应及时接种卡介苗和乙肝疫苗。

二、婴幼儿期保健与护理

生后28天至满1周岁称为婴儿期。1周岁后至满3周岁称为幼儿期。

（一）婴幼儿期儿童特点

1. 生理特点

（1）婴儿期：该期小儿生长发育迅速，是生后体格生长最快的时期。消化道功能发育尚不成熟，但生长速度快，营养需求量大，易发生消化不良和营养紊乱。婴儿6个月后从母体中获得的被动免疫逐渐消失，而主动免疫功能尚未成熟，故易患各种感染性疾病。

（2）幼儿期：该期小儿体格生长速度放缓。2岁左右胃蛋白酶、胰酶及淀粉酶已达成人水平，但胃肠道功能仍未完全发育成熟，容易发生腹泻和营养紊乱。幼儿期免疫力开始增长，但仍较弱，需预防各种感染性疾病。

2. 心理社会发展特点　婴幼儿期是个体心理发展最快的时期，也是神经精神发育的关键期。人的基本语言能力、典型动作和行为方式、各种心理能力及基本情绪和情感等，都是在这一阶段初步形成的。

（1）婴儿期：视、听觉发育迅速。婴儿期是小儿语言发育的准备阶段，是亲子关系形成的关键期。在这一时期婴儿通过与父母的亲密接触，建立信任感，学习爱与被爱；情绪也开始分化，2～3个月婴儿开始对母亲的不同表情做出不同反应，并逐渐分化出愤怒、恐惧、高兴、喜悦等情绪。

（2）幼儿期：认知能力发育迅速，是智力发展最迅速的时期。此期小儿能认识日常生活中的物品、人物和自己的身体器官，分辨大小、多少、上下；对感兴趣的事能集中注意力10～20分钟；在游戏、玩耍中可以进行简单的想象和思维；动作发育方面，幼儿期小儿可自由行走、上下楼、从高处跳下、正确用笔涂画、叠6～7块积木；能够完成日常生活活动，如穿脱简单的衣服、熟练地用勺吃饭、用杯喝水等。幼儿期是个体语言发展的关键时期。1～1.5岁是理解语言阶段，1.5～3岁是表达语言阶段，在理解的基础上，小儿学会表达语言，从说单词到说一句话，从讲简单句到讲复杂句；社会交往随着动作、言语能力的发展和活动范围的扩大，开始表现出强烈地追求小玩伴的愿望，出现了一对一的玩伴交往关系。幼儿期也是个性形成的关键期，此期自我意识形成，逐渐把自己从周围环境中分化出来，在行为上力图摆脱外界的束缚，出现“第一反抗期”。

（二）婴幼儿期儿童保健与护理

1. 合理喂养　4～6个月以内的婴儿提倡母乳喂养。4个月以上的婴儿要及时添加辅食，使其适应多种食物，减少以后挑食、偏食的发生。社区护士应向家长介绍辅食添加的顺序、原则，食物的选择（表7-1）和制作方法等，并指导家长注意观察婴儿的粪便，及时判断辅食添加是否恰当；根据具体情况指导断奶，断奶应采用渐进的方式，以春、秋季节较为适宜。断奶时，以配方奶进行衔接，对婴儿可能出现的焦躁不安、易怒、失眠或大声啼哭等现象，家长应给予特别的关心和爱抚。

表7-1　添加辅食顺序表

月龄	添加辅食性状	食物选择
生后15天至1个月	水状	浓缩鱼肝油滴剂、维生素D制剂
3～4周	水状食物	富含维生素C的水果汁、菜汁等液体
4～6个月	泥状食物	蛋黄泥、肝泥、鱼泥、菜泥、米糊、稀粥、水果泥、豆腐
7～9个月	末状食物	肉末、肝末、粥、烂面、菜末、馒头片、饼干
10～12个月	碎食物	稠饭、软饭、碎菜、碎肉、豆制品、带馅食品等

自添加辅食起，训练用勺进食。7～8个月后学习用杯喝奶、喝水，以促进咀嚼、吞咽及手部肌肉的发育，同时促进儿童独立性、自主性的发展。9～10个月的婴儿开始有主动进食的要求，可先训练其自己抓取食物进食，稍后让婴儿学习自己用勺进食，促进眼、手协调动作的发展。

由于生长速度较婴儿期减缓，需要量相对下降，18个月左右幼儿可能出现生理性厌食，明显表现出对食物缺乏兴趣或偏食。社区护士应帮助家长了解儿童的生长发育特点，指导家长掌握合理的喂养方法和技巧，并注意培养良好的进食习惯：进餐前15分钟使幼儿做好心理和生理上的准备，保持愉快宽松的就餐环境，避免过度兴奋或疲劳；鼓励自己进食，文明进餐，进食时专心、不玩耍、不讲话；养成不吃零食、不挑食、不偏食、不撒饭菜、不浪费粮食的好习惯。

护考链接

辅食的添加

下列哪种辅食可用于7个月小儿

A. 碎肉和菜汤　B. 烂面和鸡蛋

C. 面条和青菜汤　D. 带馅食品

E. 碎肉和饼干

点评：答案B。7个月小儿一般已萌出乳牙1～3颗，可以练习进食质软、易消化食品。烂面碎软，可补充热量，鸡蛋可提供婴儿所需的蛋白质。

2. 日常保健

(1) 清洁卫生:每日早晚给婴儿洗脸、脚和臀部,勤换衣裤、尿布,保持会阴部皮肤清洁。头部前囟处易形成鳞状污垢或痂皮,可将植物油熬开后放凉,涂抹于痂皮处,24 小时后用肥皂和热水洗净,不可强行剥落,以免引起皮肤破损和出血。耳部及外耳道的可见部分,每日以细软毛巾擦洗;鼻腔分泌物,用棉签蘸水揩除,切勿将棉签插入鼻腔。哺乳或进食后可喂少量温开水清洁口腔。

幼儿期要养成良好的卫生习惯,定时洗澡,勤换衣,勤剪指甲,早晚刷牙,饭后漱口,食前、便后洗手。

(2) 衣着:婴儿衣着应简单、宽松、少接缝、无纽扣。上衣不宜有领,裤子不用松紧腰,最好穿连衣裤或背带裤,臀下不使用塑料布或橡胶单。注意按季节增减衣服和被褥,以婴儿两足暖和为宜。

幼儿衣着应颜色鲜艳,便于识别,宽松、保暖、轻便,易于活动,穿脱简便便于自理。3 岁左右幼儿应学习穿脱衣服、整理用物。

(3) 睡眠:婴儿应有固定的睡眠场所和时间,最好选择软硬适度的木板床,睡眠环境不需过分安静,光线可稍暗。睡前避免过度兴奋,保持身体清洁、干爽和舒适。可利用固定的乐曲催眠,养成不拍、不摇、不抱、独立睡眠的习惯。

幼儿期一般每晚可睡 10 ~ 12 小时,白天小睡 1 ~ 2 次。睡前可由成人陪伴,或自带一个喜欢的玩具上床,以增加安全感。就寝前不阅读紧张的故事书或做剧烈的游戏活动。

(4) 口腔:4 ~ 10 个月乳牙开始萌出,婴儿会有不舒服表现,如吸吮手指,咬东西,严重的会表现烦躁不安、无法入睡和拒食。家长可用软布帮助婴儿清洁齿龈和萌出的乳牙,并给较大婴儿提供一些较硬的饼干、烤面包或馒头片等食物咀嚼。注意检查婴儿周围的物品,以防婴儿将所有能拿到的东西放入口中,造成危险。

幼儿期要做好口腔保健,以预防龋齿。幼儿不能自理时,家长可用软布轻轻清洁其牙齿表面,逐渐改用软毛牙刷。2 岁后,幼儿应能在父母的指导下自己刷牙,早晚各一次,并做到饭后漱口。限制糖果及甜饮料的摄入,纠正抱奶瓶、含奶嘴、吮手指入睡的不良习惯。

(5) 户外活动:应每日带婴儿进行户外活动,呼吸新鲜空气和晒太阳。有条件者可进行空气浴和日光浴,以增强体质和预防佝偻病的发生。

3. 防止意外　常见的意外事故有异物吸入、窒息、中毒、跌伤、触电、溺水和烫伤等。护士应向家长特别强调意外的预防。

4. 预防疾病　婴儿对传染性疾病普遍易感,须严格按照计划免疫程序为 1 岁内婴儿全程、足量完成卡介苗、脊髓灰质炎、百白破、麻疹、乙型肝炎等疫苗的基础免疫接种。每 3 个月为婴儿做健康检查和体格测量 1 次,进行生长发育监测,及早发现问题,及时纠正,预防佝偻病、营养不良、肥胖症和营养性缺铁性贫血等疾病的发生。

幼儿期要继续加强预防接种和防病工作,每 3 ~ 6 个月为幼儿做健康检查一次,预防龋齿,筛查听、视力异常。

5. 早期教育

(1) 大小便训练:婴儿 3 个月后可以把尿,会坐后可以练习大、小便坐盆,每次 3 ~ 5 分钟。坐盆时不要分散其注意力。小便训练时先训练白天不用尿布,然后夜间按时叫醒坐盆小便,最后晚上也不用尿布。在此期间,婴儿应穿易脱的裤子,以利培养排便习惯;18 ~ 24 个月时,幼儿开始能够自主控制肛门和尿道括约肌,而且认知的发展也使他们能够表达便意,理解应在什么地方排泄，为大小便训练做好了生理、心理准备。此时可训练婴儿主动表达便意、控制大小便。在训练过程中，家长一定要有耐心，采用赞赏和鼓励的方式，即使失败也不可表示失望，严禁采用惩罚、责骂等消极方式训练控制大小便。

（2）认知能力训练：对3个月内婴儿，可在婴儿床上悬吊颜色鲜艳、能发声会转动的玩具，逗引婴儿注意；每天定时播放悦耳的音乐，家人经常面对婴儿说话、唱歌、微笑。3～6个月婴儿需进一步完善视、听觉，可选择各种颜色、形状的有声玩具，逗引婴儿看、摸、听，培养分辨声调和好坏的能力，用温柔的声音表示赞许鼓励，用严厉的声音表示禁止批评；对6～12个月的婴儿应培养其稍长时间的注意力，引导其观察周围事物，促使其逐渐认识和熟悉常见的事物，以询问方式让其看、指、找，从而使视觉、听觉与心理活动紧密联系起来。

1岁以后，可创造各种机会引导幼儿通过观看图片、参观、阅读和游戏活动等方式认识事物，辨别大小、方位、昼夜、几何图形和颜色等。

（3）动作发展：家长应为婴儿提供运动的空间和机会。2个月时，婴儿可开始练习空腹俯卧，学习俯卧抬头，扩大婴儿的视野；3～6个月，可应用玩具练习婴儿的抓握能力并训练翻身；7～9个月，用能够运动的、颜色鲜艳的软球等玩具逗引婴儿爬行，同时训练婴儿站立、坐下和迈步；10～12个月，鼓励婴儿走路、自己用勺吃饭和用杯喝水。

（4）语言培养：语言的发展是一个连续有序的过程。最先是练习发音，然后是感受语言、理解语言，最后才是用语言表达。婴儿出生后，家长就要利用一切机会和婴儿说话或逗引婴儿"咿呀"学语，利用日常接触的人和物，引导婴儿把语言和人、物、动作联系起来。5、6个月开始培养婴儿对简单语言作出动作反应，如用眼睛找询问的物品，用动作回答简单的要求，以发展理解语言的能力。9个月时注意培养婴儿有意识地模仿发音，如"爸爸"、"妈妈"等。

幼儿有强烈的好奇心、求知欲和表现欲，喜欢问问题、唱简单的歌谣、看动画片或故事书等，家长应满足其欲望，经常与其交谈，鼓励其多说话，通过游戏、讲故事、唱歌等促进幼儿语言的发展，并借助于动画片等电视节目扩大其词汇量，纠正其发音。

（5）品德及人格培养：要把幼儿的自主意识、爱心、信任感、乐观向上、尊重和宽容等作为重点进行培养，教导幼儿尊敬长辈，互助友爱，使用礼貌用语等。

三、学龄前期保健与护理

3周岁后到6～7周岁入小学前称为学龄前期。

（一）学龄前期儿童特点

1. 生理特点　学龄前儿童生长发育速度放缓，此期小儿身高、体重发育速度减慢。乳牙开始脱落，恒牙开始萌出，但乳牙患龋率较高，可达50%。眼功能发育基本完成，但眼的结构、功能尚不稳定。免疫系统功能增强，感染性疾病减少，但免疫反应性疾病，如急性肾小球肾炎、结缔组织病开始增多。

2. 心理社会发展特点　学龄前儿童脑发育接近成人，精细动作发育逐渐成熟，自由活动范围大。人际交往由一对一的玩伴关系发展到群体玩伴关系，游戏方式转变为联合性的游戏。此期儿童的语言、记忆、思维、想象能力进一步增强，但情绪不稳定，模仿力、好奇心强，成人教育的态度和方法对学龄前儿童性格的形成影响巨大。

考点：学龄前儿童的特点

（二）学龄前儿童保健与护理

1. 合理营养　学龄前儿童饮食接近成人，营养的投入需要遵循“自然食物、均衡膳食”的原则。食物的种类、制作要多样化，做到粗细、荤素、干稀搭配，保证热量和蛋白质的摄入。注意培养儿童健康的饮食习惯和良好的进餐礼仪。

2. 日常保健　重点是培养儿童的自理能力和养成良好的生活习惯。

3. 早期教育　品德方面重点培养儿童关心集体，遵守纪律，团结协作，热爱劳动等好品质；智力发展方面，成人应有意识地引导儿童进行较复杂的智力游戏，安排儿童学习手工制作、绘画、弹奏乐器、唱歌跳舞，参观动物园、植物园和博物馆等，培养他们多方面的兴趣，增强其想象、思维能力和动手能力。

4. 防止意外　进行安全教育，采取相应安全措施，以预防外伤、中毒、溺水、交通事故等意外发生。

5. 预防疾病　每年进行1～2次健康检查和体格测量，筛查矫治近视、龋齿、缺铁性贫血、寄生虫等常见病，继续监测生长发育，可在此期进行加强免疫接种。

四、学龄期保健与护理

从6～7岁入小学起至12～13岁进入青春期为止称为学龄期。

（一）学龄期儿童特点

1. 生理特点　学龄期儿童各系统的生理功能渐趋成熟，身高、体重稳定增长，但骨骼的骨化尚未完成，长时间站立、行走或负荷过重，会引起不同程度的足弓塌陷（即扁平足）。脊椎的骨化也较晚，椎骨周围的肌肉、韧带比较薄弱，如果长时间学习、坐、走路的姿势不正确，可造成胸廓、脊柱发育畸形。

2. 心理社会发展特点　学龄期儿童的活动方式发生改变，学习逐渐代替游戏成为其生活中最重要的任务。该期儿童分析综合能力加强，可以进行复杂的联想、推理、概括、归纳等抽象思维活动。大脑皮质的抑制功能加强，已能对自己的欲望和情感进行自我克制，情绪渐趋稳定，意志力增强，自觉性开始发展。儿童的社会性增强，开始关心周围世界，有了一批同性别的小伙伴，喜欢集体活动，从中培养了初步的社交能力。

（二）学龄期儿童保健与护理

1. 平衡膳食　膳食要求营养充分而均衡，以满足儿童体格生长、心智发展、紧张学习和体力活动的需求。要重视早餐和课间加餐，保证早餐的质量，最好于上午课间补充营养食品，以保证体格发育，精力充沛；同时要特别重视补充铁强化食品，减低贫血发病率。学校应开设营养教育课程，进行营养卫生宣教，纠正挑食、偏食、吃零食、暴饮暴食等不良习惯。养成吃饭定时定量、不喝生水、不吃腐烂变质和不洁食物、不用别人餐具进餐的习惯。

2. 体格锻炼　学龄儿童应每天进行户外活动和体格锻炼。课间参加户外活动既可清醒头脑，又可缓解躯体疲劳。系统的体育锻炼，如体操、赛跑、球类活动、游泳等均能促进少年儿童体力、耐力的发展。劳动可增强体质，促进生长发育，有助于养成爱劳动的思想和习惯，促进全面发展。

3. 预防疾病　定期进行健康检查，及时发现各种急、慢性疾病，做好近视、龋齿、脊柱弯曲、扁平足等常见病的预防和矫治，有计划地开展视、听保健和口腔保健工作。许多成年时期的常见病，如高血压、冠心病、糖尿病等也需要在此期进行早期预防和普查。

4. 防止意外 常发生的意外伤害有车祸、溺水以及在活动时发生的擦伤、割伤、挫伤、扭伤或骨折等。对儿童进行安全和法制教育，学习交通规则和意外事故的防范知识，减少伤残的发生。

5. 培养良好习惯 注意培养良好的学习兴趣和学习习惯，养成不吸烟、不饮酒、不随地吐痰的生活习惯。

第 2 节 青春期保健与护理

青春期是由儿童向成年过渡的时期，即从第二性征出现到生殖功能基本成熟、身高停止生长的时期。青春期的年龄范围一般为10～20岁，女性一般为10～18岁，男性为12～20岁，女性以初潮、男性以遗精作为青春期开始的标志。

经期卫生 护考链接

下列月经期卫生措施哪项是错误的

A. 应保持外阴清洁　B. 避免寒冷刺激

C. 每日阴道冲洗1次　D. 用干净卫生巾

E. 经期可照常工作

点评：答案C。月经期每日阴道冲洗1次，会造成逆行感染。

考点：青春期的年龄范围与标志

一、青春期特点

(一) 生理特点

1. 全身发育 青春期受性激素影响，体格生长呈现出生后的第二高峰。身高、体重增加迅速，女性耻骨与髂骨下部的生长和脂肪堆积使臀围加大，男性则呈现肩部增宽、下肢增长、肌肉增强的特点。

2. 性发育 女性最早出现的特征是乳房发育，大多在10～11岁开始隆起，随之阴毛、腋毛出现，皮下脂肪增多，骨盆变大，臀部变圆，音调变高，出现女性特有的特征和体征。月经初潮多数在13～15岁出现，但由于卵巢功能尚不完善，经期不规则，1～2年后卵巢发育成熟，月经才有规律。月经初潮的时间受地域、气候、营养、遗传、疾病等因素的影响。

男性多在11～13岁阴毛、腋毛开始生长，睾丸、阴茎增大，随后出现喉结增大、声音变粗，胡须生长，到18岁左右喉结和变声发育完成。阴茎生长一年左右可出现首次遗精，大多数在睡梦中发生，是性功能发育的主要表现。

(二) 心理社会发展特点

青春期是心理发展过程中一个重要的过渡期。发展过程中充满矛盾：一方面保留着儿童的某些心理特征，如依赖于家庭、具有天真烂漫的幼稚性，另一方面又具有成人的某些心理特征，如开始具有独立的意识，喜欢与同龄人交往，并逐渐从同性交往转向异性交往。

此期个体精力充沛，思维敏捷，求知欲旺盛，容易接受新事物，思想活跃，富于幻想。随着自我意识的增长和独立意识的发展，不希望父母、老师对自己干涉约束过多，不轻信成人，出现反抗情绪和疏远意图。情绪不稳定，易冲动，若缺乏正确引导，就会出现程度不同的行为偏离，如早恋、离家出走、酗酒、吸毒等。

考点：青春期特点

二、青春期保健与护理

(一) 饮食与营养

青春期生长发育迅速,各种营养需求量大,应增加热量、蛋白质、维生素及矿物质,如铁、钙、碘等的摄入。此期个体食欲旺盛,但由于缺乏营养知识,以及受大众传媒和同伴间的相互影响,喜欢吃一些营养成分不均衡的流行快餐食品或不吃早餐,易造成营养失衡。女孩会对正常范围内的体重增加和脂肪增长担心,形成不合理节食、偏食的习惯,影响健康。家长、学校及社区护士应指导青少年养成良好的饮食习惯,注意营养成分的搭配,合理膳食。

(二) 生殖保健

1. 女性

(1) 经期卫生:家长及社区护士要指导少女做好初潮准备,认识月经是女性的一种正常生理现象,防止来潮时的惊慌失措与恐惧。日常生活要保持会阴部清洁,注意生活用品的卫生与清洁。经期不游泳、不盆浴以防上行感染;避免寒冷刺激和重体力劳动,保证适当休息,保持精神愉快,不吃刺激性食物。

(2) 乳房保健:当乳房上缘(经过乳头)到下缘的距离大于16cm时,开始佩戴合适的胸罩,大小和样式以佩戴后舒适、无压迫、无紧束感为宜,并根据个人生长发育情况随时更换。临睡前应解开胸罩,以保障胸部的血液循环及呼吸通畅。

2. 男性　男孩进入青春期后,随着体内雄激素水平的提高,性意识开始觉醒。有关性内容的各种感觉、思维、想象及局部的直接刺激,都会使阴茎勃起,有时睡眠时会出现性梦和遗精,这都属于正常生理现象,不仅无须治疗,反而是青春期性发育成熟的一种标志,也是性激素分泌正常的一种表现。现代医学认为这种行为只要有节制、不过度,对身体是无害的,在观念上亦认为这种行为并非不道德。社区护士应指导青春期男孩对上述情况坦然处之,避免不必要的焦虑紧张。

(三) 生活方式

保持生活规律,注意劳逸结合,保证充足的睡眠,养成不熬夜、不贪睡的生活习惯;应加强体育锻炼,以增强体质、促进身体协调性、灵活性、柔韧性的发展;不吸烟,不酗酒,远离毒品,防止药物依赖;端正学习态度,掌握正确的学习方法,注意用脑卫生。

(四) 防止意外

意外伤害是青春期死亡的最主要原因,男性远多于女性。青春期个体易冲动、敢冒险,常见的意外伤害有交通事故、溺水、自杀、中毒等,家长和学校应加强安全教育,培养青少年的防护意识,掌握基本防护知识。

(五) 心理保健

1. 性心理　青春期是性生理发育迅猛、性意识觉醒的时期。由于我国性教育的滞后以及当今社会各种性观念的影响,部分青春期个体产生错误的性观念,导致对正常的性生理、性心理出现困惑、矛盾,甚至恐惧、焦虑、自责,也有的放纵自己,出现过早性行为、少女怀孕、性疾病传播等,影响身心健康。因此,社区护士应根据青春期男女的身心特点,在家长和老师的配合下指导他们正确认识自身的性生理变化、性心理发展,坦然面对由此产生的性冲动、性幻想,学会控制自己,不过分沉溺其中。引导其与异性正常交往,不早恋、不过早发生性行为。

2. 社会交往　受独立意识影响，青春期个体的人际交往更多地转向社会，喜欢与同龄伙伴交往。家长若过分溺爱或严格，会导致其疏远家庭及成年人，与父母关系紧张冲突，与同龄人拉帮结派，甚至走上犯罪道路。社区护士要指导青春期个体发展积极的人际交流能力，与父母或成年人保持沟通交流，学会处理在家庭、学校可能遇到的挫折或危机，形成健康的心理、健全的人格、乐观的情绪及较强的适应环境的能力，防止行为偏离。

三、常见健康问题的预防与护理

1. 痤疮　俗称暗疮、粉刺、青春痘，是一种较常见的皮肤病。男性多于女性，好发于面部，尤其是前额、双颊部、颏部，其次是胸部、背部及肩部。

(1) 原因：痤疮的发生是多因素综合作用的结果，主要与皮脂产生增多、毛囊口上皮角化过度及毛囊内痤疮丙酸杆菌增殖有关，也有一定的遗传因素。

(2) 预防与护理

1) 生活要规律，保证足够睡眠，保持乐观情绪，不长时间面对电脑，尽量避免风吹日晒及在粉尘大的环境中逗留，最好不吸烟，不喝酒及浓茶等。

2) 饮食清淡，不吃辛辣食物，少吃甜食、油腻性食品，多饮水，多吃水果、蔬菜，保持大便通畅。

3) 注意个人卫生，洗脸既不能太勤也不能太少，每天2～3次。用温水及中性肥皂或去脂洗面奶洗脸，以去除油腻；正确使用化妆品，不用引起痤疮的化妆品，如油基质、细粉类及湿润的化妆品，勿浓妆艳抹。避免机械性刺激，尤其避免经常用手挤掐粉刺、脓疱。

4) 发生痤疮一般无须特殊治疗，当并发感染时局部可用水杨酸、硫酸锌等外用药涂抹，严重者到正规医院进行合理规范治疗，避免滥用激素类药物。

2. 痛经　指经前、经期或经后出现下腹疼痛、坠胀，伴腰酸或其他不适，严重者影响日常生活和工作。临床上分为原发性痛经和继发性痛经两种，前者指痛经不伴有生殖器官的器质性病变，后者指盆腔器质性病变所导致的痛经。青春期少女的痛经绝大多数是原发性痛经。

(1) 原因：主要与前列腺素的合成和释放异常、精神因素、子宫发育不良、子宫内膜整片脱落以及内分泌因素等有关；此外，不注意经期卫生、月经期剧烈活动、受寒冷刺激或进食生冷饮食等也可诱发痛经。

(2) 预防与护理：指导少女正确认识月经并做好经期卫生保健。

第3节　社区妇女保健与护理

案例7-2

王女士从怀孕起一直在社区卫生服务中心接受围生期保健管理，目前已妊娠30周，之前的监测表明母婴完全正常。今天王女士按计划来服务中心再次接受产前检查。

问题：1. 王女士现在的保健重点是什么？

2. 王女士下一阶段具体的保健护理措施有哪些？

一、围婚期保健

围婚期指从确定婚姻对象到婚后受孕为止的一段时期，包括婚前、新婚和受孕前3个阶段。

(一) 围婚期妇女特点

1. 生理特点　此期女性的身体发育过程完成,身高、体重发育已趋稳定。全身各器官、系统功能成熟,神经系统功能完善,神经过程的兴奋和抑制基本平衡。性发育完全成熟,为今后的生殖和哺乳做好了准备。

2. 心理社会特点　该期女性感知觉的内容更丰富,范围更广泛,感受性更敏锐。情绪逐渐显现出平衡、温和、稳定的特点,情绪体验也更深刻,能有意识地控制自己的情绪,避免冲动和暴发。该期女性迈入社会,经历择业就业、恋爱婚姻、成家立业等人生重大事件,容易出现不适应、不协调等心理问题。

(二) 围婚期妇女保健

1. 婚前保健

(1) 婚前卫生指导:婚姻不仅关系到两个人的幸福,也关系到后代的素质。对围婚期男女青年,社区护士应主动向其介绍遗传病的基本知识,使其了解近亲婚配的危害和严重再发风险高的遗传病知识,帮助他们正确择偶。为每一对准备结婚的男女介绍与结婚生育有关的保健知识,如男女性器官的结构与功能、两性性生理及性心理、新婚期的选择及各类避孕方法等。

(2) 婚前医学检查:婚前男女双方最好进行婚前检查,目的是通过体格检查、询问病史、生殖器官检查、必要的化验及辅助检查,确定有无影响结婚和生育的疾病。对患有影响婚育疾病的个体给予必要的指导和治疗,避免不适当的婚配,减少婚后矛盾和家庭生活负担,防止遗传性疾病在后代中的延续。

链接

婚检的主要疾病

1. 严重遗传性疾病　指由于遗传因素先天形成,患者全部或部分丧失自主生活能力,后代再发风险高,医学上认为不宜生育的遗传性疾病。

2. 指定传染病　指《中华人民共和国传染病防治法》中规定的艾滋病、淋病、梅毒、麻风病及医学上认为影响结婚和生育的其他传染病。

3. 有关精神病　指精神分裂症、躁狂抑郁型精神病及其他重型精神病。

4. 影响结婚和生育的心、肝、肺、肾等重要脏器疾病及生殖系统发育障碍或畸形等。

2. 孕前保健　是以提高出生人口素质,减少出生缺陷和先天残疾的发生为宗旨,为准备妊娠的夫妇提供的保健服务。

(1) 受孕时机选择

1) 受孕年龄:女性在24～29岁生育比较合理,最好不超过30岁,特别不要超过35岁。因为妇女年龄过大,卵细胞发生畸变的可能性增加,受孕后胎儿畸形率会上升,不利于优生。男子30～35岁时所产生精子质量最高,生命力最强,可将最好的基因传给下一代。但男子生育年龄过大,所生孩子中的先天畸形和遗传病的发病率也较高。

2) 受孕季节:从医学角度讲,6～8月份受孕,到第二年3～5月份分娩最为合适。其中8月份受孕最理想,此时正值初秋时节,天高气爽,暑热所造成的体力消耗正在恢复,蔬菜、水果新鲜丰富,有利于孕妇休息和补充营养,维生素摄入量高,有利于胎儿发育。孩子出生,正值春末夏初,风和日丽,气候适宜,便于新生儿护理。孩子满月后即可抱出室外进行日光浴、空气浴,可以预防维生素D缺乏性佝偻病的发生。母亲此时宜多吃蔬菜、水果和新鲜的鸡、鱼、蛋等，保证丰富的营养，有利于供给孩子充足的奶水。同时，由于天气适宜、饮食营养丰富，产妇的伤口也易愈合，有利于产妇身体复原。当盛夏来临时，母亲和孩子的抵抗力都已经增强，容易度过酷暑。到了严冬时节，孩子已过半岁，有利于健康过冬。待到一岁时断奶，又值春末夏初之际，各种营养丰富的水果、蔬菜陆续上市，有利于小孩断奶后补充营养。

（2）孕前准备：父母的健康是优化下一代身体素质的基础。计划受孕最好在男女双方都处于体质健壮、精神饱满的条件下进行。在准备受孕前男女双方都应加强保健，保持身心健康，尤其是女性要做到：①合理营养，控制饮食，增补碘、铁、钙等营养物质及微量元素，怀孕前3个月开始口服叶酸片，0.4mg/d；②孕前接种风疹、乙肝、流感等疫苗，及时对已感染的病毒性及传染性疾病采取措施；③积极预防、筛查和治疗慢性疾病和传染病；④合理用药，避免使用可能影响胎儿正常发育的药物；⑤避免接触生活及职业环境中的有毒或有害因素，如放射线、高温、铅、汞、苯、农药等，避免密切接触宠物；⑥选择健康的生活方式，改变不良生活习惯，如吸烟、饮酒、吸毒等；⑦保持心理健康，解除精神压力，预防孕期及产后心理问题的发生；⑧对于有高遗传风险的夫妇，指导其做好相关准备，提示孕期检查及产前检查中可能发生的情况。

> **链接　“黑色”受孕时间**
>
> 所谓“黑色”受孕时间，指精子和卵子在人体不良的生理状态下或不良的自然环境下相遇，形成受精卵。这样的受精卵容易受到各种干扰，质量受到影响。黑色受孕时间具体包括：①情绪压抑时；②蜜月；③患病期间；④旅行途中；⑤高龄；⑥停用避孕药后；⑦早产、流产和清除葡萄胎后；⑧接触放射线和铅、汞等毒性物质；⑨饮酒后。

二、围生期保健

围生期指妇女产前、产时和产后的一段时期。我国认为围生期指从妊娠满28周到产后1周的这一段时间。

（一）孕期妇女特点

> **护考链接　妊娠的分期**
>
> 中期妊娠指孕
>
> A. 11～25周　　B. 12～28周
>
> C. 13～28周　　D. 18～28周
>
> E. 20～28周
>
> **点评**：答案C。中期妊娠指妊娠13周至27周末。妊娠12周末以前为早期妊娠，28周以后称为晚期妊娠。

妊娠后，孕妇全身各系统会发生一系列的生理变化，这些变化又会引起孕妇的心理改变，进而影响胎儿的生长与发育。妊娠12周末以前称为早期妊娠，又称孕早期；妊娠13周至27周末称为中期妊娠，又称孕中期；妊娠28周以后称为晚期妊娠，又称孕晚期。

1. 生理特点　子宫增大、变软；乳房腺体组织发育增大、充血，出现乳头和乳晕着色；血容量增加，血液呈稀释状态，正常孕妇可出现生理性贫血；半数以上孕妇在妊娠前3个月有早孕反应，出现恶心、呕吐等消化道症状；由于子宫的压迫，膀胱容量减少，出现尿频；另外，妊娠期妇女的植物神经系统功能也不稳定，易出现嗜睡、头晕等表现。

2. 心理社会特点　怀孕使机体内环境及身体形象变化，孕妇的社会角色发生一定的改变，这些变化都会导致孕妇产生一系列的心理变化。孕期妇女情绪波动较大，随着孕期的进展会有不同的心理变化。怀孕初期妇女会惊讶，惊讶的同时伴随着爱恨交加的矛盾心理；随着妊娠的进展，逐渐接受怀孕的事实；到孕后期由于腹部增大，又开始渴望结束怀孕，担心胎儿是否健康、分娩能否顺利进行等。

(二)孕期妇女保健

1. 孕早期保健　孕早期是受精卵快速分化形成胚胎和组织器官的阶段。该期是妊娠最危险的时期,容易发生流产或受到外界影响而发育异常,甚至妊娠终止。保健的重点是预防先天畸形。

(1) 及早确定妊娠:月经规律的生育期妇女,一旦月经过期10天以上,应怀疑妊娠,及时到社区妇幼保健部门就诊。确定早孕后,进行围生期登记,建立孕产妇保健手册,定期进行早孕检查和保健指导。

(2) 产前检查:是监护管理孕妇的重要方式,在孕12周前一般检查1次,检查内容包括①详细询问病史:如末次月经时间,推算预产期;有无疾病和服药史;有无异常妊娠史;孕妇年龄和周围的环境、职业、生活习惯、营养状态;是否接触有害的化学因素和物理因素如噪声、高温和射线等;②全身检查:进行常规体格检查,注意测量血压、体重,检查心脏、乳房发育等;③妇科检查:注意子宫大小与停经月份是否相符;阴道有无横隔或纵隔,子宫颈、子宫体有无畸形和肿瘤等;盆腔有无包块、肿瘤,生殖器官有无炎症等;④辅助检查:肝肾功能和血、尿常规检查,血型、乙肝五项、梅毒血清学、阴道分泌物检查和病毒感染检查等。

(3) 日常保健

1) 生活起居:孕妇生活要有规律,保证充足的睡眠,选择侧卧睡眠,尤以左侧卧位为好。着装宜宽大、柔软、方便、舒适,不穿紧身衣,不束胸或紧扎裤带,亦不宜穿高跟鞋。性生活要有所节制,特别是12周内,如有流产和早产史者,宜停止性生活。

2) 个人卫生:注意口腔、皮肤、乳房和会阴部卫生,防止感染。孕期汗腺和皮脂腺分泌增多,阴道分泌物增多,要勤洗澡、勤换衣,清洁以淋浴为好,避免发生上行感染。

3) 劳动与休息:健康的孕妇可从事一般的日常工作、家务劳动和温和的体育活动,以起到增强体质,利于分娩的目的,但应避免过度劳累、颠簸、举高、负重和剧烈活动。

4) 膳食营养:合理膳食,避免营养失调。孕早期出现妊娠反应时,可吃清淡、少油、易消化、口感好的食物,如豆浆、牛奶、稀粥、面包、鸡蛋、水果、青菜等。采取少食多餐的方式,随时准备一些吃的东西,想吃就吃,不吐就吃,吐后再吃,坚持每日一定的进食量。孕早期叶酸缺乏是导致胎儿神经管畸形的主要原因,因此,孕妇应多食富含叶酸的食物,如动物肝脏、绿叶蔬菜等,并在医师指导下每日补充叶酸片。

链接　**孕妇应该及时正确补叶酸**

叶酸是一种水溶性B族维生素,孕妇对叶酸的需求量比正常人高4倍。孕早期是胎儿器官和系统分化、胎盘形成的关键时期,细胞生长分裂十分旺盛。此时叶酸缺乏可影响胎儿神经发育,导致胎儿神经管畸形,出现无脑儿、脊柱裂等情况,另外还可引起早期的自然流产。因此,建议孕妇在怀孕前3个月和孕早期及时补充叶酸。但需注意叶酸不能滥补,长期服用叶酸会干扰锌代谢,锌缺乏同样会影响胎儿发育。

5) 避免精神刺激,保持心情舒畅:孕妇的情绪与胎儿的发育密切相关,孕妇情绪过度不安,可致胚胎发育不良、流产或畸形。因此,孕妇要学会自我心理调节,控制和缓解不健康的情绪,保持稳定乐观的心态,以喜悦的心情接受怀孕,避免精神刺激,克服焦虑、烦躁情绪,保持心情舒畅,使胎儿有一个良好安全的生长环境。

6) 避免接触各种有害物质:孕妇要回避烟酒,保持室内空气清新,远离烟雾环境;避免接触农药、放射线及病毒等对胎儿发育有害的物质；少去公共场所，不接触患者，避免与猫、狗等动物接触；生病用药应在医生指导下进行；禁止风疹、麻疹及小儿麻痹症等病毒活疫苗的预防接种，以免引起胎儿感染。

7）定期、按时接受产前保健检查及指导。

2. 孕中期保健　孕中期胎儿生长迅速，保健护理的重点是监测胎儿宫内发育情况、进行产前检查和加强营养。

（1）产前检查：每4周1次，检查内容包括测量体重、血压、宫高、腹围，检查胎方位，监测胎心率，了解下肢有无水肿，绘制妊娠图，筛查糖尿病、唐氏综合征和神经管畸形等。

（2）膳食营养：①热量每日增加0.84MJ（200kcal），一般以每日摄入谷类食物250～400g为宜，并需根据体重增长情况合理增减；②蛋白质每日增加15～20g，可多食鱼、肉、蛋、奶等富含蛋白质的食物；③钙增加至1200～1500mg/d，多食用含钙丰富的奶类食物或奶制品；④增加富含铁的食物，如动物血、肝脏和瘦肉等，同时补充维生素C，以利于铁的吸收；⑤增加蔬菜和水果的摄入，以补充无机盐、维生素和膳食纤维，促进肠蠕动，防止便秘。

（3）适量运动：运动可促进孕妇血液循环，增强肌肉力量，增加抵抗力，增进食欲和促进睡眠，同时有利于胎儿发育和自然分娩。社区护士应指导孕妇进行适当的室内及户外活动，每天进行不少于30分钟的低强度身体活动。

（4）乳房护理：从孕20周开始进行乳房护理，为哺乳做准备。为防止哺乳后乳房疼痛和乳头皲裂，每日用中性肥皂擦洗乳头，以增加乳头皮肤厚度和耐磨力；乳头凹陷者可用右手拇指、示指将乳头拉出，再轻轻地按摩乳头，每天3次，每次3～4分钟。

考点：乳房护理

3. 孕晚期保健　孕晚期胎儿生长发育最快，合理营养和胎儿宫内发育监测很重要。此外，孕晚期易出现各种妊娠并发症，如妊娠期高血压疾病、胎位不正、胎盘早剥、早产等，故此期预防妊娠并发症也极为重要。

（1）产前检查：孕28～36周每2周做1次，孕36周后每周做1次。凡属高危妊娠者，应酌情增加产前检查次数，目的是做好胎儿生长发育监测，及早发现异常，预防早产等并发症。

（2）自我监测

1）胎动监测：从孕28周起，每日早、中、晚各计数1小时胎动，然后把3次胎动数相加，再乘以4，就是12小时的胎动数。每小时胎动在3次以上，12小时胎动在30次以上，说明胎儿情况良好。12小时胎动少于20次意味着胎儿有宫内缺氧，应立即到医院检查以明确原因，及时挽救胎儿。如果胎动突然变得异常频繁或胎儿活动规律改变，也可能存在胎儿缺氧，应立即就诊。

2）体重监测：体重增长过多或过少对胎儿发育和母亲健康都不利。孕妇可每周测体重1次，若体重增长过多，可能有水肿、脂肪堆积过多、羊水过多或胎儿过大等；若体重增长过少，则可能是营养不良、胎儿发育迟缓。孕晚期体重每周增长0.5kg。如果连续2周体重增长过多或过少，应到医院就诊。

3）胎心监测：指导家属使用胎心听诊器或简易的喇叭形听筒，贴在孕妇腹部（可在孕妇脐部上、下、左、右4个部位）听，每天1次，每次1分钟。正常胎心搏动规律，120～160次/分。如果胎心率>160次/分或<120次/分，或胎心不规律，均属于异常情况。

考点：自我监测方法

链接

胎儿的听觉

胎儿在母亲子宫内能听到声音吗？很多科学家的研究给了我们肯定的回答。出生几天的婴儿在哭闹时，播放母亲的心跳录音，婴儿会很快安静下来，原来婴儿早在子宫内就已习惯了母亲的心跳声，它会给婴儿一种早已体验过的安全感。研究证明，怀孕7个月，胎儿的听觉系统发育已基本完成，能听到母体内外的各种声音。因此，孕期经常和胎儿对话，播放一些轻松、愉快、旋律优美的音乐，给胎儿创造一个安宁、合适的环境，对胎儿的发育会产生积极的影响。

(3) 膳食营养：孕晚期是胎儿生长发育最快的时期，胎儿细胞体积增大，大脑重量迅速增长，皮下脂肪增多，体重增加较快，每月可增加700g以上。为适应胎儿体重的迅速增长、母体分娩和泌乳的能量储备，孕妇必须加强营养，但一定要监测体重，每周体重增长保持在0.5kg左右。孕晚期饮食原则可参照孕中期的饮食原则，但热量不需要补充太多，尤其在最后1个月要适当限制饱和脂肪酸和糖类，以免胎儿过大，影响分娩。出现水肿的孕妇应适量限制盐的摄入。

(4) 分娩准备：包括①确定分娩地点：分娩地点提前确定可以避免临产时的慌乱，保证母子安全。社区护士应在产前协助产妇及早选定合适的分娩地点，并尽可能多地了解生育地点的情况。②身心准备：产妇对自然分娩要抱有坚定的信心，分娩前注意劳逸结合，保持情绪稳定、精力充沛，以愉快心情迎接新生儿的诞生。③物质准备：妊娠末期要把分娩时母婴所需要的物品整理归纳在一起，放在家属都知道的地方以备随时使用。④介绍分娩方面知识：如临产先兆、分娩的过程及可能出现的情况、应对的方法、新生儿的护理及母乳喂养等。

(5) 临产信号：包括①腹痛：是子宫收缩引起的，分为假临产和临产。假临产腹痛特点为间隔时间长、不规律，且持续时间短(<30秒)，腹痛不会逐渐加剧，常在夜间出现，清晨消失。假临产孕妇可以在家观察，不需要立即住院；临产腹痛特点为有规律，一般开始时为10分钟左右1次，每次持续30秒左右，且疼痛尚可忍受。然后间隔时间逐渐缩短，持续时间逐渐延长，每10分钟2次，每次2~3分钟，且疼痛加剧，此时孕妇应立即到医院就诊，住院分娩。②见红：即阴道有少量血性分泌物。一般见红后1~2天会临产，但是有些孕妇见红后很多天才会临产，所以不用急着到医院就诊，可以暂时观察，等有规律腹痛出现后再到医院就诊。但要注意如果阴道出血超过平时月经量，必须立即到医院就诊。③轻松感：孕妇感觉上腹压迫感消失，呼吸较前轻快，这是由于胎先露开始向下移动引起的。此时，孕妇应做好住院准备，待规律腹痛后到医院就诊。④阴道流水：立即就医。

(三) 产褥期妇女保健

产褥期指从胎盘娩出至产妇全身各器官除乳腺外恢复或接近正常未孕状态所需的一段时期，一般为6周。

1. 产褥期妇女特点

(1) 生理特点：产褥期机体各系统，特别是生殖系统发生了较大的变化，产后6~8周，子宫恢复到未孕时的大小；乳房的变化是泌乳，随着胎盘剥离排出，胎盘生乳素和雌激素水平急剧下降，体内呈低雌激素、高泌乳素水平，乳汁开始分泌，乳汁的分泌依赖于哺乳时的吸吮刺激，还与产妇的营养、睡眠、情绪和健康状况密切相关；产后随子宫蜕膜的脱落，血液、坏死蜕膜等组织经阴道排出，称为恶露。正常恶露有血腥味，但无臭味，持续4~6周。若子宫复旧不全或宫腔内残留胎盘、多量胎膜或合并感染时，恶露增多，血性恶露持续时间延长并有臭味；产妇恢复排卵的时间与月经复潮的时间因人而异，因此，哺乳期月经复潮前仍有可能怀孕。

(2) 心理社会特点:此期产妇心理状态脆弱不稳定,敏感多疑,抑郁焦虑,依赖性、被动性强,如果不能很好地调适,容易发生各种心身障碍,重者会发展为产后抑郁症,表现为哭泣、抑郁和负向思考等。

2. 产后家庭访视 是社区护士为产妇提供护理的重要方式。通过家庭访视,社区护士可对产妇及婴儿进行全面评估,及时发现问题,给予指导。

(1) 访视时间:社区护士在产妇产后一般访视 3 ~4 次,分别是出院当天、产后 7 天、14 天和 28 天,了解产妇、新生儿的健康状况和哺乳情况,并给予指导。

(2) 访视内容:①了解产妇休息、睡眠、饮食、大小便、全身感觉及精神心理状态;②观察产后生命体征的变化,测量体温、脉搏、呼吸和血压;③了解哺乳情况,检查乳头是否皲裂,乳腺管是否通畅,乳房有无红肿、硬结及乳汁的分泌量;④观察子宫复旧和恶露情况;⑤检查腹部、会阴伤口愈合情况,了解伤口有无渗血、血肿及感染情况;⑥了解新生儿的喂养、睡眠、大小便情况,观察新生儿的皮肤色泽,测量呼吸、心率、体重及身长,评估其营养及生长发育是否正常,检查新生儿的脐带是否脱落,脐周有无红肿及分泌物,臀部有无红肿、溃烂。

考点: 产后家庭访视的时间和内容

3. 产后保健

(1) 膳食营养:应供给足量的蛋白质、矿物质、维生素、热量及水分,以保证乳汁的分泌。多吃鱼汤、骨头汤、鸡汤等,不吃辛辣、刺激的食物,避免饮酒,禁烟、咖啡及禁忌药物。

(2) 生活起居:产妇应在安静、舒适、温度适宜、阳光充足、空气清新的环境中休息;阴道自然分娩者应于产后 6 ~12 小时起床稍事活动,产后第 2 天可在室内走动并可按时做健身操;每日冲洗外阴,用消毒会阴垫,保持会阴部清洁,预防感染。伤口肿胀疼痛者,可用 0.1% ~0.2% 高锰酸钾溶液坐浴;注意个人卫生,每天用温热水漱口、刷牙、沐浴,勤换衣被。

(3) 母乳喂养:宣传母乳喂养的好处,介绍母乳喂养知识并指导乳房护理及母乳喂养方法。母乳喂养要坚持早接触、早吸吮、早开奶、按需哺乳和母婴同室的原则。

链接

指导母亲下奶

1. 帮助母亲建立哺乳信心,保持平和的心态。

2. 母乳不够时不急着给婴儿增加奶类食物,而要增加给婴儿喂奶的次数,以增强婴儿的吸吮刺激。

3. 多吃鲫鱼、鲢鱼、猪蹄、豆腐、丝瓜、核桃仁、芝麻等下奶食物,做到粮、豆、菜、果、奶、鱼、蛋、肉平衡摄入,保持营养均衡。

4. 在床上做展胸、转体动作或干些轻松的家务劳动。

5. 从乳房的底部向乳头方向梳挤,以按摩乳房,但要动作轻柔、力量适中。

(4) 心理保健:产褥期是由孕育胎儿转入哺育子代的时期,也是心理转换剧烈的时期。调适不当,易患各种身心障碍,严重的可发展成产后抑郁症。社区护士要及早告诉孕妇及其家属在孕产期可能遇到的心理问题,使她们和家属能早期识别异常,正确对待和处理所发现的问题。

(5) 计划生育:产褥期禁止性生活。产后 42 天起,恢复性生活后应采取避孕措施。避孕原则是哺乳者以工具避孕为宜,不哺乳者可选用药物避孕。

(6) 产后复查:产后 42 天应到门诊复查,内容包括全身、盆腔器官及哺乳情况等。

三、围绝经期保健

围绝经期指从绝经前一段时间到绝经后12个月内，出现与绝经有关的内分泌、生物学改变等临床特征。通常发生在45～55岁之间。

(一) 围绝经期妇女特点

1. 生理特点

(1) 生殖器官萎缩：随着年龄的增长，雌激素水平下降，子宫变小；阴道黏膜变薄，分泌物减少，盆底肌肉松弛；月经变得不规则，最后绝经。

(2) 血管舒缩失调：表现为皮肤潮红、潮热和出汗，围绝经期妇女常会出现胸、颈、面部突然发红，伴有全身燥热感，症状消失时多出汗，有时还伴有头痛、头晕、耳鸣、心慌、头部压迫感或胸部紧迫感。

(3) 骨质疏松：绝经后妇女由于雌激素水平下降，导致骨质吸收速度快于骨质生成，使骨质变得疏松。

2. 心理社会特点　雌激素水平降低后，可引起一系列精神症状，主要包括注意力不集中、易激动、情绪波动、紧张、焦虑、悲观、自我封闭、固执，内心有挫折感、自责等。同时还伴有失眠、头痛、头晕、乏力等躯体不适。部分女性还会出现个性行为的改变，表现为敏感、多疑、自私、唠叨、遇事急躁，甚至不近人情。

(二) 围绝经期妇女保健

社区护士应进行有针对性的保健指导，让围绝经期妇女了解此期是一个正常的生理阶段，是卵巢功能衰退后机体内分泌平衡失调的过渡时期，是暂时性的，随着机体的逐渐适应，内分泌平衡重新建立，症状就会自然消失，以解除其不必要的顾虑。

1. 日常保健

(1) 科学安排日常活动：做到生活起居有规律，动静结合、劳逸结合，维持正常体重，保持正常体态，不吸烟、不酗酒，保证充足的睡眠。注意个人卫生，保持外阴清洁。

(2) 参加力所能及的劳动：劳动是保持心理健康的源泉，坚持劳动可防止肌肉、组织、关节发生失用性萎缩，防止思维迟钝、记忆力减退、精神委靡不振。

(3) 坚持适当的体育锻炼：生命在于运动。适量运动是预防疾病和消除疲劳、获取健康长寿的重要要素。妇女到了围绝经期，好静不好动是导致肥胖、心脑血管病、糖尿病和骨质疏松的危险因素。可每天做广播操、打太极拳、慢跑、散步等，时间不少于30分钟。运动量一般以锻炼完毕，冬天自觉全身暖和，春秋天微微出汗，但不觉得心跳剧烈为度。

(4) 维持和谐性生活：妇女要注意培养夫妻间的情爱和性兴趣，掌握科学的性知识，重视性保健和提高性生质量，不该有“绝经即绝欲”的错误认识。如出现性冷淡、性交疼痛等性功能障碍，应及时就医，予以矫治。同时应注意做好避孕，防止意外妊娠。

2. 膳食营养　妇女到了围绝经期，新陈代谢的变化及雌激素水平的下降会对体内脂代谢、糖代谢等产生影响，因此要选用低热量、低脂肪的饮食，并注意增加钙的摄取。

3. 用药指导　使用雌激素替代疗法可减轻围绝经期症状，预防骨质疏松症，是目前治疗绝经综合征的有效方法，但要在医生指导下用药，严格掌握适应证、禁忌证，实行个体化用药原则。护士应向服务对象介绍用药的目的、剂量、方法及可能出现的不良反应，指导其合理用药。

4. 心理保健 注意心理平衡，保持良好的心态。学会正确对待各种矛盾，以乐观的态度对待身体上的暂时性不适；自感烦躁、焦虑、抑郁时要进行自我调节、自我宣泄、自我疏导；培养广泛的兴趣，如下棋、绘画、练太极拳、听音乐、看表演等，丰富生活、享受生活；调适多疑心态，学会冷静思考、学会忍让；主动与人交往，积极参与社交与娱乐活动，学会与朋友分享快乐。

5. 定期检查 应定期进行妇科常见病、多发病的检查，重点筛查乳腺癌、宫颈癌及监测血脂、血糖等项目。

6. 家庭支持 这一时期的妇女特别需要家人的理解与关心，社区护士要指导家属给予围绝经期妇女足够的关爱支持，原谅其莫名其妙的坏脾气和怪行为，帮助其平安地度过该期。

四、计划生育

实行计划生育是我国的基本国策，也是社区妇女保健工作的重要组成部分。节制生育的主要措施为避孕和绝育。

> **我国的计划生育政策** 链接
>
> 我国的计划生育政策是晚婚、晚育、少生、优生，提倡一对夫妇只生育一个孩子。男25周岁及以上，女23周岁及以上结婚者，为晚婚；男26周岁及以上，女24周岁及以上生育者，为晚育。少生就是提倡一对夫妇只生育一个孩子，坚决减少和杜绝计划外二胎和多胎生育。优生指生育身体健康、智力发达的后代，防止因遗传性、先天性和产伤性因素导致生育痴呆或其他缺陷的后代。

(一) 工具避孕

1. 阴茎套 也称避孕套、安全套，为男性避孕工具，避孕的同时具有防止性传播疾病的作用。如果能正确使用，可有很好的避孕效果。

2. 阴道隔膜 又称阴道套，是女用避孕工具，为聚氨酯制成的袋状物，也具有防止性传播疾病的作用。

3. 宫内节育器(IUD) 近40年来在世界各地广泛使用的一种安全、有效、简便、经济、易于接受的女性节育工具，其有效率达90%，且在取出后不影响生育。

(二) 药物避孕

1. 短效口服避孕药 是各类避孕药物中问世最早、应用最广泛的一种避孕药，是所有避孕方法中成功率最高的一种。患有严重心血管疾病、急慢性肝炎、肾炎、血液病、糖尿病、甲亢、子宫或乳房肿块、恶性肿瘤者禁用。

2. 长效口服避孕药 由长效雌激素和人工合成的孕激素配伍制成。利用长效雌激素炔雌醚，从胃肠道吸收后，储存于脂肪组织内，缓慢释放，起长效避孕作用。

3. 长效避孕针 肌内注射1次可避孕1个月，有效率达98%。

4. 速效避孕药(探亲避孕药) 服用时间不受经期限制，适用于短期探亲夫妇。

(三) 紧急避孕

紧急避孕指在无保护的性生活或避孕失败后的3天内，妇女为防止非意愿妊娠而采取的避孕方法。一个月经周期只能用一次，其避孕机制是阻止或延迟排卵，干扰受精卵着床。

(四) 安全期避孕

安全期避孕又称自然避孕法，指根据妇女的自然生理规律，不用任何避孕药物或器具，选择在月经周期中的不宜受孕期内进行性生活而避免怀孕。

（五）避孕失败补救

因避孕失败所致的意外妊娠，可在孕早期采取措施终止妊娠。孕早期可采用药物流产和手术流产，孕中期可采用引产术。药物流产方法简便，无须宫内操作，无创伤，不良反应轻，但药物流产须在有抢救条件的正规医疗机构开展。

第 4 节　社区老年人保健与护理

案例7－3

王老伯，78 岁，随着年龄增加，记忆力越来越差，最近一段时间表现更加明显，做事丢三落四，刚吃过的菜、讲过的话，过一会儿就想不起来了。自己的东西放了以后，不记得放在何处，便怀疑有人偷他的东西。情绪急躁易怒，性格也发生改变，自私吝啬，现在又开始到处收集废品，家里堆满了他收集的垃圾，谁劝阻都无效。

问题：1. 王老伯的行为是否属于正常老化表现？

2. 针对王老伯的情况，作为社区护士你应该如何护理？

按照 WHO 的划分标准：发达国家 65 岁及以上、发展中国家 60 岁以上者定义为老年人。随着社会、经济的发展，人均期望寿命不断提高，社会老龄化已成为不可避免的发展趋势。我国老年人口增长速度快，人口数量多，绝对数居世界第一，占世界老年人口总量的 20%，老龄化是我国 21 世纪面临的主要社会问题之一。健康老龄化是人类面对人口老龄化的挑战提出的战略对策，由于老年人大都生活在社区家庭中，所以开展社区老年人保健与护理，提高老年人自我保健能力是实现健康老龄化的重要途径。

考点：WHO 老年人年龄划分标准

一、老年人特点

（一）生理特点

1. 体形与外貌　身高、体重下降，四肢肌肉萎缩，呈弯腰驼背体型；皮下脂肪、汗腺及毛细血管逐渐减少，皮肤松弛，色素沉着；头发变灰、变白、脱落。

2. 身体构成成分　身体水分减少，脏器组织中的细胞量减少，脂肪组织增加，所以老人易发生脂肪蓄积、肥胖和血脂增高。

3. 呼吸系统　随增龄肋软骨钙化，肺弹性降低，肺泡数目减少，呼吸肌、膈肌及韧带萎缩，肺活量降低，气管黏膜纤毛运动能力减退，分泌物不易排出，易发生肺部感染。

4. 心血管系统　随着年龄增长，动脉粥样硬化程度逐渐加重，血管及瓣膜增厚变硬，易发生心肌梗死、心房颤动、早搏等。

5. 消化系统　胃液分泌减少，胃活动减弱，肠蠕动减慢等，常导致食欲减退、消化不良、便秘等。

6. 泌尿系统　肾血管硬化，肾血流量减少，肾小管功能减低，肾小球滤过率减少。女性常出现尿频或尿失禁，男性常出现排尿困难或尿潴留。

7. 运动系统　脊柱缩短，身高减低；骨密度降低，骨质疏松，易发生骨折；肌肉萎缩，肌力减退，关节稳定性差，易疲劳、跌倒。

8. 神经系统　脑体积缩小，重量减轻，神经细胞减少，神经递质减少，自主神经功能紊乱，记忆力减退，易发生老年性精神症状与痴呆。

（二）心理社会特点

1. 智力　随年龄增长出现智力减退，表现为感知能力退化，注意力、近期记忆能力减退，对外界事物反应迟钝模糊。

2. 情感　社会地位的下降，经济收入的减少，身体各项功能的衰退，再加上躯体疾病等原因，容易情绪波动，产生消极情绪，表现为孤独、悲观、焦虑，抑郁。

3. 人格　易产生以自我为中心、保守、固执、多疑、自私、心胸狭窄、爱发牢骚、过于谨慎等人格变化。

链接

老年人格类型

1. 成熟型　表现为生活满意度高，能正视新的生活，适应能力强，以积极态度面对现实。

2. 安乐型　表现为强烈依赖和盼望他人对自己提供帮助和照料，或对外界缺乏兴趣，满足于现状，缺乏独立和进取精神。

3. 防御型　用心理防卫机制应对衰老，表现为刻意追求目标，否认衰老，活到老、干到老，并乐在其中。

4. 愤怒型　表现为不满现状，性格粗暴，怨天尤人。

5. 自责型　将一切不幸遭遇都归咎于自己，对一切事物都持悲观态度。

二、老年人保健与护理

开展老年人保健与护理工作是为了使老年人在预期寿命期间身体健康，功能健全，生活自理，或即使不能完全做到，也应尽可能地将功能受损、生活不能自理的程度降至最低。

（一）居家环境

由于机体老化，老年人对环境的适应能力下降，因此，应对居家环境进行适当的调整，保证环境安全、舒适，以适应老年人的生活需要。

1. 舒适　保持居室安静，避免嘈杂；经常通风，保证室内空气新鲜；采光良好，避免跌倒；维持适宜温度（22～24℃）与湿度（50%～60%）。

2. 安全　室内陈设尽量简洁，避免堆放过多杂物；家具的转角处尽量使用弧形，以免碰伤；床的高度应使老年人膝关节成直角，坐在床沿时两脚足底全部着地；地面尽量选用防滑地板，擦地时避免太湿；卫生间最好在老年人卧室附近，地面要铺防滑地砖或防滑垫，马桶和洗浴设备处安装扶手；厨房要安装燃气报警器，水池及操作台高度应便于老年人操作，选择安全且使用简单的燃气灶，避免燃气泄漏。

（二）膳食营养

老年人代谢水平下降，身体活动减少，对热量的需求下降，同时消化系统功能减退，对食物的消化能力也明显减退。社区护士应按照老年人的特点，设计适合个体的膳食，做到摄入与排泄相平衡。基本原则为食物种类多样、油脂适量、粗细搭配、食盐限量、甜食少吃、饮酒节制、三餐合理、饮食规律、进餐七成饱。

（三）运动与休息

1. 运动　保持适当运动，不但能促进身体健康，增加机体抵抗力，延缓衰老，还有助于保持积极的生活态度，起到陶冶情操，愉悦身心，丰富生活的作用。老年人应提倡有氧运动，如步行、慢跑、骑车、游泳、跳舞、爬山、打太极拳等。

2. 睡眠　充足的睡眠有利于恢复体力。老年人需要较多的休息，合理的休息应贯穿于整天的活动中。老年人要养成早睡早起和午睡的习惯，睡前不喝茶、咖啡和含酒精饮品，避免从事促使神经系统兴奋的活动或看惊险刺激的电视。如有入睡困难、易醒、早醒或嗜睡，应分析原因，有针对性地调整睡眠时间，克服害怕失眠的心理。

（四）用药指导

由于生理功能减退、用药种类复杂、累加用药量大，老年人更易发生药物不良反应。社区护士应对老年人进行安全用药的宣教和指导，指导老年人正确用药，以减少药物不良反应的发生。老年人应做到先就医后用药，用药种类少、剂量小、时间短、药性温，中西药不重复使用，严格控制抗生素及滋补药使用；需长期用药者，应坚持服用并注意观察不良反应。

（五）生活方式

老年人应该选择良好的生活方式，做到生活规律，劳逸结合，动静结合，戒烟限酒，讲究个人卫生。

（六）安全防护

老年人常见的安全问题有跌倒、坠床、误吸、窒息、压疮、烫伤、中毒、走失、交通事故等，这些均可造成老年人受伤、失能，生活质量降低。老年人要提高安全意识，尽量消除环境中的危险因素，日常活动要量力而行，避免危险行为。

（七）心理保健

鼓励老年人参与社会活动，帮助他们通过各种方式走向社会，保持与人交往，从社会生活中寻找生活动力，摆脱孤独。如鼓励老人下棋、听音乐、打太极拳、从事各种力所能及的工作和活动。指导他们客观地面对老化现实，调整心态，正确面对生活、疾病和衰老。

（八）性生活指导

老年人需要适度和谐的性生活，它可增强老年人的自信心和生命力，使生活更充实愉快。社区护士要指导老年人学习相关知识，并注意性安全。

三、常见健康问题的预防与护理

（一）失眠

失眠指睡眠的发生或（和）维持障碍，分为入睡困难、睡眠维持性差和早醒。如果躺下30分钟仍不能入睡，可判定为入睡困难。睡眠不深，反复觉醒，睡眠经常间断为睡眠维持性差。早醒可导致睡眠时间减少。随着增龄，老年人睡眠时间减少、睡眠质量下降。老年人大约50%存在睡眠问题。

1. 原因　包括环境因素、生理因素、病理因素、心理因素等。其中心理因素引起的最多见。

2. 预防与护理

（1）消除病因。

（2）心理疏导：部分老年人往往过分关注睡眠问题，认为睡眠少就是失眠，害怕失眠，导致情绪紧张，反而加重失眠。因此，应指导老年人正确认识老年期睡眠的特点，学习一些放松技巧，减轻焦虑，并安排适宜的活动，弱化自己对失眠问题的关注。

(3) 改善环境：以安静、舒适、安全、整洁为原则。睡前根据习惯调节房间的光线、温度、湿度、音响，避免外界环境中的不良刺激，如强光、噪声等；注意卧具清洁平整，棉被厚薄适宜，枕头高度合适。

(4) 睡前活动安排：根据习惯做好就寝前的准备，如睡前淋浴、温水泡脚、背部按摩、阅读书报、听广播、喝牛奶或热饮料、做保健操、放松练习等。睡前不宜：①吃得过饱，饮水过多；②喝浓茶和咖啡；③从事过分紧张的脑力劳动；④进行剧烈的体育活动；⑤看情节惊险的电视或小说；⑥讨论有争议的家务事等。

(二) 便秘

便秘指正常排便形态改变，排便次数减少，排出的粪便过干、过硬，且排便不畅、困难。便秘在老年人当中非常常见，女性多于男性。便秘本身会给老年人带来痛苦，更重要的是可以引起急性心血管事件发生，所以必须予以重视。

1. 原因　老年人便秘多为功能性便秘，常见原因有：①胃肠蠕动慢；②饮食量少，结构不合理；③活动减少，尤其长期卧床者；④排便习惯不良；⑤心理因素；⑥不合理使用缓泻药。少部分便秘属器质性便秘，多由肠道肿瘤、脑血管病变等引起。

2. 预防与护理

(1) 改变饮食习惯：多吃富含膳食纤维的食物，如粗杂粮、薯类、水果、蔬菜等，增加粪便容积，增强粪便对肠道的刺激，促进肠道蠕动，帮助排便。另外还可以食用一些润肠排便的食物，如蜂蜜、香蕉、银耳等。

(2) 适当运动：运动可以加快肠蠕动，增强食欲，锻炼膈肌、腹肌、肛门括约肌，提高排便动力，利于排便。老年人可选择慢跑、散步、体操等有氧运动，因病久卧者，要主动或被动地进行床上活动，并做腹部按摩。

(3) 重建排便习惯：老年人要生活规律，按时作息，尤其是要养成按时排便的习惯，建立良好的排便反射。每天晨起后，可先空腹喝一杯白开水，稍微活动，一旦有便意马上排便。如果出现便秘，可以临时使用缓泻剂或粪便软化剂改善症状，但不可乱用泻药。

(4) 心理调整：紧张、焦虑、抑郁等不良情绪都可引起便秘，老年人要学会调整自身心情，保持稳定乐观的情绪状态。

第5节　社区临终关怀与护理

一、临终关怀概述

临终关怀最早起源于中世纪，是一种隶属于宗教的慈善服务机构，基于基督博爱的精神，对徒步朝圣者提供照顾。现代临终关怀始于1967年英国伦敦桑德斯博士创办的圣克里斯托弗临终关怀院，它体现了对临终患者整体护理的理念，成为全世界的典范。到了20世纪70年代，60多个国家先后建立了临终关怀机构和各种学术团体。1988年，天津医学院建立了我国第一所临终关怀研究中心。目前我国已有临终关怀机构100余所。

> **链接　我国的第一所临终关怀研究机构**
>
> 1988年7月15日，美籍华人黄天中博士与天津医学院院长吴咸中教授以及崔以泰副院长合作，共同创建了我国第一个临终关怀研究机构——天津医学院临终关怀研究中心。1990年10月筹建的临终关怀病房开始收治患者。迄今已有数百名临终患者在这里有尊严、舒适、安详地抵达人生终点。

1. 临终关怀的概念　临终关怀又叫临终照顾或安宁医疗，是向临终患者及家属提供一种包括生理、心理、社会、精神等全方位的照料，使临终患者生命得到尊重，症状得到控制，生命质量得到提高，安宁、舒适地走完人生的最后旅程，家属身心健康得到维护和增强。

2. 临终关怀的目的

(1) 提高患者的生存质量：临终关怀不以延长患者的生存时间为重，而以丰富患者的有限生命，提高其临终阶段生命质量为宗旨。通过缓解疼痛和其他痛苦症状，提供给临终患者一个舒适、有意义、有尊严的生活，使患者在有限的时间里，能有清醒的头脑，在可控制的病痛中接受关怀，享受生命的余晖。

(2) 帮助患者接纳死亡：通过死亡教育，帮助患者了解死亡、认识死亡，肯定生命并把死亡视为生命的一部分，消除对死亡的恐惧，接纳临终的事实，积极地活到生命最后一刻，安祥地走完人生最后一程。

(3) 给予患者身、心、灵的关怀：身体方面，增进舒适，减轻痛苦；心理方面，协助患者度过濒死的过程，接受疾病与死亡，与家人积极互动；心灵方面，内心获得安宁，灵魂得以救赎。

(4) 维护临终患者的尊严：个人的尊严不因生命活力的下降而降低，个人权利也不因身体的衰竭而丧失。临终患者有权对自己的生活方式、医疗护理措施等提出自己的要求和选择，也有权得知病情真相，有权选择死亡的方式。

(5) 给患者家属以精神支持：在患者临终期间要将患者和其家属视为一体，指导和帮助家属正视患者的疾病和死亡，与患者和家属一起讨论患者的病情以及护理、治疗和照顾方案，给予他们承受所有事实的力量，进而坦然地接受一切即将面对的问题，从而减轻心理压力。

3. 临终关怀机构

(1) 独立临终关怀机构：指不隶属于任何医疗卫生服务机构的独立临终关怀机构，如临终关怀院、宁养院等。机构内设施像家一样，精心设计的庭院草木繁茂，鸟语花香，会客厅、美容室、美体室等生活设施一应俱全。专业医务人员针对患者的不同需要给予照顾，患者可以像在家一样或比家还舒适的环境中度过余生。英国的临终服务大多是这种模式，它的缺点是运作成本昂贵，优点是患者能得到最好的服务。

(2) 附属临终关怀机构：指在医疗卫生服务机构内设置某个病区或若干个病房用以收住临终患者，如临终关怀病房、宁养病房。目前，我国主要以此类机构作为主要的临终关怀机构。它是综合医院利用现有的物力、财力，对现有的医护人员进行培训后开展的临终服务，服务周到程度及质量有一定的欠缺。

(3) 居家临终关怀：指以社区卫生服务中心或社区卫生服务站等医疗卫生服务机构为依托，以家庭为单位开展的临终关怀服务。临终患者居住在自己家中，主要由家属承担生活护理，社区医务人员定期或按需进行家庭访视，提供必需的医疗指导和护理服务。

二、临终患者及家属的护理

(一) 临终患者的护理

认识和尊重临终的生命价值，提高生存质量，是临终关怀的真谛所在。临终患者大多有食欲不振、便秘或腹泻、呼吸困难、营养不良、睡眠紊乱、运动障碍、意识改变等表现。最大限度地做好身心护理,保持身体舒适,满足各种需要,提高临终患者的生活质量,是临终护理的基本目的。

1. 生活护理

(1) 提供合适的环境:让临终患者生活在阳光充足、空气新鲜、温度适宜、整洁安静的环境中。有条件的最好为临终患者安排单人房间,设施应方便患者活动和各种治疗、护理操作的实施。

(2) 做好皮肤护理:维持患者良好舒适的体位,定期翻身,更换卧位,避免某一部位长期受压。勤换衣裤,床单应保持清洁、干燥、平整、无碎屑。做好排泄护理,保持患者会阴部皮肤清洁、干燥,防止压疮发生。

(3) 加强营养,改善呼吸:注意食物色、香、味,少量多餐,以减轻恶心,增进食欲。给予流质或半流质饮食,便于患者吞咽。必要时采用鼻饲法或完全胃肠外营养,保证患者营养供给;神志清醒者,采用半卧位,扩大胸腔容量,减少回心血量,改善呼吸困难。昏迷者采用仰卧位,头偏向一侧或侧卧位,防止误吸。必要时吸痰、吸氧,以保持呼吸道通畅,纠正缺氧状态,改善呼吸功能。

2. 疼痛护理　疼痛是癌症患者临终前常伴有的症状,护理中应注意认真观察患者每次疼痛发作的部位、时间、程度、性质,按照WHO提出的三阶梯止痛方案,选择恰当的方法镇痛。

3. 心理护理　临终患者多经历了否认、愤怒、协议、抑郁、接受等复杂的心理,精神极度脆弱,对患者的心理支持往往比生理上的治疗更重要。社区护士需要了解患者的心理特点及情绪变化,采取有针对性的措施。

(1) 加强沟通:对能用语言交流的患者,护士应主动营造一种亲切合作的氛围,用自然柔和的语言与之交谈,尽可能让患者多讲话,通过交谈分担患者的痛苦,了解患者临终前的心愿,倾听患者的心事,尽量满足患者的要求,使其没有遗憾地离开人世。对因虚弱而无力进行语言交流的患者,可以通过语言、神态、手势表达出理解和爱,如握着患者的手、帮患者倒水等。

(2) 进行死亡教育:对不治之症患者进行死亡教育是临终关怀的重要内容。通过死亡教育,使患者对死亡有正确的认识,能够坦然接受死亡的现实,真实表达自己的内心感受。患者能直言不讳地谈论有关死亡的问题,一方面有利于患者积极配合治疗,预防不合理性自杀;另一方面还可使患者认识到自己的价值,保持平衡的心态和健全的人格,方便为自己的后事做妥善安排,自始至终保持个人的尊严,从而提高生命质量。同时还能得到家属的支持和理解,有助于家属应对危机,维持家庭和谐稳定。

(3) 帮助患者满足精神和自尊的需求:鼓励患者继续与周围亲戚朋友保持联系,鼓励其集中精力做自已力所能及又非常喜欢的事,以体现生存价值,减少孤独和悲哀。

考点: 临终患者的护理

(二) 临终患者家属的护理

从患者生病到死亡甚至到死后,不只患者本身,对家属而言,也是一连串的哀痛过程,他们承担着生理、心理、经济等多重压力,往往比患者本人更难以应对死亡带来的一系列危机,因此,临终关怀需要在关注患者的同时,做好对患者家属的指导和帮助。

1. 帮助家属积极面对事实　当家属突然获知亲人临终时,也会像患者一样震惊、恐惧、焦虑,拒绝接受现实。面对突然的变故他们惊慌失措、茫然无助,不知自己该如何调适心态、对待亲人。护士需要给家属以安慰、关怀和指导,帮助他们正确面对亲人死亡的现实,配合医务人员做好临终患者的护理工作。

2. 鼓励家属表达情感　护理人员要积极与患者家属沟通互动，提供机会鼓励家属说出内心的感受、遇到的困难，帮助他们发泄心中的悲伤，舒缓哀伤情绪。

3. 指导家属照顾患者　让家属参与医疗和护理计划的制订，教会并让家属做一些护理操作，既可以让家属了解到患者的治疗护理情况，也可以满足家属照顾患者的心理需要，使他们得到慰藉，减少负疚感。

4. 帮助家属顺利度过居丧期　患者死亡后，护士要提供相关信息，帮助家属妥善处理善后。居丧期内定期访视，做好情绪疏导。

小　结

不同重点人群保健护理的重点：新生儿期注重保温、正确喂养及预防感染，其他各期注重营养与喂养、日常起居、疾病预防、意外事故防范、良好行为习惯培养和早期教育；孕早期强调预防先天畸形，孕中期重在监测胎儿宫内发育情况、进行产前诊断和加强营养，孕晚期除监测胎儿宫内发育和加强营养外，预防妊娠并发症最重要；产褥期的重点在膳食营养、生活起居、母乳喂养、计划生育、产后复查等方面；围绝经期主要是围绕合理营养、正确用药、定期体检和预防泌尿生殖系统炎症进行。老年人护理重在居家环境、膳食、运动、用药、生活方式、心理等方面。

自测题

一、名词解释

1. 新生儿期　2. 恶露　3. 临终关怀

二、填空题

1. ________是亲子关系形成的关键期；________是个体语言发展的关键期。
2. ________个月以内的婴儿提倡母乳喂养。________以上的婴儿要及时添加辅食，使其适应多种食物，减少以后挑食、偏食的发生。
3. 女性在________岁生育比较合理，最好不超过________岁，特别不要超过________岁。
4. 临产的信号有腹痛、________、________和________。
5. 母乳喂养要坚持早接触、__________、早开奶、________和________的原则。
6. 孕 28 ~ 36 周每________周做 1 次产前检查，孕 36 周后每________周做 1 次产前检查。

三、选择题

A 型题

1. 小儿生长发育最快时期为
   A. 新生儿期　B. 生后前 6 个月
   C. 幼儿期　D. 学龄前期
   E. 学龄期
2. 完成散居小儿保健的工作地点主要在
   A. 家庭　B. 托幼园所
   C. 学校　D. 儿童福利机构
   E. 医院
3. 下列哪项心理沟通方式适用于看护婴儿
   A. 因势利导　B. 多做游戏
   C. 搂抱与抚摸　D. 适时鼓励
   E. 社会交流
4. 1 岁以内儿童定期健康检查的时间要求是
   A. 每 1 个月检查 1 次　B. 每 2 个月检查 1 次
   C. 每 3 个月检查 1 次　D. 每 6 个月检查 1 次
   E. 必须与每次预防接种同时进行
5. 不应采用的新生儿家庭访视程序是
   A. 通过电话与新生儿家庭建立联系
   B. 了解母婴出院的时间
   C. 先访视患感染性疾病的新生儿，再访视正常新生儿
   D. 先访视正常新生儿，再访视患感染性疾病的新生儿
   E. 先访视早产儿，再访视患感染性疾病的新生儿
6. 母乳喂养的注意事项是
   A. 次数固定　B. 定量哺喂
   C. 按需哺乳　D. 夜间停喂
   E. 5 ~ 6 小时一次
7. 对青春期生理变化特征描述错误的是

A. 生殖系统逐渐发育成熟
B. 第二性征出现
C. 最早出现的特征是乳房发育
D. 月经初潮后的一段时间,性腺开始分泌激素
E. 周期性阴道出血是性成熟的标志

8. 女性青春期开始的指针是
A. 年龄从16岁开始　B. 第二性征迅速发育
C. 可以受孕　D. 月经来潮
E. 性器官迅速发育

9. 青少年精神心理发育的特点表现正确的是
A. 自制力强　B. 性意识不断增强
C. 对家长依赖性增强　D. 自我评价能力不高
E. 对社会认识趋于成熟

10. 妇女的最佳生育年龄是
A. 20~39岁　B. 18~35岁
C. 24~29岁　D. 30~35岁
E. 不超过35岁

11. 孕妇睡眠时最好采取
A. 平卧位　B. 仰卧位
C. 左侧卧位　D. 膝胸卧位
E. 右侧卧位

12. 妊娠晚期,孕妇每周体重增加不应超过
A. 0.3kg　B. 0.5kg
C. 1kg　D. 0.6kg
E. 1.2kg

13. 正常胎儿心率为
A. 100~120次/分　B. 120~140次/分
C. 140~160次/分　D. 120~160次/分
E. 140~180次/分

14. 第一次访视产褥期妇女的时间应在产后出院
A. 3天内　B. 5天内
C. 7天内　D. 10天内
E. 当天

15. 产后复查的时间是
A. 产后21天　B. 产后28天
C. 产后35天　D. 产后42天
E. 产后49天

16. 老年人随着增龄而出现的一种普遍现象是
A. 身高缩短,体重下降
B. 身高缩短,体重不变
C. 身高缩短,体重增加
D. 身高不变,体重下降
E. 身高不变,体重增加

四、简答题

1. 新生期儿童日常保健的重点是哪些方面?
2. 产后保健的重点是什么?

(康金凤)

第8章 社区常见慢性病患者的护理与管理

目前，随着社会经济的发展和生活方式的改变，人口老龄化的进展加速，以心脑血管疾病、肿瘤、糖尿病等为代表的慢性疾病已成为严重威胁我国人民健康的重要公共卫生问题。而这些问题应成为医护人员关注的焦点，需要医护人员帮助居民掌握慢性病的防治知识，帮助患者恢复受损的功能，提高生活质量。因此，慢性病患者的社区护理与管理是社区护理的重要内容。

第1节 高血压患者的护理与管理

案例8-1

患者，男性，50岁，部门经理，有烟酒嗜好。2年前主诉头痛、头晕，睡眠不好半月余，经医生诊断为轻度高血压。近日由于工作压力大，常因小事大发雷霆。患者平时运动较少，应酬较多，常忘记吃降压药。今自感视物模糊，头痛、头晕症状加重，故来院就诊。查体：体温36℃，脉搏84次/分，呼吸18次/分，血压180/120mmHg。

问题：1. 导致该患者高血压的危险因素是什么？

2. 如何指导患者正确服药？

一、概　　述

高血压是心脑血管常见病之一，严重时可累及心、脑、肾等器官。患病特点为"三高三低"，即患病率高、危害性高、增长趋势高，知晓率低、治疗率低、控制率低。

（一）定义

表8-1　血压水平的定义和分类

类别	收缩压（mmHg）	舒张压（mmHg）
正常血压	<120	<80
正常高值	120~139	80~89
高血压	≥140	≥90
1级高血压（轻度）	140~159	90~99
2级高血压（中度）	160~179	100~109
3级高血压（重度）	≥180	≥110
单纯收缩期高血压	≥140	<90

注：当收缩压与舒张压分属不同级别时，以较高的级别作为标准。

原发性高血压是以血压升高为主要临床表现的综合征，通常简称为高血压病。在高血压患者中，约5%的血压升高是由某些确定的疾病或病因引起的，称为继发性高血压。目前，我国将高血压定义为：在未服用抗高血压药物的情况下，收缩压≥140mmHg和（或）舒张压≥90mmHg。测量3次非同日血压，均符合上述标准，即可诊断为高血压。根据血压的升高水平又将血压分为1、2、3级，具体见表8-1。

(二)临床表现

1. 一般表现　原发性高血压大多数患者起病隐匿,不易早期发现,可在精神紧张、情绪紧张或劳累后血压升高,去除病因或休息后降至正常。常见的症状有头痛、头晕、耳鸣、心悸、记忆力减退、手腿麻木、烦躁易怒等症状。也可出现视物模糊、鼻出血等较重症状。约1/5患者无症状,仅在测血压时或发生心、脑、肾等并发症时才被发现。

2. 恶性或急进型高血压　病情急剧发展,血压显著升高,舒张压持续≥130mmHg,伴头痛,视物模糊,眼底出血、渗出和视盘水肿,肾损害突出,有持续性蛋白尿、血尿、管型尿,如不及时有效地降压治疗,预后很差,常死于肾功能衰竭、脑卒中或心力衰竭。

3. 并发症

(1)高血压危象:因紧张、疲劳、寒冷、突然停药等诱因,小动脉发生强烈收缩痉挛,血压急剧升高,出现头痛、烦躁、眩晕、恶心、呕吐及视物模糊等症状。

(2)高血压脑病:发生在重症高血压患者,由于过高血压超过脑血流自动调节范围,引起脑水肿。表现为弥漫性严重头痛、呕吐、意识障碍、精神错乱,甚至昏迷、抽搐。

(3)脑血管病:包括脑出血、脑血栓形成、短暂性脑缺血发作。

(4)其他:长期高血压导致心力衰竭、慢性肾功能衰竭等并发症。

二、流行病学特点及危险因素

(一)流行病学特点

我国流行病学调查显示,高血压患病率呈明显上升趋势,北方高于南方,沿海高于内地,城市高于农村。青年期男性高于女性,中年后女性略高于男性。高血压患病率、发病率及血压水平随年龄增长而升高。

(二)危险因素

1. 遗传因素　高血压有家族聚集倾向,父母如果有高血压,子女的发病率高达46%,环境因素也起着重要作用。

2. 不合理膳食　经常食用高脂肪、高胆固醇、高蛋白的人群患病率高,而钠盐的摄入量高是患高血压的主要因素。

3. 肥胖　体重超重是血压升高的重要危险因素,约1/3高血压患者有不同程度的肥胖。

4. 吸烟、酗酒　经常吸烟、酗酒可使小动脉收缩,血压升高。

5. 精神刺激　长期工作劳累、精神过度紧张、思想压力大、焦虑、噪声等都可引起高血压。

考点: 高血压的危险因素

三、高血压患者的社区护理与管理

护考链接

患者,女性,69岁,高血压。间断服用降压药物,血压控制在120~150mmHg/70~90mmHg。今晨测血压120/80mmHg。对其健康教育不正确的是

A. 适当运动

B. 血压控制理想,可暂时停药

C. 服药后卧床片刻,防止直立性低血压

D. 低盐、低脂、低胆固醇饮食

E. 避免情绪激动

点评: 答案B。高血压患者要长期坚持服药,停药可使血压反弹,损害心、脑、肾等器官。

(一) 高血压患者的社区护理

1. 休息与活动　保持合理休息与适当活动,加强机体活动能力。高血压初期应保持充足的睡眠,安排适当的运动,如打太极拳、散步等,不宜做登山、游泳等剧烈运动。血压较高或症状明显的患者宜卧床休息,协助做好生活护理。

2. 饮食护理　饮食宜低盐、低脂、补钙、补钾。减少各种腌制食品的摄入,每日摄盐量以不超过6g为宜;减少脂肪摄入,膳食中脂肪量应控制在总热量的25%以下;补钙、补钾,应多吃蔬菜、水果,多饮牛奶。戒烟限酒,多运动。

3. 用药护理　一旦诊断为高血压应遵医嘱服药,密切观察用药后的不良反应,遵医嘱调整剂量。不可自行增减药量或突然停药,需长期坚持服药。服药后如有晕厥、恶心、乏力应立即平卧,取头低足高位,增加脑部血流量。老年患者服药后不宜站立过久,防止晕厥。用药期间指导患者起床不宜太快,动作不宜过猛,防止头晕、头痛。

4. 心理护理　指导患者学会自我调节,减轻精神压力,避免情绪激动、紧张等不良刺激,社区护士可组织患者听音乐、看报纸、下棋、做体操等调节紧张情绪,保持稳定心态。

考点: 高血压患者的社区护理

5. 健康指导　社区护士向患者及家属解释高血压对机体的危害,以引起高度重视,坚持长期的饮食、运动、药物治疗,将血压控制在正常水平;起居规律,适当运动,戒烟限酒,多吃蔬菜水果,控制体重,保持乐观情绪。坚持测量血压,定期门诊随访复查。

(二) 高血压患者的社区管理

主要是通过三级预防,提高人群自我保健意识,预防和控制高血压的并发症。

1. 一级预防　指已存在高血压危险因素,但尚未发生高血压的个体或群体的预防。针对一般人群宣传高血压知识,提高居民对高血压危害认识,远离危险因素,如戒烟限酒,低盐、低脂饮食,加强体育锻炼等,提倡健康生活方式。

链接　高血压急症家庭救护

如果发现患者出现血压急剧升高、剧烈头痛、呕吐、大汗、视物模糊、面色及神志改变、肢体运动障碍等症状,应立即卧床休息,并抬高床头,保持安静,避免一切不良刺激,安定情绪,必要时可服用少量的镇静剂;吸氧,保持呼吸道通畅;舌下含服降压药;拨打120急救电话(现场一人救护时,先救护后打电话,两人救护时,救护与打电话同时进行);医务人员到现场后,立即建立静脉通道,给予降压药,抢救患者。

2. 二级预防　指对已发生高血压的人们进行规范化治疗、护理及健康教育,从而防止高血压进一步加重,预防早期并发症。告知患者坚持服药,合理膳食,适当运动,定期监测血压,保持良好的心情,使血压处于稳定状态。指导患者学会自我管理,认真作好服药记录和血压记录,动员家属督促患者认真执行治疗方案;组织高血压患者俱乐部,通过经验交流,提高自我管理能力和战胜疾病的信心。

3. 三级预防　指重症高血压的抢救、治疗及护理,预防并发症,同时进行康复治疗。指导患者合理安排休息,避免过度劳累,定期进行眼、心、肾功能监测,发现问题及时处理。

第2节 冠心病患者的护理与管理

案例8-2

患者，男性，68岁，有高血压史，因剧烈胸痛2小时急诊入院。今早6点起床后先感上腹部不适，后感心前区不适和疼痛，老伴用家中自备的氧气筒给他吸氧、舌下含服硝酸甘油和麝香保心丸。由于症状无缓解，加大硝酸甘油和麝香保心丸剂量，仍无效，患者感到疼痛加剧，难以忍受，疼痛向左上肢放射，直至左无名指和小指，伴恶心，未呕吐。诊断为心肌梗死。经抢救治疗后病情稳定，现已出院。

问题：1. 如何指导患者休息与活动？

2. 如何指导该患者的饮食？

一、概　　述

在我国，冠心病的发病率和死亡率呈逐年上升的趋势。随着生活方式的改变、饮食不节制，冠心病呈年轻化趋势，严重威胁着人们的生命健康。

（一）定义

冠心病是冠状动脉粥样硬化性心脏病的简称。冠状动脉粥样硬化使血管腔狭窄或阻塞，或（和）因冠状动脉功能性改变（痉挛）导致心肌缺血、缺氧或坏死而引起的心脏病，统称冠状动脉心脏病，亦称缺血性心脏病。临床以心绞痛和心肌梗死最为常见。心绞痛是由于冠状动脉供血不足，导致心肌急剧、暂时的缺血与缺氧所产生的临床综合征。心肌梗死是在冠状动脉病变的基础上，发生冠状动脉血供急剧减少或中断，使相应的心肌严重而持久地急性缺血而导致心肌坏死。

（二）临床表现

1. 心绞痛的临床表现

（1）部位：位于胸骨后或心前区，常放射至左肩、左臂内侧。

（2）性质：典型的胸痛呈压迫性或紧缩性、发闷，也可有烧灼感。

（3）持续时间：呈阵发性，轻者3～5分钟，重者可达10分钟，很少超过30分钟。

（4）缓解方式：一般休息后或含服硝酸甘油后1～3分钟缓解。

2. 心肌梗死的临床表现　疼痛部位和性质与心绞痛相似，但常发生于安静或睡眠时，疼痛程度更重，范围更广，常呈难以忍受的压榨、窒息感或烧灼感、濒死感。疼痛持续时间较长，可达数日或数小时，休息和舌下含服硝酸甘油多不能缓解。

二、流行病学特点与危险因素

（一）流行病学特点

冠心病发病年龄多在40岁以后，男性多于女性，脑力劳动者多于体力劳动者，城市多于农村。目前，我国发病率呈年轻化趋势。

考点：冠心病的危险因素

（二）危险因素

1. 高血压　血压升高可导致冠状动脉粥样硬化，冠状动脉粥样硬化患者60%～70%有高血压。

2. 血脂异常　总胆固醇、低密度脂蛋白胆固醇及三酰甘油升高，以及高密度脂蛋白胆固醇降低，其中任何一项异常，都要引起高度重视。尤其是低密度脂蛋白胆固醇升高，它是发生冠心病最重要的危险因素。

3. 肥胖　体重超重者易患冠心病。

4. 吸烟　使血液中一氧化碳浓度增高，导致血液携氧能力下降，诱发和加重动脉粥样硬化。

5. 饮食　摄入脂肪过多、蔬菜和水果少，体内饱和脂肪酸沉积过多者，易患冠心病。

6. 糖尿病　容易引起动脉粥样硬化。

7. 其他因素　遗传因素、年龄、性别、职业、长期精神紧张和焦虑等。

三、冠心病患者的社区护理与管理

（一）冠心病患者的社区护理

1. 休息和活动　根据患者的病情和活动能力制订合理的活动计划，以提高活动耐力，如慢走、游泳、打太极拳等。活动时监测心率，以便及时发现病情，如果出现疲劳、头痛、头晕、心慌、气短等症状，应及时停止运动，就地休息，服用硝酸甘油以缓解症状，必要时与医生取得联系，做好处理。

2. 饮食护理　饮食原则为低盐、低脂、高维生素、易消化饮食。一日三餐有规律，避免暴饮暴食，禁忌烟酒，避免浓茶、咖啡及辛辣刺激性食物。定时定量，少量多餐，多吃蔬菜水果。

3. 排便指导　便秘可诱发冠心病，社区护士家访时要了解患者日常的排便习惯、排便次数及形态，指导患者养成每日定时排便的习惯，多饮水，多食蔬菜和水果等粗纤维食物，无糖尿病患者可服用蜂蜜水；每日行腹部环形按摩以促进肠蠕动；适当活动，遵医嘱给予缓泻剂，必要时给予甘油灌肠；嘱患者便时避免用力，以防诱发心力衰竭、肺梗死甚至心搏骤停。

4. 用药护理　冠心病患者要按时服药，注意疗效及不良反应，定期复查，及时更换药物，避免降低疗效。冠心病患者应随身携带硝酸甘油，心绞痛或心肌梗死发作时，就地平卧，服药，及时通知医生。

5. 心理护理　冠心病患者发作时应有专人看护，给予心理安慰，增加患者的安全感；必要时遵医嘱给予镇静剂。

6. 健康指导　保持情绪稳定，避免过于兴奋、激动和紧张；生活有规律，避免饱餐。减少危险因素的发生，如戒烟限酒，低盐、低脂饮食，维持理想体重，控制高血压，调节血脂，治疗糖尿病等。

链接

心肌梗死发作时自救方法

1. 立即就地休息，保持靠坐姿势，心情放松，保持环境温暖。

2. 积极与急救站或医院联系，用救护车或担架将患者送往医院，切忌患者勉强步行。

3. 有条件者应立即吸氧。

4. 舌下含服硝酸甘油、硝酸异山梨酯（消心痛），可连续多服用几次，也可舌下含服速效救心丸、复方丹参滴丸等扩张冠状动脉的药物。

（二）冠心病患者的社区管理

1. 一级预防　控制或减少那些对发病率起绝对作用的危险因素，从而预防冠心病的发生。针对高血压、高血脂、肥胖等人群,加强冠心病健康教育,改变不良的生活方式,限钠补钾,戒烟限酒,加强体育锻炼,保持良好的心态。

2. 二级预防 已患冠心病患者,积极配合医生治疗,规律服药,定期复查,防止再次梗死或疾病的复发。告知患者如果突然出现上腹部或胸部疼痛、心慌、气短、头晕、乏力等症状,及时就医,控制病情进展。

3. 三级预防 抢救危重患者,预防和延缓并发症的发生,提高生活质量,做好康复指导。根据美国心脏康复学会的建议,急性心肌梗死患者康复可分以下3期。

(1) 住院期:分为监护室抢救期和普通病房期,一般为1~2周。主要护理措施为指导患者进行低强度的体力活动,实施健康教育,为患者及家属提供心理社会支持以及制订出院计划。

(2) 恢复期:即出院后休养阶段,一般为8~12周。康复可在家庭、社区或医院中进行,存在低危因素的患者适合在家庭和社区,而存在中、高危因素的患者适合在医院医疗监护下进行,防止发生意外。主要护理措施为鼓励患者逐步增加体力活动,继续接受健康教育,提供进一步心理社会支持等。

(3) 维持期:自发病数日至到生命终止。主要护理措施为督促患者坚持进行冠心病的二级预防和适当体育锻炼,进一步恢复并保持体力及心功能,从而提高生活质量。

社区护士家访时,根据患者病情恢复情况,指导患者做好康复护理,注意监测患者病情变化,发现问题及时做好处理。

第3节 脑卒中患者的护理与管理

案例8-3

患者,男性,56岁。晨起时觉上下肢麻木,但可自行去厕所,回卧室时因左下肢无力而跌倒。护理体检:神志清,左侧上下肢瘫痪,口眼不歪斜。

问题:1. 该患者发生了哪种脑血管病?

2. 如何做好该患者的护理?

一、概 述

脑血管疾病指各种血管源性脑病变引起的脑功能障碍。在我国,脑血管病有持续上升的趋势,脑血管病的复发率位居世界前列。

(一) 定义

脑卒中指急性脑循环障碍导致局限性或弥漫性脑功能缺损的临床事件。按脑组织的病理改变可分为缺血性卒中和出血性卒中。前者包括脑血栓形成和脑栓塞,后者包括脑出血和蛛网膜下隙出血。

1. 脑出血 指原发性脑实质内的出血,多在活动状态下突然发病,发病前多无先兆。高血压是脑出血最常见的病因,其次是动脉粥样硬化,常因用力活动、情绪激动等诱发。

2. 脑梗死 指因脑部血液循环障碍,缺血、缺氧所致的局限性脑组织的缺血性坏死或软化,又称缺血性脑卒中。脑血栓形成是脑血管疾病中最常见的一种,是脑动脉主干或皮质支动脉粥样硬化导致血管增厚、管腔狭窄闭塞和血栓形成，引起脑局部血流减少或供血中断，脑组织缺血、缺氧导致软化坏死，出现局灶性神经系统症状和体征。

3. 脑栓塞　指各种栓子随血流进入颅内动脉，使血管腔急性闭塞，引起相应供血区的脑组织缺血坏死及脑功能障碍。

(二) 临床表现

1. 脑卒中的先兆症状　脸、手臂或腿麻木，尤其是单侧身体感觉明显，出现言语、理解困难，视物不清，行走困难，头晕眼花，不明原因的剧烈头痛等。

2. 缺血性脑卒中的临床表现　脑血栓的形成好发于中老年人，多见于50岁以上患有动脉粥样硬化者，多伴有高血压、冠心病或糖尿病。常在安静状态下或睡眠中发病，次日早晨醒来时可发现一侧肢体瘫痪，语言障碍，多数患者意识清楚，少数患者有不同程度的意识障碍，病情多在几小时或几天内发展达到高峰。病情轻者经治疗在短期内缓解，不留后遗症；病情重者进展快，可出现昏迷、颅内压增高等并发症，甚至死亡。

3. 出血性脑卒中的临床表现　发病前多无先兆，少数有头晕、头痛、肢体麻木和口齿不清等前驱症状。常在情绪激动和活动时突然起病，常于数分钟至数小时内病情发展至高峰。血压明显升高，出现剧烈头痛，伴呕吐、偏瘫、失语、意识障碍、大小便失禁。呼吸深沉带有鼾音，重者呈潮式呼吸或不规则呼吸。临床表现因出血量及出血部位不同而异。

(1) 基底核区出血：是最常见的脑出血。因病变累及内囊，典型患者出现“三偏综合征”，即病灶对侧偏瘫、偏身感觉减退和双眼对侧同向偏盲。如果出血累及优势半球常伴失语；累及下丘脑可伴持续高热、消化道出血等。出血量较大时，临床症状重，可并发脑疝，甚至死亡。

(2) 脑桥出血：小量出血无意识障碍，表现为交叉性瘫痪，头和双眼转向非出血侧，呈“凝视瘫肢”状；大量出血迅速波及两侧脑桥后，出现双侧面部和肢体瘫痪，头和双眼回到正中位置，两侧瞳孔呈针尖样缩小(脑桥出血的特征性表现)。中枢性高热，呼吸不规则。数分钟内进入深昏迷，多数在24～48小时内死亡。

(3) 小脑出血：常表现为一侧后枕部头痛、眩晕及呕吐，病侧肢体共济失调等，无肢体瘫痪。

(4) 蛛网膜下隙出血：起病急骤，多在用力或情绪激动时诱发，表现为血压急剧上升。粟粒样瘤破裂者多见于40～60岁，动静脉畸形常在10～40岁发病。出血常引起血压急剧上升，最初2周内脑膜刺激可引起体温高达39℃、短暂意识丧失、恶心、呕吐、畏光、颈背部或下肢疼痛。

二、流行病学特点及危险因素

(一) 流行病学特点

我国1986～1990年大规模人群调查显示，脑卒中年发病率为109.7/10万～217/10万，患病率719/10万～745.6/10万，死亡率116/10万～141.8/10万。

(二) 危险因素

1. 不可干预的因素　如年龄、性别、种族和遗传因素等。

2. 可干预的因素　高血压、心脏病、糖尿病是最重要的危险因素；其次有高脂血症、血黏度增高、无症状性颈动脉杂音、吸烟、饮酒、肥胖、眼底动脉硬化、口服避孕药、饮食因素(盐摄入量、肉类和含饱和脂肪酸的动物油食用量)等。

三、脑卒中患者的社区护理与管理

（一）脑卒中患者的社区护理

1. 休息与运动 合理休息与运动，并采取适当的防护措施，避免跌倒和受伤。发作时卧床休息，枕头不宜太高（15°～20°）；仰头或头部转动时应缓慢，动作轻柔，转动幅度不宜过大。频繁发作时社区护士应注意观察和记录每次发作的持续时间、间隔时间和伴随症状。观察患者肢体无力或麻木是否减轻或加重，有无头痛、头晕或其他脑功能受损的表现，警惕完全性缺血性脑卒中的发生。

2. 急性期护理 脑出血急性期应绝对卧床休息，取侧卧位，抬高床头15°～30°，以减轻脑水肿。若患者有面瘫，可取面瘫侧朝上侧卧位，以利于口腔分泌物的引流，发病后24～48小时内避免搬动。病室保持安静，严格限制探视。对谵妄躁动患者加保护性床栏，由专人陪护，必要时给予约束带。

3. 疾病监测指导 定时监测患者生命体征、意识状态及瞳孔变化，注意是否出现血压过高或过低的情况。观察患者神经系统表现，及时发现有无脑缺血加重征象及颅内压增高的症状，发现异常及时报告医师并协助处理。

4. 饮食护理 低盐、低糖、低脂、低胆固醇、丰富维生素及纤维素的无刺激性饮食，保持大便通畅。

5. 康复护理 偏瘫、感觉障碍者，注意保持瘫痪肢体功能位，防止关节变形，及早开始肢体功能锻炼，避免损伤及给予其他相应护理。中风后常常忽视患侧，久而久之，患肢将变成废肢。社区护士应指导患者及家属注意锻炼患侧，如将患者日常生活用品放在患侧的床头桌上，迫使健侧手跨越患侧取东西，引起患侧的注意。社区护士或家属帮助患者尽量使用患肢，克服健肢代替患侧上下肢的不良习惯。

6. 居家环境设计 社区护士进行家庭护理时，评估环境是否有利于患者的休养和安全，如门槛可能会绊倒人，也不方便轮椅进出；居室内带轮的桌、椅可能会使患者绊倒；厕所要有扶手和防滑垫等。社区护士要指导患者家属进行必要的改造，方便患者活动，使患者的安全得到保障。

7. 预防并发症 脑卒中患者病程长，由于长期卧床，容易出现压疮、肺部感染、泌尿系统感染等并发症。社区护士在进行家庭护理时，注意观察有无并发症的出现，耐心指导家属掌握预防并发症的护理要点和方法。

8. 心理护理 脑卒中患者病程长，自理能力受限，常使患者产生急躁情绪，对疾病康复失去自信。社区护士要关心体贴患者，制订计划要切合实际，取得进步要及时鼓励。

（二）脑卒中患者的社区管理

1. 一级预防 在社区开展健康教育与健康管理，加强早期干预，做到人人了解脑血管病的基本知识，远离危险因素，提倡健康的生活方式。

2. 二级预防 针对已具有脑卒中的危险因素，但未合并其他慢性病者，加强脑血管疾病危险因素的监测与控制。监测的内容为血压、血糖、血脂、肢体麻木情况等。

3. 三级预防 对脑血管疾病临床期的监测，可减少后遗症与并发症的发生，提高生活质量。加强生活护理，进行康复功能锻炼，让患者重新找回自信，提高生活质量。

考点：脑卒中患者的居家护理

第 4 节　糖尿病患者的护理与管理

案例8-4

患者,男性,37 岁。1 个月前自感口渴、多尿伴乏力,2 天入院。查体:血压 140/90mmHg,体型肥胖,空腹血糖 8mmol/L,餐后 2 小时血糖 12.3mmol/L。医生诊断为 2 型糖尿病,医嘱给予口服降糖药。现患者病情稳定出院。

问题:1. 如何对患者进行糖尿病健康教育?

2. 糖尿病患者的急性并发症是什么?

3. 如何做好糖尿病患者的社区管理?

一、概　　述

糖尿病是常见病、多发病。随着人民生活水平的提高、生活方式的改变,糖尿病的发病年龄已年轻化,严重威胁人类的健康。

(一) 定义

糖尿病是一组由遗传和环境因素相互作用而引起的临床综合征。由于胰岛素分泌绝对或相对不足,以及靶组织对胰岛素敏感性降低,而引起糖、蛋白质、脂肪、水和电解质代谢紊乱,以葡萄糖耐量减低、血糖增高和糖尿为特征。

(二) 临床表现

1. 代谢紊乱症状群　“三多一少”指多尿、多饮、多食及消瘦。一般 1 型糖尿病起病快、病情重、症状明显;2 型糖尿病起病慢、病情相对轻。患者可出现皮肤瘙痒、女性外阴瘙痒、性欲减退等。也有一部分患者无明显症状,体检时偶然发现高血糖。

2. 急性并发症

(1) 糖尿病酮症酸中毒(DKA)

1) 前期:糖尿病原有症状加重。初感疲乏软弱、四肢无力、极度口渴、多尿多饮。

2) 中期:当酸中毒出现时则表现为食欲减退、恶心与呕吐,常伴头痛、嗜睡、烦躁,呼吸深快,有烂苹果味。进一步发展出现严重失水、尿量减少、皮肤干燥、弹性差、眼球下陷、脉搏细数及血压下降。

3) 晚期:各种反射迟钝甚至消失,出现昏迷。也有少数患者表现为腹痛等急腹症的表现。血糖、血酮体明显升高,尿糖、尿酮体强阳性。

(2) 高渗性昏迷:大多数为 50 ~ 70 岁,约 2/3 患者糖尿病病史不明显。诱因:感染、急性胃肠炎、胰腺炎、脑血管意外、严重肾病、血液或腹膜透析、静脉内高营养、不合理限制水分,以及某些药物如糖皮质激素、免疫抑制剂及噻嗪类利尿药物的应用等。起病时先有多尿、多饮,但多食不明显或食欲减退。失水随病程进展逐渐加重,出现嗜睡、幻觉、定向障碍、偏盲及偏瘫等,最后陷入昏迷。血糖、血钠及血浆渗透压显著升高。尿糖强阳性,多无酮症。

(3) 感染:糖尿病患者常反复发生疖、痈等皮肤化脓性感染,有时可引起败血症或脓毒血症,肺结核、肾盂肾炎和膀胱炎较常见,足癣、体癣、真菌性阴道炎也较常见。

3. 慢性并发症

(1) 大血管病变:糖尿病患者易伴发动脉粥样硬化,主要累及主动脉、冠状动脉、大脑动脉等,引起冠心病、缺血性或出血性脑血管病、肾动脉硬化、肢体动脉硬化等。

(2) 微血管病变:微循环障碍、微血管瘤形成和微血管基膜增厚是糖尿病微血管病变的典型改变。主要包括糖尿病肾病、糖尿病性视网膜病变等。

(3) 神经病变:主要以周围神经最为常见,通常为对称性,下肢较上肢严重。自主神经损害也较常见,可较早出现,影响胃肠、心血管、泌尿系统和性器官功能。表现为瞳孔改变、排汗异常、直立性低血压、心动过速、腹泻或便秘及尿潴留、尿失禁、阳痿等。

(4) 眼的其他病变:除视网膜病变外,还可引起黄斑病、白内障、青光眼等。

(5) 糖尿病足:是与下肢远端神经异常和不同程度的周围血管病变相关的足部(踝关节或以下的部分)感染、溃疡和(或)深部组织破坏,是截肢、致残的主要原因。由于神经营养不良和外伤的共同作用,受累关节发生广泛骨质破坏和畸形。

二、流行病学特点及危险因素

(一) 流行病学特点

2005 年,全球超过 1.8 亿人患糖尿病,预计到 2030 年还要增加两倍多。估计我国现有糖尿病患者约 3 千万,居世界第 2 位,糖尿病已成为严重威胁人类健康的世界性公共卫生问题。

(二) 危险因素

糖尿病的危险因素包括遗传(2 型糖尿病有家族性发病特点)、肥胖、高血压、高血脂、老龄化社会、缺乏体力活动、吸烟、分娩巨大儿、应激及化学毒素等。

三、糖尿病患者的社区护理与管理

(一) 糖尿病患者的社区护理

1. 并发症的护理

(1) 低血糖:是糖尿病常见并发症之一,其常见反应有头晕、心慌、饥饿、手抖、出冷汗等表现。严重时可昏迷或死亡。糖尿病患者在日常生活中,应定时监测血糖,如出现上述低血糖症状,意识清醒者尽快口服含糖饮料或糖果;意识不清者应立即送医院治疗。注意检查低血糖的原因,及时纠正(图 8-1)。

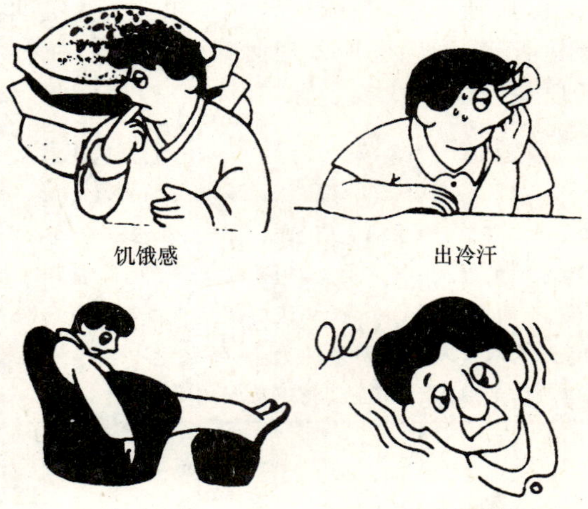

图 8-1 低血糖反应

(2) 糖尿病足:主要临床表现有下肢疼痛、皮肤溃疡、间歇跛行或足部坏疽。创口不易愈合,严重时截肢。预防糖尿病足应注意:①促进足部循环,如按摩、运动、保暖,防烫伤等;②避免足部受伤,如穿轻巧柔软、宽大的鞋子，棉质袜，及时治疗鸡眼、脚癣等；③保持足部清洁、干燥，勤换鞋袜，趾甲不要修剪过短，以免伤及甲沟。

2. 饮食护理　指导患者和家属如何灵活控制食谱，在控制总热量的前提下，饮食既要多样化，又要能较好地控制病情。提倡食用绿叶蔬菜、豆类、粗谷物及含糖量低的水果等。

3. 运动护理　运动能减轻体重、提高胰岛素敏感性，改善血糖和脂代谢紊乱。活动应强度适宜、循序渐进和持之以恒。运动时需防止低血糖反应，如快走、散步、跑步或游泳等运动，若运动中有不适感，如头晕、心慌、气短、出冷汗等，需暂停运动或降低活动量。

4. 用药护理　社区护士教会患者和家属掌握口服降糖药的应用方法，学会观察不良反应；学会胰岛素注射方法、不良反应和低血糖的处理。定期监测血糖、血压、血脂、糖化血红蛋白、眼底及体重，以判断病情。观察有无酮症酸中毒、高渗性昏迷及低血糖等情况发生。

5. 心理护理　社区护士定时为社区居民讲解糖尿病基本知识、治疗的价值，加强护患沟通，以解除焦虑、紧张心理，提高治疗的依从性。与患者家属共同商讨制订饮食、运动计划，鼓励亲属和朋友多给予亲情和温暖，使其获得情感上的支持；鼓励患者参加各种糖尿病病友团体活动，增加战胜疾病的信心。

6. 疾病监测指导　促进患者做好日常生活保健，如外出旅游的注意事项、皮肤的保养、足部健康的维护，教会患者和家属自我监测血糖、尿糖。

考点：糖尿病足的护理措施

7. 定期家访　为了控制好病情，社区护士应定时对患者进行家访，随时依据现状做好调整，包括定期做血糖及肝、肾功能的检查，合理调整降糖药剂量和饮食方案。

（二）糖尿病患者的社区管理

1. 一级预防　纠正可控制的糖尿病危险因素，预防糖尿病的发生。针对一般人群，宣传糖尿病健康知识，提倡健康的生活方式。

2. 二级预防　针对高危人群，定期体检，尽早筛查出糖尿病，进行早期干预，降低糖尿病发生率。针对个体情况制订饮食及运动计划，定时监测血糖。

3. 三级预防　预防糖尿病患者发生急性代谢紊乱，如低血糖、糖尿病酮症酸中毒、低血糖昏迷、糖尿病肾病等并发症，定期督促患者进行肾功能、周围血管、视网膜等检查，发现问题应及时处理，减少糖尿病的致残率和死亡率，提高糖尿病患者的生活质量。

链接

糖尿病患者旅游注意事项

糖尿病患者只需掌握糖尿病相关的自我保健、防护知识，提前做好准备，就能拥有快乐的旅行生活。出游前，糖尿病患者应制作一张在旅途中随身携带的卡片，上面注明自己的姓名、性别、年龄、患糖尿病的时间、疾病类型、用药情况等，随身带好降糖药或胰岛素针剂，还应准备一些诸如饼干、糖块、小面包之类的食物，吃饭时间延误或发生低血糖时，可以随时吃上几口，避免出现低血糖的情况。备好两双宽松软底舒适的鞋子，供旅途中替换使用。另外，糖尿病患者在旅途中一定要带全足部护理所需的物品，如乳液、指甲剪和棉毛袜等。

第5节 慢性阻塞性肺疾病患者的护理与管理

案例8-5

患者，男性，52岁。间断咳嗽、咳痰、喘息8年余，近日因劳累过度咳嗽加剧，夜间不能入睡，遂入院诊治。查体：体温37℃，脉搏102次/分，呼吸24次/分，血压120/70mmHg。桶状胸，咳白色黏液痰，偶带血丝，有吸烟史20年，医生诊断为慢性阻塞性肺疾病。经医生积极治疗后病情稳定，现已出院。

问题：1. 造成慢性阻塞性肺疾病的主要因素是什么？

2. 针对慢性阻塞性肺疾病患者应进行哪些健康教育？

3. 如何做好慢性阻塞性肺疾病的社区管理？

一、概述

慢性支气管炎（慢支）、慢性阻塞性肺气肿（肺气肿）、慢性阻塞性肺疾病（慢阻肺，COPD）是严重危害人民健康的常见病和多发病，以老年人多见，可并发肺性脑病、酸碱失衡及电解质紊乱、自发性气胸等，死亡率高。

（一）定义

慢性阻塞性肺疾病是慢性进行性呼吸道损害并引起气流受阻的疾病。

（二）临床表现

1. 慢性咳嗽　晨起咳嗽明显，白天较轻，睡眠时有阵咳或排痰。随病情发展可终身不愈。

2. 咳痰　一般为白色黏液或浆液性泡沫痰，偶带血丝，清晨排痰较多。有细菌感染时痰量增多，可有脓性痰。

3. 气短或呼吸困难　早期仅在体力劳动或上楼等活动时出现，随着病情进展症状加重，轻度活动或休息时也感到呼吸困难。气促是COPD的标志性症状。

4. 喘息和胸闷　重度患者或急性加重时喘息明显，甚至静息状态下也感气促。

5. 其他　晚期患者有体重下降、食欲减退等症状。

另外，COPD分急性加重期和稳定期。急性加重期指在短期内咳嗽、咳痰、气短和（或）喘息加重、脓痰量增多，可伴发热等症状；稳定期指咳嗽、咳痰及气短等症状稳定或轻微。

二、流行病学特点及危险因素

（一）流行病学特点

在世界范围内，COPD的死亡率居所有死因的第4位。根据WHO发表的研究，至2020年，COPD将成为世界疾病经济负担的第5位。

（二）危险因素

COPD病因尚不清楚，可能与下列因素有关。

1. 吸烟　是导致COPD最危险的因素，烟草中的焦油、尼古丁和氢氰酸等化学物质可损伤气道上皮细胞，使纤毛运动减退和巨噬细胞吞噬功能降低而致感染。吸烟刺激黏膜下感受器，引起支气管平滑肌收缩，气流受限。烟草、烟雾还可使氧自由基增多，诱发中性粒细胞释放蛋白酶，能抑制抗蛋白酶系统，使肺弹力纤维受到破坏，诱发肺气肿的形成。

2. 职业粉尘和化学物质　长期接触烟雾、过敏原、工业废气及室内污染空气等，可损伤气道黏膜，使纤毛清除功能下降，黏液分泌增加，易并发感染。

3. 空气污染　大气污染中的有害气体（如二氧化硫、二氧化氮等）的慢性刺激，特别是二氧化硫等物质的污染，使纤毛清除功能下降，黏液分泌增多，为细菌入侵创造了条件。

4. 感染　是COPD发生发展的重要因素之一。主要病毒为流感病毒、鼻病毒和呼吸道合胞病毒等；细菌感染以肺炎链球菌、流感嗜血杆菌及葡萄球菌多见，支原体感染也是主要因素之一。长期、反复病毒或细菌等感染，可破坏气道正常的防御功能，损伤细支气管和肺泡。

5. 蛋白酶-抗蛋白酶失衡　蛋白酶对组织有损伤和破坏作用；抗蛋白酶具有对弹性蛋白酶的抑制功能。蛋白酶增多和抗蛋白酶不足均可导致结构被破坏，产生肺气肿。其中抗胰蛋白酶缺乏原因占COPD比例很小，国内尚未发现该病例。

6. 其他　机体内在因素，如呼吸道防御功能及免疫功能降低、自主神经功能失调等。

三、慢性阻塞性肺疾病患者的社区护理与管理

（一）慢性阻塞性肺疾病患者的社区护理

1. 活动　早期患者根据病情安排适当的活动量，以不感到疲劳、不加重症状为宜。

2. 休息　发热、咳嗽时应卧床休息，晚期患者宜采取身体前倾位，辅助呼吸肌参与呼吸。

3. 饮食　呼吸功的增加可使热量和蛋白质消耗增多，导致营养不良。社区护士应制订高热量、高蛋白、高维生素的饮食计划，避免进食高糖类、产气的食物或饮料。水肿、少尿患者应限制水钠摄入。如果患者通过进食不能吸收足够的营养，可应用鼻饲进食或给予全胃肠外营养。

4. 病情观察　社区护士指导患者与家属监测咳嗽、咳痰的情况，痰液的量及性状，呼吸困难的程度，有无进行性加重等症状，及时控制病情的发展。

5. 氧疗护理　对COPD患者提倡长期家庭氧疗。呼吸衰竭者，应持续低流量（1～2L/min）、低浓度（25%～29%）吸氧。

6. 用药护理　遵医嘱应用抗生素、支气管舒张药、祛痰药，注意观察疗效及不良反应。

7. 呼吸功能锻炼

（1）腹式呼吸锻炼：患者取立位，体弱者亦可取坐位或半卧位。左右手分别放在上腹部和前胸前，吸气时用鼻吸入，尽量挺腹；呼气时用口呼出，同时收缩腹部，胸廓保持最小活动幅度，缓呼深吸。每分钟7～8次，每次10～20分钟，每日2次，反复训练。

（2）缩唇呼吸锻炼：用鼻吸气，用口呼气，吸与呼时间之比为1∶2或1∶3。

8. 健康指导

（1）疾病预防：社区护士告知患者戒烟是防治本病的重要措施，防治各种呼吸道感染；改善环境卫生，避免烟雾、粉尘和刺激性气体对呼吸道的影响；在呼吸道传染病流行期间，尽量少去公共场所。

（2）康复锻炼：根据患者心肺功能和体力情况，为患者制订康复锻炼计划，如慢跑、快走及打太极拳等，提高机体抵抗力。每天进行缩唇呼吸和腹式呼吸锻炼，以改善通气和增加有效呼吸。鼓励患者进行耐寒锻炼，如冷水洗脸、洗鼻等。教会患者及家属判断呼吸困难的程度，合理安排工作和生活。

（3）家庭氧疗：社区护士告知患者及家属吸氧的目的及必要性。嘱患者吸氧时注意安全，严禁烟火，防止爆炸。氧疗装置要定期更换、清洁和消毒。

（4）心理指导：社区护士协助患者取得家庭和社会的支持，以积极的心态对待病情，增强患者战胜疾病的信心。

考点：慢性阻塞性肺气肿的健康指导

（二）慢性阻塞性肺疾病患者的社区管理

1. 一级预防　针对易感人群讲解疾病的预防知识，对致病因素采取必要的预防措施，减少发病率。提倡健康的生活方式。

2. 二级预防　针对高危人群，如长期吸烟、慢性支气管炎患者、呼吸道感染患者等进行健康教育，定期健康检查，做到早发现、早诊断、早治疗，长期随访可控制 COPD 的病情。指导患者保持良好情绪，戒烟限酒，合理膳食，避免过度劳累，预防感冒。

3. 三级预防　通过有效的社区管理对患者进行规范化治疗，使病情稳定，预防并发症的发生，延长寿命，提高生活质量。保持生活环境整洁舒适，空气清新。教会患者或家属腹式呼吸和缩唇呼吸，告知氧疗的方法和注意事项，嘱其坚持服药。

（三）慢性阻塞性肺疾病患者的随访管理

对慢性阻塞性肺疾病患者的随访管理可以有效控制病情进展，具体措施如下。

1. 建立健康档案　填写患者的基本信息，如年龄、性别、职业、教育程度、通讯方式等；主要的危险因素，如吸烟史、家族史、生活方式因素、疾病史等；相关疾病的实验检查报告等。

2. 制订健康教育方案　针对个体存在的危险因素和病情恢复情况设计方案，如告知患者戒烟、加强呼吸功能锻炼、长期家庭氧疗等。

3. 指导患者学会自我管理，认真执行健康教育方案。

4. 在社区组织 COPD 患者俱乐部，通过互相交流经验，提高战胜疾病的信心。

5. 对病情较重的患者，建议住院治疗。

链接

慢性阻塞性肺疾病患者冬季怎样预防复发？

1. 应注意保暖，保持居室空气的清洁，在中午外界温度较高时开窗通风。

2. 室内空气保持一定的湿度，因为空气干燥会影响呼吸道分泌物的排出。最简单的方法是在暖气旁边放一盆清水，通过水分的蒸发增加室内空气的湿度。

3. 戒烟是减少慢性阻塞性肺疾病的最好方法。适度体育锻炼，提高机体的耐寒能力。

4. 多喝水，多吃水果、蔬菜以提高综合体质。

5. 注射流感疫苗，避免患流感。

6. 坚持家庭氧疗，一旦发生感冒或疾病加重应及时就医，以便及早控制病情。

第6节　恶性肿瘤患者的护理与管理

案例8-6

患者，女性，32岁，已婚。自诉1周前洗澡时，自己触摸乳房有一肿块，在医院经过做病理试验，诊断为乳腺癌。现患者已接受一侧乳房根治手术，做完一个化疗疗程后回家休养。由于自我形象紊乱，患者情绪抑郁，不爱说话。

问题：1. 社区护士如何做好手术后患者的护理？

2. 如何做好恶性肿瘤患者的心理护理？

3. 怎样指导该患者进行功能锻炼？

一、概　　述

恶性肿瘤也称癌症，是常见慢性病之一，严重威胁人类的健康和生命，它和心血管疾病构成全世界死因的前两位。

（一）定义

癌症是机体正常细胞在不同始动与促进因素的长期作用下，产生异常增生与分化所形成的新生物，不受机体生理调节，可由原发部位向其他部位播散，侵犯要害器官，引起脏器衰竭，最终导致死亡。

（二）临床表现

大多数癌症早期无特殊症状，应注意癌症的以下早期征兆。

1. 全身任何部位发现质地坚硬、较固定、无明显压痛、短期内明显增大的肿块。
2. 经久不愈的溃疡、突然增大的黑痣、长期不吸收的肺部阴影。
3. 原因不明的低热、消瘦、贫血、蛋白尿。
4. 上腹隐痛、闷胀，胸骨后不适，大便性状改变等。
5. 持续发热、肝脾和全身淋巴结肿大等。
6. 无明显外伤、炎症的自发性出血。

晚期癌症患者根据癌症原发及转移不同会出现各种局部症状，同时伴有一些全身症状。

二、流行病学特点及危险因素

（一）流行病学特点

全世界每年大约有700万人新患癌症，500多万人死于癌症。我国以肺癌、胃癌、食管癌、肝癌、乳腺癌、宫颈癌最为多见。

（二）危险因素

1. 吸烟　已被公认为引起肺癌的最危险因素，据统计，80%的肺癌患者与吸烟有关。焦油中含有多种致癌物质，长期吸烟时，焦油颗粒附着在支气管黏膜上，长期刺激可诱发癌变。其他癌症和吸烟也有相关性，大约占癌症总数的30%。

2. 感染　我国乙肝病毒感染率为60%，乙肝病毒携带率超过10%，被乙肝病毒感染的乙肝患者会转化成慢性肝炎，再从慢性肝炎演变成肝硬化或肝癌；胃癌的发生和胃内的幽门螺杆菌感染有很大的关系。

3. 膳食不合理　随着经济的发展，人民生活方式的改变，西方饮食文化的介入，我国居民膳食结构发生了很大变化，超重或肥胖的比例增大，易患乳腺癌、结肠癌、直肠癌等。

考点：恶性肿瘤的危险因素

4. 职业暴露　也是目前国内肿瘤发生的主要诱因之一，像经常接触石棉、粉尘，从事皮毛制造等行业需要用的化学制剂都会引发肿瘤。

5. 其他　如大气污染、长期情绪抑郁都可能发生癌症。

三、恶性肿瘤患者的社区护理与管理

（一）恶性肿瘤患者的社区护理

1. 手术后患者的护理　社区护士应了解患者所接受的手术方式、范围，评估患者伤口愈合情况，制订护理计划。如果患者有造口，要指导患者和家属掌握正确的护理方法。

2. 放、化疗患者的护理　放、化疗患者不仅出现恶心、呕吐、腹泻等不良反应，还出现掉发、面色晦暗等自我形象的改变。社区护士应帮助患者适应角色，密切观察药物的不良反应，严重时指导患者及时就医，注意监测患者的白细胞、血小板计数，防止感染的发生。

3. 癌症患者的康复护理　一些术后患者需要进行康复训练，如乳腺癌患者，术后多发生不同程度的肩关节活动障碍，需要进行上肢功能的锻炼；喉癌术后的患者需要接受人工喉的训练。社区护士要根据个体情况，制订个体化的康复护理计划，协助患者恢复生理功能，必要时联系康复师。

4. 癌症患者的日常生活护理　癌症患者的生活环境要达到安静、整洁、安全、舒适的原则，饮食宜选择营养丰富、易消化的饮食。无论在治疗还是在康复中，都应当多吃新鲜蔬菜、鱼、蛋及少量肉类，避免吃腌、熏、烤、炸、辣的食物，不饮酒，不吸烟，适当控制糖和盐。根据患者的病情，制订个体化的运动方案，提高机体的免疫力。社区护士定期组织社区的癌症患者开展各项活动，提高生活质量。

5. 心理护理　癌症患者普遍的心理特征是痛苦、抑郁、急躁、悲观或自暴自弃等。由于职业、文化水平、经济状况及社会地位的不同，又有着不同的心理反应，社区护士要耐心地做好心理疏导工作，让患者建立起“我还是社会、家庭的一员，大家都关心爱护我”的良好心态。良好的心理调适对癌症患者的康复和提高生活质量，意义尤为深远。

（二）恶性肿瘤患者的社区管理

1. 一级预防　通过健康教育使社区居民认识危险因素，倡导健康的生活方式和饮食习惯，防止癌症的发生。如经常食用蔬菜水果，少吃煎、烤、油炸、膨化食品和腌熏食品。保持良好的心态、积极乐观的情绪。

2. 二级预防　通过筛查做到早发现、早诊断、早治疗。社区护士通过健康教育使居民学会自我检查，如乳腺检查，教会居民识别癌症的先兆，进行早期干预。癌症经治疗后，有可能复发或转移，社区医生应定期随访检查，治疗后的近期 2～3 个月检查 1 次，2 年后 4～5 个月检查 1 次，5 年后半年或 1 年检查 1 次。

3. 三级预防　针对已确诊的癌症患者实施合理的诊疗方案，防止病情恶化、残疾，尽可能延长存活时间，提高生活质量。对晚期患者给予医学照顾，加强生活护理，保持生活环境整洁舒适，尽可能延长患者寿命，提高生活质量。

考点：恶性肿瘤的三级预防

链接

乳腺自查方法

乳腺自查应每月 1 次，最佳时间应选择在月经后的 7～10 天内，此时乳腺比较松软，无胀痛，易于发现异常。站立或坐于镜前，面对镜子仔细观察两侧乳房是否对称，大小是否相似，两侧乳头是否在同一水平上，乳头是否有回缩凹陷；乳头、乳晕有无糜烂，乳房皮肤色泽如何，有无水肿和橘皮样变，是否有红肿等炎性表现，乳腺区浅表静脉是否怒张等。触诊时要求手指伸开并拢，用手指指腹触摸乳腺，左手查右侧，右手查左侧，可按顺序沿顺时针方向或逆时针方向触摸，不要遗漏乳头、乳晕及腋窝部位。对已停经的妇女可选择每月固定的时间进行检查。

小结

慢性病已成为我国社区居民的主要健康问题，WHO称慢性病为非传染性疾病，包括高血压、糖尿病、冠心病等常见疾病。其特点是潜伏期及病程长且很难治愈，不同程度地影响个体生命质量，给个体、家庭、社会都带来沉重的负担。慢性病患者的多数时间是在家庭和社区度过，所以，社区护士要掌握慢性病的特征、危险因素及护理措施，在社区中开展慢性病患者的保健与护理，通过规范化的治疗和管理，做好三级预防，控制慢性病的发病率和死亡率，改善和提高患者的生存质量。

自测题

一、名词解释

1. 脑卒中 2. 癌症 3. 糖尿病

二、填空题

1. 诊断高血压的标准是收缩压≥140mmHg和(或)舒张压________mmHg。
2. 肥胖、长期大量吸烟、长期过量饮酒的人群，应确定为高血压的________人群。
3. 高血压患病特点为“三高三低”，即高________、高_______、高_______，低_______、低_______、低________。
4. 慢性阻塞性肺疾病的重要危险因素是______，危险因素还包括职业性粉尘和化学物质、空气污染、感染、蛋白酶-抗蛋白酶失衡和其他因素。
5. 当慢性支气管炎或(和)肺气肿患者肺功能检查出现气流受限并且不能完全可逆时，称为________。
6. 恶性肿瘤二级预防是做到早期________、早期________、早期________。

三、选择题

A型题

1. 糖尿病的典型症状是
   A. 多尿、多饮、多食和体重减轻
   B. 性欲减退、月经失调
   C. 便秘、腹泻交替出现
   D. 视物模糊
   E. 皮肤瘙痒
2. 关于糖尿病的治疗目标，错误的是
   A. 维持良好健康和劳动能力
   B. 消除糖尿病及其相关症状
   C. 防止或延缓并发症的发生
   D. 纠正代谢紊乱
   E. 彻底治愈
3. 不属于糖尿病危险因素的是
   A. 年龄 B. 性别
   C. 血脂异常 D. 不合理膳食
   E. 向心性肥胖
4. 糖尿病患者运动的注意事项中错误的是
   A. 运动前后检查足部健康状况，穿着舒适的鞋袜
   B. 运动中血压如果升高过多，不用担心
   C. 保证机体充足的水分，避免脱水
   D. 用胰岛素者，应自我监测血糖
   E. 代谢控制很差时停止运动
5. 心绞痛和心肌梗死的胸痛特点，相同的是
   A. 时间 B. 部位
   C. 程度 D. 伴随
   E. 缓解因素
6. 冠心病可改变的危险因素是
   A. 年龄 B. 性别
   C. 吸烟 D. 遗传因素
   E. 冠心病家族史
7. 脑梗死起病多见于
   A. 情绪激动时 B. 活动过程中
   C. 安静休息时 D. 用力时
   E. 兴奋时
8. 糖尿病患者最基本的治疗措施为
   A. 体育锻炼 B. 药物治疗
   C. 饮食治疗 D. 并发症治疗
   E. 注射胰岛素
9. 关于2型糖尿病，叙述正确的是
   A. 主要与免疫、环境因素有关
   B. 主要见于年轻人

C. 胰岛素绝对缺乏
D. 有家族性发病倾向
E. 依赖胰岛素治疗

10. 协助慢性阻塞性肺疾病患者训练腹式呼吸时，护士一手放在患者的
A. 腹部　B. 腰部
C. 背部　D. 上胸部
E. 下胸部

11. 慢性阻塞性肺疾病的危险因素不包括
A. 吸烟　B. 感染
C. 空气污染　D. 职业性粉尘
E. 糜蛋白酶含量增高

12. 不属于慢性阻塞性肺疾病一级预防的措施是
A. 筛查发现高危人群　B. 开展禁烟运动
C. 增强体质　D. 通风防尘
E. 健康教育

13. 不属于肿瘤一级预防的内容是
A. 少吃油炸、烟熏、腌制食物
B. 保持良好的心理状态
C. 加强身体锻炼
D. 积极治疗癌前病变
E. 保护环境，减少污染

14. 下面哪项不是常见癌症的危险信号
A. 持续进食后上腹部饱胀感
B. 吞咽食物时胸骨后不适感或哽噎感
C. 原因不明的体重减轻
D. 持续性咳嗽，痰中带血
E. 习惯性失眠

15. 糖尿病饮食治疗的主要目的是
A. 增加外周组织对葡萄糖的摄取和利用
B. 抑制小肠葡萄糖苷酶活性
C. 维持标准体重，减轻胰岛负担
D. 改善糖尿病患者胰岛素抵抗
E. 防治并发症

16. 糖尿病患者运动的适宜时间为
A. 晨起　B. 餐前半小时
C. 餐前1小时　D. 餐后半小时
E. 餐后1小时

B型题

患者，男性，68岁，因慢性阻塞性肺疾病合并肺部感染入院。经吸氧、抗炎、祛痰、平喘等治疗后，患者近日出院。

17. 护士对其进行腹式呼吸指导不正确的是
A. 用鼻吸气，口呼气
B. 吸气时腹部鼓起，呼气时腹部下陷
C. 呼与吸时间比为2∶1至3∶1
D. 每次30分钟
E. 深而慢的呼吸模式

18. 患者家庭氧疗的原则是
A. 低流量持续　B. 低流量短期
C. 高流量长期　D. 高流量间歇
E. 中流量长期

19. 慢性阻塞性肺疾病患者家庭氧疗的流量是
A. 1～2L/min　B. 2～3L/min
C. 3～4L/min　D. 4～5L/min
E. 5～6L/min

四、问答题

1. 高血压的危险因素是什么？
2. 简述糖尿病足的护理措施。
3. 恶性肿瘤的三级预防是什么？
4. 慢性阻塞性肺疾病的健康指导有哪些？

（邢颖娜）

第9章 社区常见传染病患者的护理与管理

近几十年来，我国传染病的防治工作取得了巨大的成就，一些曾经严重危害我国人民生命健康的传染病已基本得到控制甚至被消灭。但从目前情况看，结核病卷土重来，艾滋病有蔓延趋势，肝炎病毒感染率居高不下，新的传染病又时有出现，严重威胁着社区人群的健康。因此，社区卫生服务必须把传染病的防治工作放在重要位置，而社区护理应重点做好社区常见传染病患者的护理和管理。

第1节 传染病的概述

案例9-1

患儿，男性，1岁，因发热、流涎、咳嗽2天前来社区卫生服务中心就诊。查体：体温38.5℃，口腔两颊黏膜看到散在粟米样斑丘疹、疱疹，手心、足底和臀部也看到散在米粒样大小的斑丘疹、疱疹，疱疹周围有炎性红晕。

问题：1. 发现该患儿是否需要报告？如何报告？

2. 患儿是否需要隔离？应采取何种方式隔离？

3. 患儿口腔、皮肤应怎样护理？

传染病是由病原微生物和寄生虫感染机体后所引起的一组具有传染性的疾病。

一、感染及其过程

感染又称传染，是病原体侵入机体并与之相互作用、相互斗争的过程。构成感染过程必须具备病原体、宿主、环境3个因素。

由于病原体的致病力和机体免疫功能的不同，感染过程有以下5种状态。

1. 病原体被消灭或排出体外　病原体侵入机体后，在机体的非特异性免疫作用下病原体被消灭，或在特异性免疫（抗体）作用下病原体被中和；还可以通过预防接种或感染后获得的特异性免疫将病原体清除，不出现临床表现。

2. 病原携带状态　病原体侵入机体后，存在于机体的一定部位，虽可有轻度的病理损害，但不出现临床症状。由于病原携带者不出现临床症状而能排出病原体，因而在许多传染病中成为重要的传染源。

考点：构成感染过程必须具备的3个因素

3. 隐性感染　机体被病原体侵袭后，仅出现轻微病理损害，而不出现明显的临床症状，只有通过免疫检测方能发现。隐性感染后，多数人获得不同程度的特异性免疫。

4. 潜在性感染　病原体进入机体后，潜伏在机体的一定部位，不出现临床表现，病原体也不向外排出。只有当机体抵抗力降低时，病原体才趁机活跃、增殖，引起发病。

5. 显性感染　病原体侵入机体后，不断繁殖并产生毒素，导致机体出现病理改变，临床出现传染病特有的临床表现。

以上5种感染过程在一定的条件下可以互相转化，一般认为隐性感染最常见，病原携带状态次之，显性感染所占比例最低。

二、传染病的基本特征

基本特征是传染病所特有的征象，也是确定传染病的先决条件。

1. 有特异性病原体　每一种传染病都有特异性的病原体。特异性病原体的检查对传染病的确诊及防治有重要意义。

2. 有传染性　病原体从一个宿主经过一定的途径传染给另一宿主，这种特性称为传染性。传染病患者排出病原体的整个时期称为传染期。各种传染病的传染期是确定传染病患者隔离期的重要依据。

3. 有流行病学特征　传染病可表现出一定的流行强度，不同传染病可有地区分布、时间分布和人群分布的不同特征。

4. 有免疫性　大多数隐性感染者、传染病患者在感染、痊愈后，都可产生不同程度的特异性免疫力。

链接

上海甲型肝炎暴发流行事件

从1988年1月至5月，共有31万余人发病，31人直接死于本病。1月30日至2月14日，每天发病人数均超过10 000例；2月1日，日发病量高达19 013例；至3月份，疫情基本得到控制；4月份以后，发病率逐日下降。本次甲肝暴发流行的特点是来势凶猛，发病急；患者症状明显，90%以上的患者出现黄疸，85%以上的患者抗HAV阳性；80%以上的患者有食用毛蚶史；发病主要集中在市区，人群分布以青壮年为主，20～39岁者占83.5%。这次甲肝暴发流行的主要原因是市民食用了来自江苏启东被甲型肝炎病毒污染的毛蚶和某些市民有生吃毛蚶的习惯。

三、传染病流行过程及影响因素

（一）传染病的流行过程

传染病在人群中的发生、发展、传播及转归的过程，称为流行过程。流行过程必须具备传染源、传播途径、易感人群3个基本环节，还受自然因素和社会因素的影响。

1. 传染源　指体内有病原体生长繁殖并能排出病原体的人和动物。常见的传染源有以下几种。

（1）患者：是重要的传染源。在潜伏期和临床症状明显期传染性最强。

（2）隐性感染者和病原携带者：因没有临床症状而能排出病原体，又不易被发现，因而也是重要的传染源。

（3）受感染的动物：某些动物间的传染病如狂犬病、鼠疫等也可以传染给人，引起相应的疾病，称为动物源性传染病。

2. 传播途径　病原体从传染源体内排出后，再侵入另一易感者体内所经过的途径称为传播途径。常见的传播途径有以下几种。

（1）经水、食物和苍蝇传播：主要见于消化道感染的传染病，如细菌性痢疾、甲型病毒性肝炎等。

（2）经空气、飞沫和尘埃传播：主要见于呼吸道感染的传染病，如流行性感冒、麻疹等。

（3）经手、用具、玩具传播：即经接触传播，有直接接触与间接接触两种传播方式。

（4）经虫媒传播：病原体通过受感染的媒介节肢动物以叮咬、吸血等方式所引起的传播，如流行性乙型脑炎、疟疾等。

（5）经血液、体液传播：病原体通过输血、使用血制品或被污染的医疗器械所引起的传播，如艾滋病、乙型病毒性肝炎等。

考点：常见传染病的传播途径

（6）经土壤传播：病原体通过污染土壤所引起的传播，如破伤风、蛔虫病等。

（7）母婴传播：病原体通过胎盘、产道、乳汁等方式所引起的传播，如艾滋病、乙型病毒性肝炎等。

3. 易感人群　对某种传染病缺乏特异性免疫力的人称为易感者。传染病的流行取决于易感者在特定人群中的比例，即人群易感性。新生儿增加、易感者集中进入疫区、部队新兵入伍、免疫人口死亡等均可使人群易感性升高，易引起传染病流行；而病后获得免疫、人群隐性感染、人工免疫等均可使人群易感性降低，不易引起传染病流行。

（二）影响流行过程的因素

1. 自然因素　包括地理、气象和生态等因素，对传染病流行过程有重要影响。

2. 社会因素　包括社会制度、政治生活条件、文化水平等，对传染病流行过程有决定性的作用。

四、传染病的预防原则

传染病未发生流行前采取的措施称预防性措施，传染病发生流行后采取控制传染病流行的措施称防疫措施。

（一）预防性措施

1. 加强社区预防传染病的健康教育和法制教育　社区护士应在不同时期针对不同的病种，有计划、有目的地向社区人群传授传染病的防治知识；培养社区人群良好的卫生习惯，指导和促进自我保健，提高防病、治病的能力。

2. 改善社区环境卫生条件　不断改善社区居民的环境卫生、食品卫生、饮水卫生、公共场所与公共设施的卫生条件，大力开展爱国卫生运动，认真做好“三管一灭”（管粪、管水、管饮食、灭蝇）、除“四害”（老鼠、苍蝇、蚊子、蟑螂），加强对环境污染的治理。

3. 预防接种　其目的在于有计划地使机体获得特异性免疫，以降低人群易感性，预防传染病的发生和流行。

（1）人工自动免疫：通过接种疫苗使机体自动产生特异性免疫力，免疫力可保持数月至数年。它是预防接种的主要方法。

（2）人工被动免疫：通过将含有特异性抗体的免疫血清接种于人体，使机体立即获得特异性免疫力，免疫力持续时间仅2～4周，可用于治疗，也可用于接触者的应急预防接种。

（二）防疫措施

传染病疫情发生之后，针对传染病流行过程的3个环节，依据《中华人民共和国传染病防治法》进行疫情管理和对疫区所采取的措施。

1. 管理传染源

（1）患者：必须做到“五早”，即早发现、早诊断、早报告、早隔离、早治疗。

1）早发现：是减少和控制传染病的重要步骤。通过健康教育普及传染病的防治知识，提高居民识别传染病的能力；同时健全社区卫生服务组织，提高社区卫生人员的业务水平和责任感。

2）早诊断：根据流行病学资料、临床表现和实验室检查资料综合分析，对传染病作出早期诊断。

3）早报告：传染病报告制度是及早发现传染病的重要措施。任何单位和个人发现传染病患者或者疑似传染病患者时，应当及时向当地的疾病预防控制中心或者医疗机构报告。根据《传染病信息报告管理规范》规定，目前法定传染病分为甲、乙、丙3类共39种，传染病名单、管理及报告要求见表9-1。

表9-1 法定传染病的种类、名单、管理及报告要求

种类	传染病名单	管理及报告要求
甲类2种	鼠疫、霍乱	为强制管理传染病，要求2小时内将传染病报告卡通过网络报告
乙类26种	传染性非典型肺炎、艾滋病、病毒性肝炎、脊髓灰质炎、人感染高致病性禽流感、麻疹、流行性出血热、狂犬病、流行性乙型脑炎、登革热、炭疽、细菌性和阿米巴性痢疾、肺结核、伤寒和副伤寒、流行性脑脊髓膜炎、百日咳、白喉、新生儿破伤风、猩红热、布鲁菌病、淋病、梅毒、钩端螺旋体病、血吸虫病、疟疾、甲型H1N1流感	为严格管理传染病，应在24小时内通过网络进行信息的录入报告
丙类11种	流行性感冒、流行性腮腺炎、风疹、急性出血性结膜炎、麻风病、流行性和地方性斑疹伤寒、黑热病、棘球蚴病、丝虫病，除霍乱、细菌性和阿米巴性痢疾、伤寒和副伤寒以外的感染性腹泻、手足口病	为监测管理传染病，在监测点内按乙类传染病方法报告

对乙类传染病中肺炭疽、脊髓灰质炎、传染性非典型肺炎、人感染高致病性禽流感的患者或疑似患者，采取甲类传染病的预防、控制措施。

4）早隔离：隔离指把处在传染期的患者或病原携带者，置于特定医院、病房或其他不能传染给别人的条件下，防止病原体向外扩散和传播，以便于管理、消毒和治疗。按传染病传播途径不同，采取不同的隔离措施。

5）早治疗：对传染病患者要及时、正确、彻底地治疗和护理，使其早日康复。治疗原则是治疗、护理与隔离、消毒并重，一般治疗、对症治疗与特效治疗并重。

考点： 对传染病患者管理的“五早”

（2）病原携带者、隐性感染者：通过定期健康检查及时发现，做好随时消毒，防止家庭内传播。对特殊人群（医疗卫生机构、托幼机构、饮食行业）中的某些传染病病原携带者、隐性感染者要给予调离、治疗等。

（3）接触者

1）应急预防接种：对潜伏期较长的传染病，可以进行被动或自动免疫。

2）药物预防：如疟疾流行时，密切接触者可用乙胺嘧啶预防。

3）检疫：检疫期限从最后接触之日算起，相当于该病的最长潜伏期。

（4）受感染动物：对有经济价值的动物给予隔离治疗；对无经济价值的动物应给予捕杀、焚烧、深埋，严禁食用。同时还应做好动物的预防接种和检疫。

2. 切断传播途径　作为社区护士，应了解各种传染病的传播途径，按传播途径不同应采取不同的措施。呼吸道传染病主要是空气污染环境，措施的重点是空气消毒、室内通风和个人防护。消化道传染病主要是粪便污染环境，措施的重点是对污染物品和环境进行消毒，同时做好对饮用水的消毒和粪便的无害化处理，搞好个人卫生。

> 链接 **合理的洗手方法**
>
> 应包括以下7个步骤。
> 第一步，五指并拢，掌心擦掌心。
> 第二步，手指交错，掌心擦手背。
> 第三步，手指交错，掌心擦掌心。
> 第四步，两手互握，互擦指背。
> 第五步，拇指在掌中旋转。
> 第六步，指尖摩擦掌心。
> 第七步，洗手腕。

3. 保护易感人群

（1）提高非特异性免疫力：进行健康教育，培养良好的卫生习惯，建立规律的作息时间，改善营养和生活条件，加强体育锻炼，加强个人防护等。

（2）提高特异性免疫力：预防接种是预防传染病的最有效、最经济、最方便的措施。

（3）药物预防：如磺胺类药物预防流行性脑脊髓膜炎等。但多次给药后易产生耐药性，因此不可滥用。

五、传染病的管理

1. 建立预诊制度　发热门诊应与普通门诊分开。

2. 疫情报告　应严格执行《中华人民共和国传染病防治法》、《传染病信息报告管理规范》。社区护士是传染病的责任疫情报告人之一，作好传染病报告是社区护士的一项法定职责，一旦发现传染病患者或疑似患者要按照规定进行疫情报告。

3. 隔离制度　其目的在于控制传染源，防止医院内交叉感染和传染病的扩散，便于对传染病患者的分泌物、排泄物、污染物品及周围环境进行消毒处理，以切断传播途径。

4. 消毒制度　其目的在于切断传播途径，防止传染病扩散，防止交叉感染。

5. 观察病情　急性传染病的病情进展快、变化多。社区护士应掌握常见传染病的临床表现及发病规律，及时仔细地观察病情变化，严格执行医嘱，掌握药物配伍禁忌，密切观察药物毒副作用，预防和控制二重感染的发生，同时做好患者的心理护理。

6. 健康教育　是搞好传染病管理的重要环节。社区护士应针对传染病的流行特征向患者及其家属进行相关卫生知识的宣教，使其积极配合医护人员进行治疗，促进早日康复。

第2节　社区常见传染病患者的护理与管理

> 链接 **甲型H1N1流感**（旧称人感染猪流感）
>
> H1N1流感病毒里的H代表红细胞凝集素，共有15个类型，N代表神经氨酸苷酶，共有9种类型，“猪流感”病毒H和N均是1型，因此称为H1N1。中国卫生部于2009年4月30日将原人感染猪流感改称为甲型H1N1流感，并将其纳入《传染病防治法》规定管理的乙类传染病，并采取甲类传染病的预防、控制措施；还被纳入《国境卫生检疫法》规定的检疫传染病管理。2009年7月10日，卫生部又将其调整为采取乙类传染病的预防、控制措施；H1N1流感为国境卫生检疫监测的传染病。

一、流行性感冒患者的护理与管理

流行性感冒简称流感，是由流感病毒引起的急性呼吸道传染病。临床以急起高热、乏力、头痛、全身酸痛等全身中毒症状较重而呼吸道卡他症状较轻为特征。流感病毒易发生变异，传染性强,常引起流行甚至大流行。

(一)病原学

流感病毒属于正黏液病毒科 RNA 病毒,分甲、乙、丙 3 型,其中甲型最易发生变异,为人类流感的主要病原体。流感病毒不耐热,100℃ 1 分钟即可灭活,对常用消毒剂、紫外线敏感,耐低温和干燥。

(二)流行病学

1. 传染源　患者及隐性感染者是主要传染源,发病初期传染性最强。

2. 传播途径　主要经空气飞沫传播,亦可经被污染的用具传播。

3. 易感人群　人群普遍易感。病后对同亚型病毒有一定免疫力。不同亚型之间无交叉免疫力,可反复发病。

4. 流行特征　甲型流感极易引起流行和大流行,2~3 年发生 1 次小流行,10~15 年发生一次大流行。

(三)临床表现

1. 单纯型流感　急性起病,发热、畏寒、乏力、头痛、肌肉酸痛等全身症状明显,呼吸道卡他症状轻微。急性病容,咽部充血红肿,肺部可闻及干啰音。

2. 肺炎型流感　较少见,多发生于老人、小孩和有心肺疾病的人群。表现为高热持续不退,剧烈咳嗽、咳血痰、呼吸急促、发绀,肺部可闻及干、湿啰音。胸片提示两肺有散在的絮状阴影。抗生素治疗无效,可因呼吸、循环衰竭而死亡。

(四)社区管理

1. 管理传染源　及早对患者进行呼吸道隔离和治疗。

2. 切断传播途径　流行期间,避免集会或集体娱乐活动,老、幼、病、残、易感者少去公共场所,注意通风,必要时对公共场所、居室进行消毒。咳嗽或打喷嚏时用纸巾遮住口鼻,如无纸巾不宜用手,而是用肘部遮住口鼻。勤洗手,养成良好的个人卫生习惯。

3. 保护易感者　预防流感最基本的措施是疫苗接种。

(1) 流感灭活疫苗:效果较好,接种对象为老人、儿童、严重慢性病患者、免疫力低下及密切接触患者的人员;对鸡蛋过敏者禁用。

(2) 药物预防:用于易感人群而未发病者,金刚烷胺 100mg,口服,2 次/日,连服 1~2 周。

(五)护理措施

1. 一般护理　室内经常开窗通风,保持空气流通。实行家庭隔离,让患者单独居住,可用食醋蒸熏居室。患者宜卧床休息、睡眠充足,注意保暖,多饮水,给予高热量、多维生素流质或半流质饮食。

2. 皮肤、口腔护理　保持口鼻清洁,早晚刷牙,进食后以淡盐水或温水漱口,防止继发感染。

3. 用药护理　遵医嘱给予抗病毒药物,并注意观察其疗效和不良反应。

4. 对症护理　高热患者给予物理降温,高热烦躁者遵医嘱给予解热镇痛药,继发细菌性肺炎者遵医嘱给予抗菌治疗。

5. 病情观察　注意观察生命体征、并发症,注重呼吸、循环衰竭的预防和处理。

二、肺结核患者的护理与管理

肺结核是由结核杆菌引起的慢性呼吸道传染病。临床上多呈慢性过程，少数可急起发病。临床有低热、乏力、食欲不振、消瘦、盗汗等全身症状和咳嗽、咳痰、咯血等呼吸系统表现。

(一) 病原学

结核杆菌属分支杆菌，对干燥、冷、酸、碱抵抗力强。烈日下暴晒2小时，紫外线照射10～20分钟，70%乙醇接触2分钟，100℃1分钟即可杀死。

(二) 流行病学

1. 传染源　主要是痰中带菌的肺结核患者。

2. 传播途径　主要经呼吸道传播，其次经消化道传播。

3. 人群易感性　人群普遍易感。接种卡介苗或经过结核杆菌感染后获得一定的特异性免疫力。

4. 流行特征　一年四季都可以发病，15～35岁是结核病的高发年龄。

(三) 临床表现

全身症状表现为午后低热、乏力、食欲减退，体重减轻、盗汗等。呼吸系统一般有咳嗽、咳痰、咯血、胸痛、呼吸困难等表现。临床分为5型。

1. 原发型肺结核（Ⅰ型）　常见于小儿，多无症状，有时表现为低热、轻咳、出汗、食欲差等；少数有呼吸音减弱，偶可闻及干、湿啰音。

2. 血行播散型肺结核（Ⅱ型）　急性粟粒型肺结核起病急剧，有寒战、高热；亚急性与慢性血行播散型肺结核病程较缓慢。

3. 继发型肺结核（Ⅲ型）　多数发病缓慢，早期无明显症状，后渐出现发热、咳嗽、盗汗、胸痛、消瘦、咳痰及咯血。痰结核菌培养为阳性，X线检查出现大小不等、边缘模糊的云絮状阴影、空洞。

4. 结核性胸膜炎（Ⅳ型）　起病可急可缓，多较急骤。全身中毒症状有发热、盗汗、乏力、全身不适等。局部症状可有胸痛、干咳，大量胸腔积液时可有气急、胸闷、端坐呼吸及发绀。

5. 其他肺外结核（Ⅴ型）　一般按部位及脏器来命名，如骨关节结核、结核性脑膜炎、肾结核、肠结核等，临床上出现相应的表现。

(四) 社区管理

1. 管理传染源　早期发现患者并登记，加强管理，长期治疗。

2. 切断传播途径　医院、家庭应严格消毒隔离，患者的居室、生活用品均应进行消毒；注意个人卫生，养成良好的习惯，不随地吐痰，在打喷嚏或咳嗽时用双层纸巾遮住口鼻，将纸巾放入纸袋中直接焚毁。

3. 保护易感人群

考点：预防小儿结核病最有效的措施

（1）开展健康教育，普及结核病的防治知识，增强社区居民对结核病的认识，自觉地接种卡介苗和定期体检。

（2）接种卡介苗，其接种对象是未受感染的新生儿、儿童及青少年。卡介苗可保护未受感染者，使受感染后不易发病，即使发病也易愈合。

（3）定期做胸部X线检查和痰检，其目的是“五早”。

（五）护理措施

1. 一般护理　保持病室安静、舒适，保证充足的睡眠和休息，恢复期适当增加户外活动，增强体质，避免受凉感冒。同时做好心理护理，指导患者重视疾病，乐观生活。

2. 饮食护理　原则："三高"（高热量、高蛋白质、高维生素）、"两禁"（禁烟、禁酒）。饮食宜多选用肉、蛋、奶、豆制品等食品，多吃新鲜蔬果，少吃高脂肪食品，避免辛辣、刺激性的食物。如有大咯血时要禁食，咯血停止后可给予半流质饮食。

3. 发热护理　注意室内通风，保持病房适宜的温、湿度。多饮水，必要时给予物理降温，或遵医嘱给予小剂量解热镇痛药。

4. 咯血护理　小量咯血者应静卧休息，取患侧卧位，减少患侧肺的活动，有利于愈合；大量咯血时，保持呼吸道的通畅，迅速清除口腔内血块，患者需绝对卧床休息，咯血时不能屏气，以免诱发喉头痉挛、血流不畅形成血块而导致窒息。一旦出现张口瞪目、两手乱抓等窒息现象，立即置患者头低足高位或把患者上半身拉向床沿，头颈尽量伸直，轻拍背部，促使积血咯出。必要时作气管插管吸出血块，按医嘱给予止血药物等。

5. 病情观察　注意患者咯血的量、颜色、性质；注意生命体征的变化；每周测 1 次体重并记录，判断患者营养状况是否改善。

6. 用药护理　活动性肺结核的治疗应坚持早期、联合、适量、规律和全程使用敏感药物的原则。社区护士应向患者及家属介绍抗结核药的治疗知识，督查患者按医嘱服用和建立按时服药的习惯。叮嘱患者一旦出现药物不良反应，应及时与医生沟通后按医嘱进行调整。

7. 隔离消毒　肺结核活动期患者不宜去公共场所，外出时应戴口罩。患者隔离最好方法是去肺结核专科医院住院隔离，减少对家中人员及其他人的传染机会，最好给患者一间空气流通、阳光充足的房间。痰结核菌涂片阳性的患者应收住院治疗；家庭内实行分餐制，碗、筷、毛巾、口罩给予煮沸消毒；被服经常用日光暴晒或用紫外线灯消毒；患者痊愈后，房间要进行彻底消毒。

护考链接

护士巡视发现某咯血患者出现表情恐怖、张口瞪目、两手乱抓等窒息现象，首先应该

A. 准备抢救用品　　B. 行人工呼吸

C. 使用呼吸中枢兴奋剂　　D. 使用镇咳药

E. 立即置患者头低足高位

点评：答案 E。考察护士遇到大咯血导致窒息的患者应会及时正确处理。

三、细菌性痢疾患者的护理与管理

细菌性痢疾简称菌痢，是由痢疾杆菌引起的一种肠道传染病。以发热、腹痛、腹泻、里急后重、排黏液脓血便为主要临床特征，严重者可出现感染性休克和（或）中毒性脑病。

（一）病原学

痢疾杆菌属肠杆菌科志贺菌属，分 4 个血清群（即痢疾志贺菌、福氏志贺菌、鲍氏志贺菌、宋内志贺菌，又依次称为 A、B、C、D 群），我国以 B 群为主。痢疾杆菌抵抗力弱，煮沸 2 分钟可杀灭，对酸和常用消毒剂敏感。在粪便中数小时内死亡，但在蔬菜、瓜果及污染物品上可生存 1～2 周。

(二)流行病学

1. 传染源 主要为患者和带菌者。

2. 传播途径 经消化道传播,苍蝇是重要的传播媒介。

3. 人群易感性 人群普遍易感,病后无巩固免疫力,不同菌群间以及不同血清型之间无交叉免疫,故可造成再感染。

4. 流行特征 本病常年散发,但有明显的季节性,以夏、秋季节多见。儿童及青壮年发病率较高。

(三)临床表现

1. 急性菌痢(典型) 急性腹泻,伴有发冷、发热、腹痛、里急后重、排黏液脓血便,左下腹压痛明显。

2. 急性中毒型菌痢 多见于2~7岁儿童。起病急,突然高热,反复惊厥,嗜睡、昏迷,24小时之内迅速出现休克、惊厥和意识障碍;肠道症状轻或缺如。病情凶险,死亡率极高。

3. 慢性菌痢 多由于急性菌痢未彻底治疗而成为慢性菌痢。有持续轻重不等的腹痛、腹泻、里急后重,排黏液脓血便的痢疾症状,病程超过2个月。

(四)社区管理

1. 管理传染源 及时隔离和治疗患者。对从事饮食、水源管理及托幼机构等职业的工作人员应定期做粪便培养,发现带菌者应及时调离并给以彻底治疗,待症状消失,停药后大便培养两次阴性方可恢复工作。

2. 切断传播途径 重点是“三管一灭”、“四不吃”(不吃不洁瓜果、生冷食物、未经加热处理的剩饭菜、腐败变质的食物);养成良好的卫生习惯,饭前便后洗手,防止病从口入。

3. 保护易感人群 口服多价痢疾减毒活菌苗,免疫力可维持6~12个月;流行期间,口服大蒜也有一定的预防效果。

(五)护理措施

1. 病情观察 密切观察患者发热程度及体温变化,每日排便次数、粪便量和性状。重点观察患者的生命体征、意识状态、液体的出入量等。

2. 一般护理 实施消化道隔离,急性期患者要卧床休息,症状不重者可适当活动。患者餐具和用具均专用与严格消毒;大便次数频繁者应用便盆,认真做好对便盆、大便的消毒处理。

3. 饮食护理 吐泻严重时暂禁食,可静脉补充所需营养。待病情缓解能进食后,给予高蛋白、高维生素、易消化、清淡流质或半流质饮食,少量多餐,忌生冷、刺激性、多渣、油腻的食物。

4. 肛门护理 患者排便后宜用软纸擦拭并用温水清洗肛门皮肤,可用1∶5000高锰酸钾溶液坐浴,必要时肛门周围涂上凡士林油膏,以防肛门皮肤糜烂造成继发感染。保持内裤、床单的清洁与干燥,粪便污染后及时清洗更换。

5. 用药护理 社区护士要了解药物作用、用法、剂量、用药间隔时间、不良反应等,遵医嘱给予有效抗菌药物,并注意观察其疗效和不良反应。

6. 对症护理

(1)高热者应采取物理降温处理。

(2)抽搐、昏迷者应专人护理,清除口腔内异物,保持呼吸道通畅。

(3)休克患者应取平卧位,头稍低,注意保温并急送医院抢救。

7. 标本采集 采集粪便培养标本宜在抗菌治疗前,早期、多次、连续采集新鲜粪便中脓血、黏液部分并及时送检。

四、病毒性肝炎患者的护理与管理

案例9-2

2009年5月，某地一中学在一周内出现近100名畏寒、乏力、食欲不振、厌油、恶心、呕吐的学生，部分患者伴中度发热、小便发黄，少数有肝区疼痛、腹泻。体检：70%的患者出现皮肤黄染，30%出现肝脏轻度肿大。流行病学史：患病学生近期内均在该校食堂进餐及在校内饮水。

问题：1. 应对患者采取何种隔离方法？

2. 患者的粪便应如何处理？

病毒性肝炎是由多种肝炎病毒引起的一组以肝脏损害为主的传染病。按病原学分甲、乙、丙、丁、戊五型肝炎，其中甲型和戊型主要表现为急性肝炎，主要通过粪—口途径传播；乙、丙、丁型主要表现为慢性肝炎，可发展为肝硬化甚至肝癌，主要通过血液、体液等多途径传播。各型病毒性肝炎临床表现相似，以疲乏、食欲减退、厌油、恶心、肝肿大、肝功能异常为主要表现，部分病例出现黄疸，无症状感染也常见。此处仅讨论甲型肝炎和乙型肝炎。

（一）病原学

1. 甲型肝炎病毒（HAV）　是一种RNA病毒。HAV抵抗力较强，在干粪中25℃能存活1个月，在贝壳类动物、污水、泥土中能存活数月，但紫外线照射5分钟、加热100℃5分钟、5%～8%的甲醛、70%的乙醇能使之迅速灭活。

护考链接

患者，男性，28岁，在旅游途中被诊断为甲型肝炎住院，欲将自己的生病情况告知家人。他的信件寄出前应如何消毒？

A. 喷雾法　B. 熏蒸法　C. 高压蒸汽灭菌法

D. 擦拭法　E. 紫外线照射法

点评：答案E。信件消毒用紫外线照射法方法更方便。

2. 乙型肝炎病毒（HBV）　是一种DNA病毒，有3对抗原抗体系统。HBV感染后3对抗原抗体系统在血中出现的时间及阳性意义见表9-2。

表9-2　HBV感染后3对抗原-抗体系统出现时间及阳性意义

名称	在血中出现的时间	阳性意义
HBsAg	HBV感染后约3周，血清丙氨酸转氨酶（ALT）升高前2～8周	已感染HBV或HBsAg携带者，无传染性，有免疫原性，可刺激机体产生相应抗体
抗-HBs	恢复期后期，HBsAg转阴后	HBV感染恢复期，产生保护性免疫，可保持多年，抵抗同型病毒的侵入
HBcAg	血中很难发现游离的HBcAg，需去垢处理后方可暴露	表示HBV在体内复制，有传染性
抗-HBc	较HBsAg及HBeAg稍迟出现	表示HBV在体内复制
IgM	急性期和慢性急性发作期	多为近期感染或慢性活动
IgG	出现较晚	表示既往感染
HBeAg	较HBsAg稍迟出现	表示HBV在体内复制，有传染性且传染性强，易转为慢性
抗-HBe	恢复后期，多在HBeAg已转阴性后	表示HBV在体内复制减少，传染性降低

HBV 的抵抗力很强，能在60℃耐受4小时，也可耐受一般浓度的化学消毒剂，但高压蒸汽消毒或加热100℃10分钟可将其灭活，对0.5%过氧乙酸、0.2%苯扎溴铵、戊二醛、聚维酮碘敏感。

（二）流行病学

甲肝、乙肝的传染源、传播途径、流行特征见表9-3。

表9-3 甲肝、乙肝的传染源、传播途径、流行特征

病名	传染源	传播途径	流行特征
甲肝	患者 隐性感染者	粪—口传播	有明显季节性，秋冬季高发，学龄前儿童多见
乙肝	患者 病原携带者	血液传播 密切接触传播 母婴传播	无季节性 儿童青少年多见 有家庭聚集现象

（三）临床表现

1. 急性肝炎

（1）急性黄疸型肝炎：起病呈亚急性，畏寒伴中度发热、厌油、恶心、呕吐、上腹部不适，偶有腹胀、腹泻。1～2周后，有巩膜皮肤黄染、尿黄、肝肿大，有压痛。血清丙氨酸转氨酶（ALT）升高。

（2）急性无黄疸型肝炎：起病较缓，病情较轻，症状同黄疸型，但病程中始终无黄疸。

2. 慢性肝炎

（1）轻度慢性肝炎：急性肝炎病程半年以上，病情较轻，仅有乏力、食欲减退、肝大伴压痛等表现，肝功能仅1项或2项轻度异常。

（2）中度慢性肝炎：症状、体征、实验室检查居于轻度和重度之间。

（3）重度慢性肝炎：有明显的肝炎症状，一般情况较差，出现肝病面容、黄疸、肝掌、蜘蛛痣、脾肿大、肝质较硬等，ALT持续升高。

（四）社区管理

1. 管理传染源

（1）患者：对疑似、确诊、出院、死亡的肝炎病例均应报告。患者给予隔离治疗。患者的分泌物、排泄物、血液以及污染的医疗器械均应进行消毒处理。对从事饮食、水源管理及托幼机构等工作的患者和病原携带者，应暂时调离并给予彻底治疗。

（2）接触者：对急性甲肝、乙肝患者的接触者应进行医学观察45天。

（3）献血员：献血员应在每次献血前进行体格检查，肝功能异常、HBsAg阳性者、抗-HBc阳性者不得献血。

（4）携带者：HBsAg携带者不能献血，要加强随访，应注意个人卫生、经期卫生和行业卫生，防其唾液、血液污染周围环境，感染他人；所用食具、洗漱用品等应与健康人分开。

2. 切断传播途径

（1）加强饮食卫生管理，水源保护、环境卫生管理以及粪便无害化处理，提高个人卫生水平。

（2）加强各种医疗器械的消毒处理，使用一次性注射器，医疗器械实行一人一用一消毒。

（3）加强血制品的管理，严格控制输血指征，输血器具应彻底消毒。接触患者后用肥皂

和流动水洗手。

(4) 阻断母婴传播,对 HBsAg 阳性,尤其 HBeAg 亦呈阳性的产妇所产婴儿,出生后须迅即注射乙型肝炎免疫球蛋白及(或)乙型肝炎疫苗。

3. 保护易感人群

(1) 自动免疫:预防甲肝,接种甲肝减毒活疫苗,主要适用于儿童。预防乙肝,接种乙肝疫苗:所有婴儿应接受乙肝疫苗,这是预防乙肝的根本。免疫程序为 0、1、6 个月各接种 1 次。疫苗接种后,95% 以上的接种对象都可产生保护性抗体,保护期持续数年。

考点: 婴儿接种乙型肝炎疫苗的程序

(2) 被动免疫:人血清丙种球蛋白和胎盘球蛋白对甲肝的接触者有一定的保护作用。乙肝免疫球蛋白主要用于母婴传播的阻断,亦可用于意外事故的被动免疫。

(五) 护理措施

1. 一般护理　向患者及其家属解说明休息是肝炎治疗的重要措施。指导患者进行休息:急性肝炎早期患者应卧床休息。在发病 1 个月内,除进食、洗漱、排便外,其余时间均应卧床休息;当症状好转,可指导其逐渐增加活动量,至肝功能恢复正常 1 ~ 3 个月后可恢复日常活动和工作,6 个月内避免过劳和重体力劳动。

2. 饮食护理　向患者说明营养与疾病的关系,鼓励患者尽量多进食,予以高糖类、高蛋白、高维生素、低脂肪、易消化的饮食,少食多餐,以增加全天摄入量。劝导患者戒烟禁酒。

3. 用药护理　遵医嘱应用护肝药,严格按医嘱使用抗病毒药物,禁用损害肝脏的药物。

4. 心理护理　指导患者正确对待疾病,保持乐观情绪。过分抑郁、焦虑、紧张等心理不利于肝脏功能的恢复。

5. 病情观察　监测生命体征,观察有无肝性脑病的早期表现,注意皮肤黏膜出血情况。

五、艾滋病患者的护理与管理

艾滋病是获得性免疫缺陷综合征(AIDS)的简称,是由人类免疫缺陷病毒(HIV,又称艾滋病病毒)所导致的一种病死率极高的慢性传染病。HIV 病毒侵入人体后,破坏人体的免疫系统,使感染者逐渐丧失对各种疾病的抵抗力,以严重的获得性免疫缺陷为其临床特征,最终因并发各种严重的机会性感染和恶性肿瘤而死亡。

(一) 病原学

HIV 属于反转录病毒科,为单股 RNA 病毒,具有极强的变异能力。HIV 的抵抗力不强,不耐酸,对热敏感,56℃30 分钟、75% 乙醇、1% 戊二醛等均可使其灭活,但对紫外线、0.1% 甲醛溶液不敏感。

(二) 流行病学

1. 传染源　艾滋病患者和 HIV 感染者,特别是后者作为传染源的意义更大。

2. 传播途径

(1) 经性接触传播:包括同性及异性之间的性接触。肛交、口交有着更大的传染危险。

(2) 经血液传播:包括①输入污染了 HIV 的血液或血液制品;②静脉吸毒者共用受 HIV 污染的注射器;③医疗器械、针刺治疗用针消毒不彻底或不消毒;理发、美容、文身等的用具不消毒。

(3) 母婴传播:即感染了 HIV 的母亲在产前、分娩过程中及产后将 HIV 通过胎盘、产道、哺乳传染给了胎儿或婴儿。

3. 人群易感性　人群普遍易感,15～49 岁发病率高,儿童和妇女的感染率在逐年上升。

(三) 临床表现

艾滋病的临床症状多种多样,一般初期症状像感冒,疲乏无力,食欲减退,发热,全身浅表淋巴结肿大,体重减轻。随着病情的加重,症状日见增多,如皮肤、黏膜出现白色念球菌或疱疹病毒感染等;以后渐渐侵犯内脏器官,出现原因不明的持续性发热、咳嗽、气短、持续性腹泻、便血、肝脾肿大、恶性肿瘤、消瘦等。最终患者免疫功能全面崩溃,出现各种严重的综合征,直至死亡。AIDS 的临床经过分 4 期。

1. 急性感染期　HIV 感染后 2～4 周,部分患者出现发热、皮疹、淋巴结肿大、乏力、呕吐、腹泻等。症状常较轻微,容易被忽略。当这些症状出现后 5 周左右,血清 HIV 抗体可呈现阳性反应。

2. 无症状期　感染者可以没有任何临床症状,但有传染性,血清 HIV 抗体阳性。此阶段可持续 2～10 年或更长。

3. 艾滋病前期　主要表现为全身淋巴结肿大,尤其是浅表淋巴结肿大,发生部位多见于头颈部、腋窝、腹股沟、耳前、耳后等。患者可伴有全身不适,肌肉疼痛、乏力、低热、腹泻、体重减轻、肝脾肿大等。

4. 艾滋病期

(1) HIV 相关症状:主要表现为持续 1 个月以上的发热、乏力、盗汗、体重减轻、恶病质等。

(2) 机会性感染:主要出现肺孢子菌、白色念珠菌、疱疹病毒、结核杆菌、弓形虫感染等。

(3) 继发肿瘤:如卡波西肉瘤及淋巴瘤。

在发病最后阶段,患者的机会性感染久治不愈,呈现恶病质,机体严重衰竭,大多数患者最终死于难以控制的感染。

(四) 社区管理

1. 管理传染源　应健全艾滋病监测网络,及时发现患者及 HIV 携带者并做好隔离、治疗工作。对患者血液、分泌物、排泄物应进行严格消毒。对献血员、性病患者和吸毒者要进行重点监测,并对接触者进行检疫。

2. 切断传播途径　加强艾滋病防治知识的健康教育,加强青少年的性教育,严禁吸毒;加强血液和血制品的管理,严禁 HIV 感染者献血液、血浆、精液和器官;推广使用一次性注射器,医疗器械必须严格消毒。受 HIV 感染的妇女避免怀孕,已怀孕者可采取终止妊娠、抗病毒干预治疗阻断母婴传播等;受 HIV 感染的哺乳期妇女采取人工喂养婴儿。注意个人卫生,不与他人共用牙刷、剃须刀等。避免直接与艾滋病患者的血液、精液、乳汁和尿液接触。

3. 保护易感人群　疫苗还在研制中,目前最有效的方法还是健康教育。

(五) 护理措施

1. 一般护理

(1) 安置患者在隔离病房内,采取严格的血液、体液隔离措施,同时实施保护性隔离,防止各种机会性感染发生。

(2) 急性感染期和艾滋病期应绝对卧床休息,无症状感染期可正常从事工作和学习。

(3) 给予高热量、高蛋白、高维生素、清淡易消化的食物,保证营养供给,不能进食的患者给予鼻饲或按医嘱静脉补充营养。

(4) 加强生活护理，预防继发感染。做好口腔和皮肤的清洁护理，腹泻者做好肛门的清洁护理。

2. 心理护理 护士要正确对待患者，关心体贴、同情支持患者，帮助患者正视现实，建立自尊和自信；保护患者的隐私。

3. 对症护理

(1) 腹泻患者按医嘱给予抗生素、止泻药、静脉输液。

(2) 发热患者鼓励多喝水，给予物理降温或药物降温。

(3) 呼吸困难者给氧。

4. 防止医源性感染 做好隔离与消毒。社区护士皮肤有破损时应避免接触患者的血液、体液，如不小心被患者用过的针头、器械刺伤或实验室的意外接触，立即局部消毒处理，2小时内应预防性服用齐多夫定(azidothymidine，AZT)300mg/次，2次/日，疗程4～6周。

5. 病情观察 注意发热的程度，有无出现各种机会性感染和肿瘤等。

6. 用药护理 注意观察各类药物的疗效和不良反应。

案例9-3

患者，男性，40岁。不规则发热、咳嗽，伴间断腹泻、食欲减退及明显消瘦3个月，有婚外性行为史。体格检查：体温38.8℃，颈部及双腹股沟淋巴结肿大，质韧，无触痛，能活动。血白细胞 5.0×10^9/L，血清抗-HIV(+)。该患者得知疾病后非常恐惧，感到绝望，对治疗和护理不配合。

问题：1. 此患者最可能的医疗诊断是什么？

2. 患者目前最需要的护理有哪些？

六、手足口病患者的护理与管理

手足口病是由多种人肠道病毒引起的一种儿童常见传染病。多数患者症状较轻，发热，手心、足底、臀部出现斑丘疹和疱疹，口腔黏膜出现疱疹和(或)溃疡，疼痛明显。部分患者可伴有咳嗽、流涕、食欲不振、恶心、呕吐和头痛等症状。少数患者可出现并发症，个别重症患儿病情进展快，可导致死亡。

(一) 病原学

引起手足口病的病毒属于小RNA病毒科肠道病毒属，包括柯萨奇病毒、肠道病毒、埃可病毒等。病毒适合在湿热的环境下生存，75%乙醇和5%来苏尔不能将其灭活，对紫外线和干燥敏感，高锰酸钾、漂白粉、甲醛、碘酒以及56℃30分钟均可灭活。

(二) 流行病学

1. 传染源 患者和隐性感染者为本病的传染源，发病后1周内传染性最强。

2. 传播途径 可经粪—口传播、呼吸道传播，亦可因接触患者口鼻分泌物、疱疹液及被污染的手和物品造成传播。

3. 易感性 人群普遍易感。以5岁及以下儿童为主，尤以3岁及以下儿童发病率最高，感染后可获得特异性免疫力。各型间无交叉免疫。

考点：手足口病的易感人群

4. 流行特征 该病流行无明显的地区性，全年均可发生，一般5～7月为发病高峰，托幼机构等易感人群集中的单位可发生暴发。

（三）临床表现

多数患儿突然发病，高热，伴有头痛、咳嗽、流涕等症状。发热的同时或发热1～2天后，可在口腔黏膜、唇内见到疱疹，疱疹破溃后会形成溃疡，疼痛感较重，患儿常表现出烦躁、哭闹、流口水，不吃饭等。口腔疱疹后1～2天可在患儿的手心、足底及臀部看到斑丘疹，以足底部最多，疱疹呈圆形或椭圆形小至米粒，大至豌豆大，疹子周围绕以红晕。一般7天左右就能消退，不留瘢痕。大部分患儿预后较好，少数重症患儿可合并心肌炎、脑炎等。病程一般为7～10天。

（四）社区管理

1. 管理传染源　自2008年5月2日起，卫生部将本病纳入丙类法定传染病管理，要求各级医疗卫生机构发现病例及时通过网络直报系统上报。流行期每天晨检儿童皮肤和口腔有无异常，注意体温的变化。发现患者应及时就医，采取居家或住院方式治疗。发现手足口病聚集性病例、重症或死亡时，社区护士应及时报告，县级及以上疾病预防控制机构要立即组织开展现场调查处置。

2. 切断传播途径

（1）消毒：病家、托幼机构和小学的消毒应在当地疾病预防控制机构的指导下，由单位及时进行消毒，或由当地疾病预防控制机构负责对其进行消毒处理。

（2）注意保持家庭环境卫生，居室要经常通风。

（3）讲究个人卫生：勤晒衣被，尿布要及时清洗、暴晒；饭前、便后、外出回家后要用肥皂或洗手液等给儿童洗手；奶瓶、奶嘴及餐具使用前后应充分清洗、消毒；不要让儿童喝生水、吃生冷食物。

（4）本病流行期间不宜带儿童到人群聚集、空气流通差的公共场所。

（5）儿童出现发热、出疹等相关症状要及时到医疗机构就诊。

3. 保护易感人群　手足口病目前没有疫苗，但只要早发现、早诊断、早治疗，是可以防治的。主要方式是健康教育：社区卫生服务中心要充分利用多种方式，开展手足口病防治知识的宣传，使5岁以下儿童家长及托幼机构工作人员等了解手足口病的临床症状，掌握最基本的预防措施，强调保持良好的个人卫生习惯及环境卫生措施对于有效预防手足口病的重要性，动员托幼机构老师和管理人员、儿童家长成为手足口病防控工作的主动参与者，形成群防群控。

（五）护理措施

1. 一般护理　消毒隔离，一旦发现感染了手足口病，患儿应及时就医，避免与外界接触，卧床休息1周。患者用过的物品要彻底消毒；患者的口痰、唾液、粪便、擦拭用纸等都最好倒入适量消毒剂，搅拌消毒后再丢入厕所。患者的房间要定期开窗通风，保持空气新鲜、流通，温度适宜。家庭每天要进行空气消毒。

2. 饮食护理　患儿应多喝温开水，吃清淡、可口、易消化、柔软的流质或半流质饮食，禁食冰冷、辛辣、咸等刺激性食物。

3. 口腔护理　保持口腔清洁，饭前饭后用生理盐水漱口。可将维生素B_2粉剂直接涂于口腔糜烂部位，以减轻疼痛，促使糜烂早日愈合，预防细菌继发感染。

4. 皮疹护理　患儿衣被要清洁，衣着要舒适、柔软，经常更换。指甲要剪短，防止抓破皮疹。皮疹初期可涂炉甘石洗剂，待有疱疹形成或疱疹破溃时可涂0.5%聚维酮碘。注意保持皮肤清洁，防止感染。

5. 发热护理 患儿一般为低热或中度发热，无须特殊处理，可让患儿多喝水；高热时给予物理降温。

6. 病情观察 严密监护，注意严重并发症。

7. 用药护理 注意观察药物的疗效和不良反应。

小 结

本章介绍了传染病的基本特征（“一体三性”：特异性的病原体、传染性、流行性、免疫性），传染病流行过程的“三环节两因素”（传染源、传播途径、易感人群，自然因素和社会因素）；重点介绍了传染病的预防、管理原则和措施；社区常见传染病（流感、肺结核、菌痢、病毒性肝炎、艾滋病、手足口病）患者的护理与管理的原则和方法。流感、肺结核和手足口病均经过呼吸道传播，患者应按照呼吸道隔离的方式隔离与护理；菌痢经过消化道传播，患者按消化道隔离和护理；而病毒性肝炎、艾滋病和手足口病为多途径传播，患者应依据其传播途径的特点进行相应的管理与护理。社区是防治传染病的最基本单位，社区护士应针对社区常见传染病开展预防控制工作，对传染病患者给予及时、正确、彻底的治疗、管理和护理，促进患者早日康复，防止传染病疫情进一步扩散。

自 测 题

一、名词解释

1. 传染病 2. 病原携带状态 3. 预防性消毒

二、填空题

1. 感染过程5种状态是________、________、________、________、________。

2. 构成传染病流行过程的“三环节”是________、________和________；“两因素”是________因素和________因素。

3. 传染病的基本特征是________、________、________和________。

4. “除四害”中的“四害”指________、________、________、________。

5. 医护人员在操作中不慎被艾滋病患者用过的针头或器械刺伤后，除局部消毒处理外，应在________小时内服用________，时间________周。

6. 细菌性痢疾患者需做粪便镜检时，应取________、________的部分，细菌培养检查应在使用________前采集粪便并________送检。

7. 中华人民共和国卫生部于________起，将手足口病列为________类传染病管理。

8. 典型手足口病主要是________、________、________、________等部位出现斑丘疹或疱疹。

三、选择题

A 型题

1. 传染源指
   A. 传染病患者
   B. 体内有病原体的人
   C. 体内有病原体的人和动物
   D. 体内有病原体繁殖的人和动物
   E. 体内有病原体繁殖并排出病原体的人和动物

2. 目前法定传染病有
   A. 二类 30 种　B. 二类 35 种
   C. 三类 35 种　D. 三类 38 种
   E. 三类 39 种

3. 就多数传染病而言，下列哪种传染过程最常见
   A. 显性感染　B. 隐性感染
   C. 带毒状态　D. 带菌状态
   E. 带虫状态

4. 使人群易感性升高的因素是
   A. 病原体毒力增强
   B. 计划免疫
   C. 易感人口的迁入
   D. 传染病流行
   E. 隐性感染后免疫人口增强

5. 属于甲类传染病的是
A. 霍乱 B. 艾滋病
C. 流行性感冒 D. 手足口病
E. 肺结核
6. 门诊发现传染病患者时应立即
A. 安慰患者，无须着急
B. 将患者转急诊室诊治
C. 安排患者提前就诊
D. 消毒候诊环境
E. 将患者转隔离门诊诊治
7. 某男，40 岁，因发热待查住院，护士应
A. 按其要求安排床位
B. 根据病情安排床位
C. 按其要求将床位安排在危重病房
D. 按其要求将床位安排在隔离病房
E. 按其要求将床位安排在办公室旁边
8. 预防细菌性痢疾最主要的措施是
A. 管理传染源 B. 切断传播途径
C. 保护易感人群 D. 进行预防性服药
E. 治疗带菌者
9. 典型细菌性痢疾患者的粪便呈
A. 稀水样便 B. 果酱样便
C. 柏油样便 D. 糊状便
E. 黏液脓血便
10. 病毒性肝炎患者进行卫生处置时，衣服的最佳处理方法是
A. 包好存放在住院处
B. 交家属带回家
C. 消毒后交患者保管
D. 日光暴晒后存放在病房
E. 消毒后存放在住院处
11. HBV 两对半检测，HBSAg、HBeAg 均阳性，表示
A. 无传染 B. 传染性强
C. 已产生了免疫力 D. 病情稳定
E. 病情严重
12. 急性肝炎患者病程超过多长时间未愈，称为慢性肝炎
A. 1 个月 B. 2 个月
C. 3 个月 D. 6 个月
E. 12 个月
13. 甲型肝炎的传播途径是
A. 血液传播 B. 性传播
C. 母婴传播 D. 接触传播
E. 消化道传播
14. 某护士在给 HBeAg 阳性的肝炎患者采血时，不慎刺破了自己的手指，也不知道自己是否感染过 HBV。此时急需采取的重要措施是
A. 立即接种乙肝疫苗
B. 立即乙醇消毒
C. 定期复查肝功能和 HBV-IgM
D. 立即肌内注射高效价乙肝免疫球蛋白和查血 HBsAg 及抗-HBs
E. 立即接种乙肝疫苗，1 周内肌内注射高效价乙肝免疫球蛋白
15. 艾滋病最主要的传染源是
A. 隐性感染者
B. 潜伏性感染者
C. 无症状 HIV 携带者
D. 急性感染期患者
E. 艾滋病期患者
16. 艾滋病患者的饮食护理原则是
A. 高热量、低蛋白饮食
B. 低热量、高蛋白饮食
C. 高热量、高蛋白饮食
D. 低热量、低蛋白、高糖类饮食
E. 高热量、高蛋白、高维生素饮食
17. 关于艾滋病，错误的说法是
A. 艾滋病病毒是人类免疫缺陷病毒
B. 艾滋病病毒不耐高温和干燥
C. 艾滋病病毒对消毒剂敏感
D. 艾滋病潜伏期长
E. 艾滋病只通过性传播
18. 肺结核的主要症状是
A. 咳嗽、咳痰、发热、咯血等
B. 发热、咳嗽
C. 发热、咳嗽、呼吸困难
D. 咳嗽、咳大量白色泡沫痰
E. 咳嗽、咳大量粉红色泡沫痰
19. 对肺结核大咯血患者的护理，不妥的是
A. 暂禁食 B. 静卧休息
C. 心理安慰 D. 屏气以止血
E. 取患侧卧位
20. 人体易受结核杆菌侵犯的主要器官是
A. 淋巴结 B. 肾、肠
C. 肺 D. 骨关节
E. 皮肤

21. 流行性感冒患者症状较重的是
A. 呼吸道症状 B. 消化道症状
C. 循环系统症状 D. 局部症状
E. 发热、关节酸痛等全身中毒症状

22. 预防流行性感冒,保护易感人群的基本措施是
A. 管理传染源 B. 切断传播途径
C. 预防性服药 D. 戴口罩
E. 疫苗接种

23. 临床诊断为手足口病后,应于几小时内进行网络直报
A. 2 小时 B. 6 小时 C. 12 小时
D. 24 小时 E. 48 小时

24. 手足口病哪个年龄组发病率高
A. 3 岁以下 B. 3 ~5 岁
C. 5 ~7 岁 D. 7 ~14 岁
E. 14 岁以上

四、简答题

1. 传染病患者隔离的方式有哪几种?
2. 简述病毒性肝炎患者休息的重要性。

（杨 洁）

第10章　社区常见精神疾病患者的护理与管理

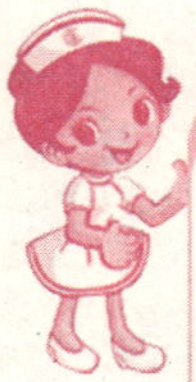

随着社会经济体制改革的不断深入，社会竞争日益加剧，各种心理应激因素也在不断加大，各类精神病患者的发病率和终身患病的患者人数也在逐年上升。精神病患者经过系统、规范的住院治疗与护理后，大多数可以恢复健康，但也有一部分患者虽基本症状已缓解，仍残留一些症状返回家中。对回到家中的精神病患者开展进一步治疗、护理和康复，减少复发，并为他们创造一个良好的社会氛围，使他们能够尽早回归社会，是社区护理工作的重要内容之一。

链接

世界精神卫生日

世界精神卫生日是由世界精神病学协会（World Psychiatric Association, WPA）在1992年发起的，时间是每年的10月10日。世界各国每年都为精神卫生日准备丰富而周密的活动，包括宣传、拍摄促进精神健康的录像片，开设24小时服务的心理支持热线，播放专题片等。2000年是我国首次组织世界精神卫生日活动。2001年是世界卫生组织的精神卫生年。

第1节　概　　述

一、精神健康概念

精神健康又称心理健康，国内外许多学者从各自关注的不同角度对心理健康进行论述，迄今为止，对于什么是心理健康还没有一个统一、公认的定义。从广义上讲，心理健康指一种高效而满意的、持续的心理状态；从狭义上讲，心理健康指人基本心理活动的过程与内容完整、协调一致，即认识、情感、意志、行为、人格完整和协调，能适应社会，与社会保持同步。

二、精神障碍概念

精神障碍指在内（躯体）、外（环境）各种致病因素的影响下，大脑的功能活动发生紊乱，导致精神活动显著偏离正常，出现精神症状或精神病性症状、个体社会功能障碍和本人感到精神痛苦。

三、精神疾病基本概念

1. 精神疾病　指在各种生物学、心理学以及社会环境因素影响下，大脑功能失调，以认知、情感、意志和行为等精神活动出现不同程度的障碍为临床表现的疾病。精神疾病分为精神病、神经官能症、人格障碍、精神发育迟滞等。

2. 精神病　是以精神活动障碍为主要表现的一类疾病，是由于社会、心理、生物3个方面的因素影响，导致大脑功能紊乱。临床上表现为知觉、思维、情感、智能和行为等方面的失常，症状主要表现为出现错觉、幻觉、焦虑、淡漠、妄想、自知力障碍。常见的有精神分裂症、情感性精神障碍、脑器质性精神障碍等。

3. 精神残疾　指精神病患者病情持续一年以上未痊愈，影响其社交能力和在家庭、社会应尽职能上出现不同程度的紊乱和障碍。

四、社区精神卫生保健概念

社区精神卫生保健是精神医学的重要组成部分，它是以地区为单元，研究精神疾病的治疗、预防、康复和社会适应的统筹安排管理。通过严密地组织管理，有效地实施精神卫生保健工作，管理社会上散在的精神病患者，延缓精神疾病的复发，促进与维护社会秩序。

五、精神疾病三级防治网络

1. 一级防治网络　以家庭为主，适用于有心理问题、心理障碍、神经症、轻型精神病患者，主要由家属看护。

2. 二级防治网络　以街道居委会、属地派出所为主，适用于偏重型精神病患者，对社会、家庭有一定危害，协助家属处理、解决突发事件。

3. 三级防治网络　以精神病院的社区防治部门为主，负责辖区内出院的社区内患者。主要任务是登记建卡、定期访视、健康教育、家庭指导，对病情复发的患者，协助其家属让患者住院治疗等。

考点： 精神疾病三级防治网络

案例10-1

患者，男性，36岁，患精神分裂症13年，曾住院治疗。近1年来不洗澡，不换衣服，拒绝吃药，不与家人交流。家属试图协助其洗澡时被攻击。药物由其母亲偷偷滴入饮料中让他服用。家属找到社区护士要求出诊。

问题：1. 该患者的病情出现了什么变化？

2. 如何指导患者家属对其进行有效的家庭护理？

第2节　常见精神疾病患者的护理与管理

一、精神分裂症患者的护理与管理

（一）精神分裂症概述

精神分裂症是一种持续、慢性的重大精神疾病，是精神病里最严重的一种，是以基本个性改变，思维、情感、行为的分裂，精神活动与环境的不协调为主要特征的一类最常见的精神病。

在中国，仅有2%的抑郁症患者接受过治疗，大量的患者得不到及时的诊治，病情恶化，甚至出现自杀的严重后果。另一方面，由于民众缺乏有关抑郁症的知识，对出现抑郁症状者误认为是闹情绪，不能给予应有的理解和情感支持，对患者造成更大的心理压力，使病情进一步恶化。

精神分裂症临床上表现为思维、情感、行为等多方面障碍以及精神活动不协调。该病病因未明，多于青壮年发病，无器质性改变，隐匿起病，主要影响的心智功能包含思考及对现实世界的感知能力，进而影响行为及情感。患者一般无意识和智能方面的障碍，发作时不仅影响本人的劳动能力，且对家庭和社会也有影响。

（二）精神分裂症的症状

1. 特征性症状　本病的临床症状复杂，不同类型、不同阶段可有很大区别，但均有特征性的思维、情感、行为的不协调和脱离现实环境的特点。

（1）思维障碍：思维联想过程缺乏连贯性和逻辑性，是精神分裂症最具有特征性的障碍。患者在意识清楚的情况下，思维联想缓慢或分裂，缺乏具体性和现实性。临床可见思维松弛、思维中断、思维云集、病理性象征性思维、语词新作等，严重者出现破裂性思维。

（2）情感障碍：情感淡漠、情感反应与思维内容以及外界刺激不配合，是精神分裂症的重要特征。此外，可见情感反应在本质上的倒错，如患者笑着叙述自己的痛苦和不幸。

（3）意志行为障碍：患者活动减少、主动性缺乏，行为被动、退缩，即意志活动减退。临床还可见意向倒错、矛盾意向、违拗、被动服从、模仿言语、模仿动作，严重者可出现蜡样屈曲。

2. 其他常见症状

（1）幻觉和感知综合障碍：最常见是幻听，主要是言语性幻听，如评论性幻听、思维冥想。幻视常常与其他幻觉一起存在。人格解体在精神分裂症有一定特点，如患者感到脑袋离开了自己的躯干、走路感觉不到下肢的存在等。

（2）妄想：是精神分裂症最常见的症状之一。内容以关系妄想、被害妄想和影响妄想最为常见。

（3）紧张综合征：表现为紧张性木僵，即患者缄默、不动、违拗，或呈被动性服从，并有肌张力增高，出现空气枕头（患者卧床后，头与枕头之间保持一定距离）、蜡样屈曲。有时突然出现冲动行为，即紧张性兴奋。

（三）家庭护理与管理

精神分裂症患者在急性发作期需短期住院治疗，经治疗疾情痊愈或缓解后，会长期生活在家庭和社会之中，因此，家庭护理就显得尤为重要。

1. 服药指导　药物治疗是精神分裂症患者的主要治疗方法，所以要保证药物按量服用，但患者因否认自己有病，或认为药物有毒或不能耐受药物毒副作用，常表现出拒药和藏药行为。因此，患者的药物应由亲属保管，服药要有专人督促检查，每次服药后要检查口腔及指缝，以防吐药或藏药，特别要注意患者蓄积药物后一次吞服自杀。药量的增减和药品的更换一定要由医生来定，监护人不要擅自决定。同时要注意观察药物中毒反应，一旦发现，及时找医生处理。

考点：服药注意点

2. 心理护理　①要正确认识到精神分裂症的病态表现和躯体表现一样，是客观存在的，不以人们意志为转移，不要当成是一种耻辱及包袱；②需得到邻居、亲友的帮助、理解和同情；③患者要学会自我解脱，多与社会接触，积极主动地融入正常社会人群之中，并参加力所能及的劳动或工作；④心理治疗要与解决实际问题相结合，尽量帮助患者解决在生活、工作、学习中遇到的各种问题，减轻或避免社会心理因素引起的各种精神压力，减少复发的诱因。

3. 生活照顾　家庭护理一项重要的基础工作就是照顾好患者的生活，其任务是监督、协助或代替患者料理生活，包括卫生、饮食、睡眠等。

4. 观察病情　是家庭护理中不可忽视的一件重要事情。家属应主动地观察患者的病情变化，注意患者在家庭或工作单位中的各种表现，从中了解病情是否稳定。应特别注意发现疾病复发的早期迹象，一旦病情有波动，及时就医复诊。

5. 安全防范　安全护理也是精神分裂症患者家庭护理的重要内容。因为患者有时会处于神志不清状态，或有时受病态思维支配，有许多的自杀因素，所以监护人必须注意安全防范，时刻警惕，不能疏忽。

6. 鼓励参与　对精神分裂症患者来说，环境既可治病，也可致病。良好的家庭环境对精神分裂症患者的治疗休养十分有利；不良的家庭环境可削弱患者的大脑功能，容易使病情加重，也可发生意外。家庭监护人应积极为患者创造舒适、愉快、安静、整洁、安全的休养环境，并鼓励患者多参加活动，如家务劳动、亲友往来、文体活动等，这些活动都能促进患者精神康复，使患者精神逐步接近正常人。

（四）社区护理与管理

1. 宣传教育　在社区大力宣传精神卫生科普知识，教育全社会正确认识精神疾病，正确对待患者。

2. 随访咨询　对出院后的精神分裂症患者定期行家庭访视，向患者、家属及广大民众提供康复及保健咨询。有条件的还可设立社区卫生服务中心，开通24小时咨询热线服务。

3. 家庭病床　是医院护理向社区的延伸。由社区护士负责患者在家的康复治疗，每月定期家访，观察病情，指导服药和康复锻炼。患者在家有意外情况也可随时打电话与社区康复护士联系，寻求帮助。

4. 治疗与预防相结合　精神分裂症患者治愈后还要坚持长时间服药，否则可导致疾病复发，社区护士要说服患者继续坚持服药。当患者出现某些不良反应时，帮助解除药物反应，对反应重者督促患者门诊复查。同时让患者、家属了解精神分裂症复发前的先兆，若出现复发先兆，要及时就诊，在医生的指导下调整服药量，以预防病情复发。

5. 康复训练　精神分裂症患者的社区康复护理，主要是把闲散在社区中的患者集中起来管理，进行康复训练，使患者病后受损的功能恢复。培养患者的社区交往、劳动或职业技能，为他们提供多元化的日渐训练服务及康乐活动，帮助他们融入社会，自理生活，充实患者的余暇生活，并在活动中培养患者的自理和互助精神。

案例10-2

患者，男性，36岁，某高校教师。性格要强，严以克己，事业心强，工作成绩非常显著，近来因工作矛盾，造成心理冲突。夜晚辗转难眠，自感记忆力下降，精神疲乏，脑子不清晰，读书撰文均不能持久。食欲不佳，腹胀，大便稀，还经常出现心慌气短、胸闷、憋气，体质下降，四肢无力，头痛加重，头沉头紧，甚至腰酸背痛，周身不适。服用安眠药、胃药、治疗心脏病的药物，效果都不好，患者非常痛苦。

问题：1. 请判断患者出现了什么问题？

2. 应从哪些方面对患者进行康复指导？

二、抑郁症患者的护理与管理

（一）抑郁症概述

抑郁症是一种常见的精神疾病，是以明显而持久的心境低落为主的一组精神障碍，并伴有相应的思维和行为改变。目前已成为全球疾病中给人类造成严重负担的第二位重要疾病。

主要表现为情绪低落，兴趣减低，悲观，思维迟缓，缺乏主动性，自责自罪，饮食、睡眠差，担心自己患有各种疾病，感到全身多处不适，严重者可出现自杀念头和行为。抑郁症严重困扰患者的生活和工作，给家庭和社会带来沉重的负担，约15%的抑郁症患者死于自杀。

患病率女性高于男性，但自杀率男性较高。引起抑郁症的因素包括遗传因素、体质因素、中枢神经介质的功能及代谢异常、精神因素等。

（二）抑郁症的症状

1. 核心症状　心境或情绪低落、兴趣缺乏以及乐趣丧失，这是抑郁的核心症状，诊断抑郁状态至少应包括此3种症状中的一种。

（1）情绪低落：患者体会到情绪低、悲伤，在抑郁发作的基础上患者感到绝望、无助、无用。

考点： 抑郁症的核心症状

（2）兴趣缺乏：原有的兴趣爱好如打球、唱歌、郊游、下棋、打牌等变得索然无味，享受不到生活的乐趣，无所爱，更无所求。

（3）思维迟缓：对问话反应迟钝，记忆力减退，注意力难以集中，语言少、声音低。

2. 心理症状群　可分为心理学伴随症状和精神运动性症状。

（1）焦虑：抑郁症的主要症状之一，可伴发一些躯体症状，如胸闷、心跳加快、尿频、出汗等，躯体症状可以掩盖主观的焦虑体验而成为临床主诉。

（2）自责自罪。

（3）精神病性症状：主要是妄想或幻觉，如罪恶妄想、无价值妄想、嘲弄性或谴责性的听幻觉等、被害或自我援引妄想、没有情感色彩的幻听等。妄想不具有精神分裂症妄想的特征，如原发性、荒谬性。

（4）认知症状：注意力和记忆力下降、认知扭曲也是重要特征之一。如对各种事物均作出悲观的解释，将周围的一切看成灰色的。

（5）自杀观念和行为：抑郁症患者50%左右出现自杀念头，最终有10% ~15%死于自杀，偶尔出现“扩大性自杀”，患者可在杀死数人后再自杀，导致极严重的后果。

（6）精神运动性迟滞或激越：多见于内源性抑郁患者，思维迟缓，动作迟缓，工作效率下降，严重者出现抑郁性木僵。激越患者相反，反复思考无目的的事情，思维内容无条理，思维效率下降，烦躁不安、紧张激越，不能控制自己的动作。

（7）自知力：部分自知力完整，主动求治。有明显自杀倾向者，失去求治愿望。有精神病性症状者自知力不完全，甚至完全丧失自知力。

3. 躯体症状群

（1）睡眠紊乱：早醒，少数患者可出现贪睡的情况。

（2）食欲下降，体重明显减轻。

（3）性功能减退：有些勉强维持性行为，但无乐趣体验。

（4）精力丧失：无精打采，疲乏无力。

（5）晨重夜轻：情绪在晨间加重，极易出现自杀行为。

（6）非特异性躯体症状：各种自主神经功能紊乱，如头痛或全身疼痛，周身不适，胃肠道功能紊乱，心慌气短及胸前区痛，尿频、尿痛等。

（三）家庭护理与管理

家庭是抑郁症患者回归社会的康复场所，患者和家人生活在一起，不仅大大提高了患者的生活质量，而且有效地避免了因住院带来的社会功能受损，节省了开支，从而实现心理与社会功能的全面康复。

1. 家属应多与患者接触交谈　不仅要关心患者的生理需要，更应关注患者的心理需求。与患者沟通，给患者以心理上的支持，以调动其内在潜力，减轻心理压力，树立生活信心和勇气。家属的言谈举止直接影响着患者的情绪及病情，良好的家庭关系、亲情的照顾、精心的护理是疾病康复的重要保障。

2. 密切观察病情变化严防自杀

（1）连续评估自杀危险：抑郁症患者自杀的危险因素包括①严重的抑郁情绪，顽固而持久的睡眠障碍；②伴有自罪妄想、严重自责及紧张激越；③家庭支持系统缺乏，如离婚或分居、配偶的死亡、重要的生活事件等；④有抑郁和自杀家族史；⑤有强烈的自杀观念，或曾经有过自杀史。

（2）常见自杀迹象：①写遗书、整理旧物；②突然症状好转（伪装痊愈）；③突然关心他人；④了断社会关系；⑤收藏药品、刀、绳等。

（3）有严重自伤、自杀行为患者的应对措施：①患者不可以独居，其活动应在家人或照顾者的视线范围内；②抑郁症患者情绪有晨重夜轻的特点，尤其要严密监视早醒的患者；③患者生活的环境中杜绝危险物品的存留，如刀、剪、绳、玻璃器皿、有毒物品；④药品必须由家属管理，每次服药后仔细检查口腔确认药物服下，严防患者藏药，一次大量吞服自杀。

3. 督促患者用药　抑郁症患者好转时大致经历睡眠、饮食、思维改变，动作增多，情绪活跃三个阶段。在用药过程中出现药物不良反应时应随时进行复诊，家属要督促患者坚持用药，不可间断用药、随意减少剂量或病情好转就停药，这样患者病情极易复发。患者服药时要查看药物是否确实咽下，防止其藏药。

4. 应协助患者做好生活护理　居住环境安静舒适，饮食宜高蛋白、高热量、维生素丰富，选择患者喜欢吃的食物，少食多餐。协助做好个人卫生。

考点：有严重自伤、自杀行为患者的应对措施

5. 鼓励患者多活动　参加力所能及的劳动和适当的社交活动，如听音乐、下棋、跳舞、散步、打球、绘画、种花草、养鸟等，以分散注意力，达到减轻病情的目的。

（四）社区护理与管理

1. 广泛宣传和普及防治知识，提高人群对抑郁症及其防治知识的知晓率；提高抑郁症患者的就治率和治愈率。

2. 对高危人群，如抑郁障碍患者、躯体障碍、物质滥用、阳性家族史等人群，及早干预，提供心理援助，使其正视现实，处于良好的应激状态。

3. 社区高危人群早期干预

（1）评估引发抑郁情绪的原因：详细询问病史，判断抑郁情绪是否与躯体疾病、药物治疗、近期生活事件、工作压力过大等相关。

（2）及时给予心理支持，有效运用心理自助的方法：①感受并接受自己的情绪，包括痛苦

的感觉,不要否认或压抑,否则可导致自卑、自责和情感压抑;认识到有痛苦的感觉是正常的事;②至少向一个人表达自己的感觉,与他人共同分享自己的感受,可减轻心理压力;③与家人和朋友保持密切的联系,取得良好的社会支持;④正确面对生活和自我,无论是正面的或负面的,不要悲观失望,要实事求是地看待世界、现实生活和自己;⑤学会运用发展的方法解决问题,用发展的眼光看待目前和未来。

4. 发挥社会支持系统的缓冲作用　抑郁症的发病常源于某些应激性生活事件。良好的社会支持是一个很好的缓冲系统,能够有效缓解应激性生活事件对抑郁症的影响。因而在社区医疗服务过程中,可组织各种集体活动,有意识地鼓励患者增加,提高患者对社会支持系统的利用度,调动他们的主观能动性,鼓励他们平时多与家人、朋友交往,遇到烦恼或困惑时积极向家人或朋友倾诉与求助。

5. 为社区患者提供全程优质服务　在日常的社区卫生服务中,以方便患者就医为服务宗旨,做好社区医疗服务。以社区医护人员为主,在社区居委会、社区志愿者、患者家属的共同配合下为患者提供全程医疗服务。对重症患者做到及时检查、及时确诊、合理用药,必要时进行转诊住院治疗。

小　结

精神疾病是严重危害人们健康,影响生存质量的一种慢性、易反复发作的疾病,其治疗过程漫长。患者除急性期住院治疗外,多数时间仍生活在社区中,因此,以社区为基础的康复护理对精神疾病患者尤为重要。做好对社区常见精神疾病(精神分裂症和抑郁症)患者的家庭护理,是减少疾病复发、促进康复、使精神疾病患者回归社会的重要手段。在对精神疾病患者的社区护理管理中,做好疾病咨询和防治宣传工作的同时还要指导家属及周围人群正确认识精神病,正确对待精神病患者,消除社会偏见,为患者康复创造一个良好的环境。

自 测 题

一、名词解释

1. 精神健康　2. 精神障碍　3. 精神疾病

二、填空题

1. 精神分裂症的特征性症状是________、________、________。
2. 精神分裂症是________与________的不协调为主要特征的一类最常见的精神病。
3. 抑郁症的症状核心症状包括________、________、________。

三、选择题

A 型题

1. 关于精神疾病三级防治网络描述正确的是
   A. 一级防治网络以精神病院的社区防治部门为主
   B. 二级防治网络以家庭为主
   C. 三级防治网络以街道居委会、属地派出所为主
   D. 二级防治网络适用于偏重型精神病患者
   E. 一级防治网络适用于有心理问题、心理障碍、神经症、轻型精神病患者
2. 社区护士对待精神分裂症患者的态度错误的是
   A. 应理解精神分裂症患者
   B. 应将其不适宜的行为视为适应不良的指标
   C. 以批判的态度对待他们
   D. 愿意倾听他们发出的声音
   E. 应具有人文关怀的精神
3. 典型抑郁症 1 天之内情绪波动的规律是
   A. 晨重夜轻　B. 晨轻夜重
   C. 中午最重　D. 半夜最重
   E. 中午起逐渐加重
4. 社区护士接到一位女士来电,讲述自己的婚姻不顺,情绪低落,只想自杀。这时该护士最主要的任务是

A. 了解对方姓名、住址，阻止自杀的发生
B. 说服对方放弃自杀的念头
C. 用认知治疗改变对方情绪
D. 建议对方接受心理治疗
E. 分析对方婚姻不顺的原因

5. 社区护士怀疑患者有自杀观念时，下列错误的护理措施是
A. 不要让患者独处
B. 不能谈论自杀问题
C. 建议家属提供适当的监护
D. 同患者建立良好的护患关系
E. 加强对病情的观察

6. 抑郁症患者除外哪种行为，应高度怀疑其有自杀的迹象
A. 写遗书、整理旧物
B. 突然症状好转
C. 对最亲近的人漠不关心
D. 了断社会关系
E. 收藏药品、刀、绳等

7. 下列哪项不是抑郁症患者自杀的危险因素
A. 有企图自杀的历史
B. 情绪低落，悲观失望，经常哭泣
C. 失眠，体重下降，害怕夜晚来临
D. 经过治疗后，情绪逐渐好转
E. 整理旧物，突然关心他人，拜访朋友

四、简答题

1. 精神分裂症患者服药的注意事项有哪些？
2. 简述抑郁症有严重自伤、自杀行为患者的应对措施。

（易巍陆　陈明远）

第11章 社区急救与护理

社区急救与护理是社区卫生服务工作的重要组成部分，社区护理人员在社区急性事件、自然灾害、突发公共卫生事件的预防、应对与急救中起着重要作用。社区护士应树立忧患意识，积极参与制订和落实预防社区急性事件的常规措施；必须熟知社区环境，及时发现社区内存在的危险因素，积极预防和减少社区急性事件的发生；必须掌握急症的防治方法、处理原则和现场急救技术，降低急性事件对社区居民的危害程度。

链接

世界急救日

国际红十字会与红新月国际联合会将每年9月的第二个周六定为“世界急救日”，希望通过这个纪念日，呼吁世界各国重视急救知识的普及，让更多的人掌握急救技能技巧，在事发现场挽救生命和降低伤害程度。

第1节 社区急救的概述

一、社区急救概念及特点

（一）社区急救概念

社区急救又称社区救护、院前急救，指对在社区内遭受各种危及生命的急症、意外创伤、中毒等患者在当时、当地获得及时、有效的基础医疗救护，包括现场初步救护和转运及途中救护。

（二）社区急救的特点

1. 时间性强、随机性强。
2. 病种多样且病性复杂。
3. 急救环境条件差。
4. 对症治疗为主。
5. 偶发性与群发性。
6. 社会性强、协作性强。
7. 体力劳动强度大。

二、社区急救管理

社区医疗服务中心或服务站应有专业救护人员，并配置必要的抢救药品、器械。

1. 社区医疗服务中心设有1～2名经过专业急救知识和技能培训的医务人员。在社区医疗服务中心急救站需2人以上24小时值班。

2. 社区医疗服务中心或服务站配置必要的抢救药品和器械，主要药品有呼吸兴奋剂、抗休克药、止血药、镇痛药及抗过敏药等，可制成急救药箱或急救包以便携带。同时，配置一定器械，如氧气瓶或氧气袋、心电图机、复苏垫板、外伤固定器具、搬运器具以及各种注射器、输液器和针头等无菌物品。

3. 社区医疗服务中心或服务站设立醒目的紧急救护标志，并通过媒体、网络等途径使社区人群能够了解社区紧急救护的地址及电话，以便发生紧急情况时迅速联系。

三、社区急救的范围与原则

（一）社区急救的范围

1. 各种急性病和慢性病急性发作而导致的呼吸、心搏骤停。

2. 意外伤害　机械性损伤，如各种原因导致的挤压伤、挫裂伤、穿透伤、摔伤及出血、骨折、肢指断离等；烧（烫）伤、电击、溺水；呼吸道异物，如咽喉部异物、气管异物、食管异物；动物咬伤；坠落伤、踩踏伤等。

3. 中毒　煤气中毒、食物中毒、药物中毒、农药中毒等。

4. 灾害　交通事故、火灾、爆炸、塌方、地震、洪水等。

（二）社区救护原则

1. 先复苏后固定　当遇有呼吸、心搏骤停伴骨折的患者，应首先采取人工呼吸和胸外按压等心肺复苏技术，恢复其心跳、呼吸，而后再固定骨折部位。

2. 先止血后包扎　当遇到有大创口并伴有大出血的患者，应首先采用指压、止血带或药物等方法止血，而后消毒并包扎创口。

3. 先重伤后轻伤　在接诊的患者中，有病情垂危者和病情较轻者时，应优先抢救危重患者，而后抢救病情较轻的患者。

4. 先救治后运送　当接诊急症患者时，社区护士应把握最佳抢救时机，及时给予患者有效救护措施，维持其生命体征，而后再准备转院治疗，在转院途中，仍要积极给予抢救措施，严密观察患者的病情变化。

5. 保留离断的肢体或器官　如伤员有离断的断指、断肢等，不要用水冲洗，应清洁保存，为后续再植手术做好准备。

6. 急救与呼救并重　有很多人在现场的情况下，救护与呼救同时进行，以尽快得到外援。当只有一个人的情况下，社区护士应当先施救后在短时间内进行电话呼救。

7. 转送与监护急救相结合　在转运途中要密切观察监护伤员的病情，必要时社区护士要协助专业急救人员进行相应的急救处理，如电除颤、心肺复苏等，以便伤员安全到达目的地。

考点：社区急救的原则

8. 紧密衔接，前后一致　社区护士应与专业急救人员做好患者的交接工作，以防抢救措施重复、遗漏或出现其他差错，确保急救工作完善。

四、社区急救步骤

1. 现场评估　社区护士通过看、听、闻及现场感受等对现场进行评估，以确定威胁生命的情况，确保自身与伤病员的安全。

2. 急救人员自我防护　充分利用防护设备，尽量避免不必要的伤亡。

3. 伤情评估　检查气道是否通畅、有无呼吸、有无颈动脉搏动及血压情况，确认患者的意识，瞳孔，肢体的感觉、运动情况等。

4. 伤员救护　先处理危及生命的全身症状，再处理局部出血、骨折等。处理措施包括通气、气管插管、胸外心脏按压、电除颤、止血、包扎、固定等。

5. 请求专业援助　利用电话或可支配的人力与急救中心联系，打电话时要注意准确、扼要地报告患者姓名、性别、年龄、发病时间、地点、主要症状及目前对患者的处理措施，报告人姓名及联系电话。

6. 协助转运　与专业急救人员做好交接工作。

> **链接**　**救命的黄金时刻**
>
> 在社区发病现场及院外的环境中，最初的几分钟或十几分钟是抢救危重患者最重要的时刻，即医学上所称的“救命的黄金时刻”。

第 2 节　社区急性事件

一、社区急性事件的概念和特征

(一) 社区急性事件的概念

社区急性事件指发生在社区范围内的各种可能危及生命的急症、创伤、中毒、灾难事故等事件，也包括急性病和慢性病急性发作。

(二) 社区急性事件的特征

1. 种类复杂多样　社区中发生的急性事件种类繁多，但心脑血管急症患者和外伤患者仍然是两大主要救助对象。

2. 服务对象广泛　在社区范围内活动的所有人，包括在通常情况下被认为健康的年轻人，都有可能发生各种意外的急性伤病。

考点: 社区急性事件的概念

3. 病情急险，危害较大　尽管在大多数情况下，发生在社区范围内的急性事件相对较少，但社区急性事件一旦发生，常来势凶险，如不及时处理，则可能给患者带来较大的伤害，甚至危及患者的生命。

二、社区急性事件的防范措施

(一) 调查社区及周边环境

进入社区后，医务人员的首要任务是对社区环境进行调查研究，发现各种可能危害社区人群健康的现存的和潜在的因素，如其中有些问题不便直接干预，应及时向有关部门反映。

(二) 了解社区居民情况

了解社区居民的健康和疾病状况、居住地点及联系电话，需要时应及时上门访视。熟悉重点居民的健康情况，以便发生紧急情况时能尽早到达现场开展紧急救护。

(三) 开展有针对性的预防宣传

1. 针对不同人群的预防宣传

(1) 老年人反应比较迟缓，行动不便，跌倒或碰撞是其受伤的主要原因。防止发生意外事件的关键在于为其生活提供各种措施，如床、厕所、浴室等场所应有方便手扶的牢固物；经常经过的通道应无任何障碍物；老人外出时最好有人陪伴等。

（2）婴幼儿的主要问题是自控能力差，要事先排除可能造成意外伤害的各种设备、物品等。如当小儿玩耍、哭闹、嬉笑、奔跑时，勿让其将玩具、衣扣、豆子、瓜子、花生米类的东西放入口中，以免误吸入气管，儿童出入的门不要装弹簧，以免夹伤手脚；火柴、热水瓶、剪刀、药品等要放在儿童拿不到的地方；家庭的电源开关、插座要安装在儿童摸不到的地方；禁止小儿爬高、趴窗；禁止玩锐利的刀、剪及打火机等。这样事先有了预见性、警惕性，才能防患于未然。

（3）针对慢性病患者的病情，可指导患者及其家属一些自我监测和急救处理的简易方法。慢性病患者应随身携带一些急救药物和记有姓名、地址、电话、主要病情等内容的卡片，以备在外出发病时能得到及时救助。

2. 针对不同季节的预防宣传　许多疾病有明显的季节性，如夏季的肠道感染和食物中毒，冬季的呼吸道感染、煤气中毒以及心脑血管疾病的波动和恶化等。此外，北方春季多风和南方沿海地区夏秋时节的台风，容易发生高处坠物伤人事件及暴雨、水灾造成房屋倒塌，威胁群众健康。医务人员应开展有针对性的健康宣传，并与社区其他人员协同做好预防和应急准备，有效应对某些急性事件的发生，最大限度地减少人员伤害。

3. 其他预防宣传　防止节假日期间因暴饮暴食、酗酒等引发的消化道疾病；防止娱乐过度、休息不良而致慢性病患者急性发病；防止燃放烟花爆竹不当导致炸伤和火灾；增强人们交通安全意识，防范交通事故发生。

4. 通过经常性的家访发现潜在问题　家庭生活中的重大问题可能成为某些心理、精神疾病的致病因素，如离婚、丧偶、失业、搬迁等，应引起重视。社区医务人员应通过对重点人群的家访，从防病角度出发，提出一些积极建议，防止发生家庭暴力、虐待、自杀等严重事件。

三、社区急性事件的预防管理

1. 构建应急组织体系　以每个社区为中心构建，社区护士要熟悉所属行政部门管理体系，一旦突发急性事件能迅速配合施救。

2. 宣传教育　经常对社区居民进行安全教育，增强预防意识。

3. 预警培训　经常对救护人员和社区居民进行自救、互救知识和技术的培训，演练预警、疏散等。

4. 危险警示　对有危险隐患处可用图、警示牌、霓虹灯等醒目标记，以防万一。

5. 心理防卫　通过宣传册、画报、录像等向居民提供急性事件预防措施信息，防止遇险时惊慌失措、盲目行动。

链接

美国心脏协会心血管急救成人生存链（2010年标准）

1. 立即识别心搏骤停并启动急救系统。
2. 尽早实施心肺复苏，强调胸外心脏按压。
3. 快速除颤。
4. 有效的高级生命维持。
5. 综合的心搏骤停后治疗。

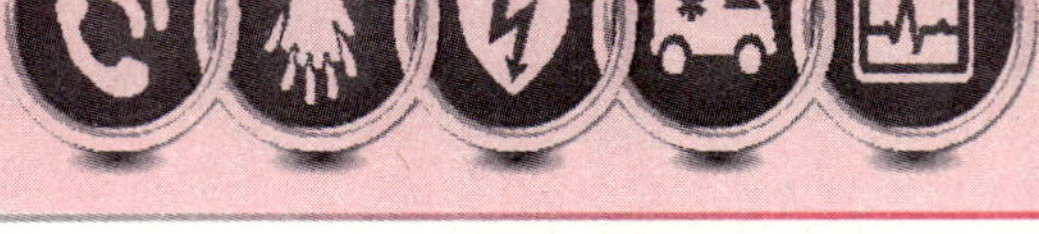

第 3 节 常用社区急救技术

一、心肺复苏术

(一) 心搏骤停概念及临床表现

1. 心搏骤停 指各种原因所致的心脏突然停止搏动，有效泵血功能丧失，血液循环中断，引起全身严重缺血、缺氧。一般认为心搏骤停 4～6 分钟内，脑细胞仍维持微弱代谢，如积极抢救，患者有可能复活，否则将发生不可逆的损伤。

2. 临床表现

(1) 意识丧失或伴抽搐。

(2) 颈动脉、股动脉等大动脉搏动消失。

(3) 其他：呼吸停止，瞳孔散大，心音、脉搏、血压消失，皮肤苍白或发绀，伤口不出血等。

(二) 心肺复苏

心肺复苏(CPR)是针对呼吸、心跳停止的急症危重患者所采取的抢救关键措施，即胸外按压形成暂时的人工循环并恢复心脏自主搏动，采用人工呼吸代替自主呼吸，快速电除颤转复心室颤动，以及尽早使用血管活性药物来重新恢复自主循环的急救技术。包括基础生命支持、进一步生命支持和延续生命支持。

1. 基础生命支持(BLS) 亦称初期复苏或现场急救，指专业或非专业人员在没有任何急救药品和设备的情况下，进行徒手心肺复苏，目的是向心、脑及全身重要器官供氧，延长机体耐受临床死亡的时间。根据《2010 美国心脏协会心肺复苏及心血管急救指南》，CPR 操作顺序为 CAB，即胸外心脏按压(C)→开放气道(A)→人工呼吸(B)。

考点：心肺复苏的顺序

确定患者意识丧失后，应立即开始抢救并高声呼救，让现场人员启动救援医疗服务系统；安置患者于复苏体位，使患者水平仰卧在坚实的平面上，如果患者俯卧或侧卧，则应立即使其整体(即头、颈、肩、腰、髋在同一条直线上)翻转成仰卧位。患者头部不得高于胸部，以免脑血流灌注减少而影响复苏效果。救护者选择患者一侧，将双腿自然分开与肩同宽，跪于或立于患者的肩腰部。

> **护考链接**
>
> 对成人实施胸外心脏按压时，按压的幅度是
>
> A. 小于 4cm　　B. 4～5cm
>
> C. 大约 5cm　　D. 5cm
>
> E. 至少 5cm
>
> **点评：**答案 E。成人按压幅度≥5cm，婴儿约为 4cm，儿童约为 5cm。

(1) C 胸外心脏按压

1) 确定按压部位：直接将掌根部置于两乳头连线与胸骨交界处。

2) 按压方法：包括①成人按压法：救护人两手掌根重叠放于患者胸骨上，两手手指交叉，掌根重叠，且下面手的手心翘起，手指抬离胸壁。救护人的上半身前倾，两肩位于双手的正上方，双臂伸直，借臂、肩和上半身的重量垂直向下用力按压。按压频率至少 100 次/分，按压幅度至少 5cm，保证每次按压后胸廓完全回弹，但掌根不要离开患者胸壁，以防位置变换。②儿童按压法：救护人一只手掌根放于患者胸骨上，手臂伸直，垂直向下用力，按压幅度至少为胸部前后径的 1/3，婴儿大约 4cm，儿童大约 5cm。

(2) 开放气道(A):有三种方法①仰头提颏法(2005年国际心肺复苏指南推荐使用):一手的小鱼际部位放在患者前额并向下稍用力使其头后仰,另一手示指、中指置于下颏,将下颌骨上提(图11-1)。此法操作时,注意手指不要深压颏下软组织,以免阻塞气道。②托颈压额法:一手置于颈部,另一手的小鱼际部放在患者前额并向下稍用力使其头后仰。此法适用于无颈部外伤的患者。③托颌法:双手手指放在患者下颌角,向上方或向后方提下颌角。此法适用于颈椎外伤的患者。

(3) 实施人工呼吸(C):在首个30次胸外按压后,单人抢救者开放被救者的气道,并给予2次通气。常用口对口人工呼吸法,如抢救婴幼儿、患者牙关紧闭、口腔有严重损伤者可采用口对鼻人工呼吸法。人工通气频率为8~10次/分。抢救者以保持患者头后仰的拇指和示指捏住患者鼻孔,深吸一口气,屏气,双唇包绕患者口部形成一个封闭腔,用力吹气2次,每次吹气要持续1秒以上,使胸廓扩张。吹气毕,松开口鼻,放开捏鼻孔的手,抢救者头稍抬起,侧转换气,注意观察胸部复原情况。

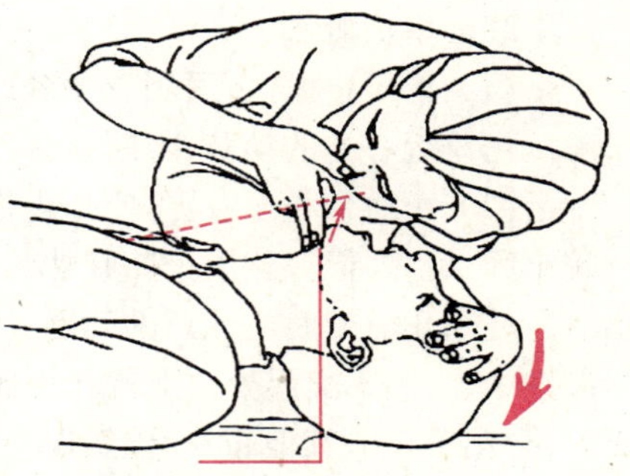

图11-1 仰头提颏法

(4) 复苏效果判定:每5个按压通气循环或2分钟检查1次复苏效果。若停止按压,无颈动脉搏动,应继续进行人工呼吸与胸外心脏按压;若能触及颈动脉搏动,说明心跳已经恢复,再评价呼吸是否恢复,如呼吸未恢复,或自主呼吸微弱,继续行人工呼吸。

(5) 实施徒手心肺复苏的注意事项

1) 对于没有意识、呼吸或不能正常呼吸的成人,应首先给予胸外按压。

2) 对成人实施单人或双人抢救时按压通气比为30:2;对儿童或婴儿实施单人抢救时按压通气比值为30:2,双人抢救时按压通气比值为15:2。

3) 抢救者每2分钟交换一次按压职责,尽可能减少按压的中断,控制在10秒钟以内。

4) 如抢救者目睹患者发生心搏骤停且现场有自动体外除颤器(ADE),应从胸外按压开始心肺复苏,并尽快使用ADE,每次点击后立即从按压开始心肺复苏。

5) 高质量的心肺复苏包括以足够的速率和幅度进行按压,保证每次按压后胸廓回弹,尽可能减少按压中断并避免过度通气。

2. 进一步生命支持 又称为高级生命维持(ALS),是在基础生命支持的基础上尽早应用药物,使用除颤器,建立和维持有效通气和血液循环,改善并保持心肺功能及治疗原发病。

3. 持续生命支持(PLS) 指复苏后的处理。重点是脑复苏、促进脑功能恢复及复苏后疾病的防治。复苏的最终目的不仅是使心跳与呼吸恢复,还在于职能的恢复,使患者有质量地生活。因此,有效的脑复苏措施必须尽早实施。

二、现场外伤救护技术

(一) 止血

止血为现场救护技术,凡出血的伤口均需止血,目的是为了防止继续出血而危及患者的生命,因此,熟悉各种止血方法非常重要。

1. 出血的分类

(1) 按损伤血管判断:①动脉出血:颜色鲜红,随心脏搏动向外呈喷射状,发生在血管断裂的近心端,需急救才能止血;②静脉出血:颜色暗红,不间断、均匀、缓慢,呈涌泉状,发生在血管断裂的远心端,多不能自愈;③毛细血管出血:颜色鲜红,呈水珠状或片状渗出,可自愈。

考点:动脉、静脉、毛细血管出血的特点

(2) 按出血部位判断:①外出血:受伤后,血液通过破损的皮肤、黏膜流至体外,极易识别;②内出血:深部组织、器官损伤而致体表见不到的出血。

2. 常用止血法

(1) 指压止血法:适用于中等或较大动脉出血的临时止血,不宜持久使用。用手指或手掌压伤口近心端的动脉,阻断血流而达到临时止血的目的。

(2) 止血带止血法:主要是用橡胶止血带将血管压瘪而达到止血的目的,这种止血方法较牢固、可靠,但只能用于四肢动脉大出血。

使用止血带时应注意的问题:①扎止血带部位应尽量靠近伤口近心端,上臂和大腿都应绷在中、上1/3交界处。上臂扎止血带时不可扎在下1/3处,以免损伤桡神经。②系止血带前,要用毛巾或其他布片、棉絮作垫。③压力要适当,以刚达到远端动脉搏动消失、适当止血为度。④使用时间一般不超过2~3小时,应每40~50分钟松止血带一次,每次2~3分钟,寒冷季节时应每隔30分钟放松一次。结扎部位超过2小时者,应更换比原来高的位置结扎。⑤使用止血带要记录使用时间。⑥严禁用电线、铁丝、绳索代替止血带。⑦松止血节前,要先输液或输血,补充血容量,做好纠正休克的准备。

(3) 伤口压迫止血法:用于小动脉、静脉、毛细血管的出血。伤口用无菌敷料、手帕等覆盖,以手指或手掌直接用力压迫,一般压迫5~10分钟,再选择加压包扎止血法。

(4) 加压包扎止血法:适用于小动脉,中、小静脉或毛细血管出血。方法是先将较厚的无菌敷料覆盖在伤口上,再用绷带或三角巾适当加压包扎。

考点:使用止血带止血的注意点

(5) 填塞止血法:常用于腹股沟、腋窝、肩部、口鼻、管腔等部位出血。用无菌或洁净的布类填塞伤口,填满填紧后再选用加压包扎止血法。

(二) 包扎

常用的包扎材料有三角巾和绷带,也可以用其他材料代替。

1. 三角巾包扎法

2. 绷带包扎

(1) 环形包扎法:常用于手、腕、足、颈、额等处以及在包扎的开始和末端固定时用。

(2) 螺旋包扎法:多用于肢体和躯干等处。

(3) 8字形包扎法:多用于肘、膝、踝、肩、髋等关节处。

3. 包扎时注意事项

(1) 动作要迅速准确,不能加重伤员的疼痛、出血和污染伤口。

(2) 包扎不宜太紧,以免影响血液循环;包扎太松会使敷料脱落或移动。

(3) 最好用消毒的敷料覆盖伤口,紧包时也可用清洁的布片。

(4) 包扎四肢时,指(趾)最好暴露在外面,以便观察。

(5) 应用三角巾包扎时,边要固定,角要拉紧,中心伸展,包扎要贴实,打结要牢固。

(三) 骨折固定

固定是针对骨折的急救措施。通过固定,可以限制骨折部位的移动,从而减轻伤员的痛苦，避免骨折断端摩擦而损伤血管、神经及重要脏器；固定也有利于防止休克，便于伤员的搬运。

骨折材料中最理想的材料是夹板，如抢救现场一时找不到夹板，可用竹板、木棒、镐把等代替。另需备纱布或毛巾、绷带、三角巾等。

固定时注意事项：①固定骨折部位前如有伤口和出血，应先止血、包扎，然后再固定骨折部位，如有休克应先抗休克。②开放性骨折如有骨端刺出皮肤，切不可将其送回伤口，以免发生感染。夹板长度须超过骨折的上、下两个关节，骨折部位的上、下两端及上、下两个关节均要固定牢固。③夹板与皮肤间应加棉垫，使各部位受压均匀且易固定。④肢体固定时，须将指（趾）端露出，以观察末梢循环情况，如发现血运不良应重新固定。⑤固定中避免不必要的搬动，不可强制伤员进行各种活动。

（四）搬运

现场搬运伤员的目的是为了及时、迅速、安全地将伤员转运至安全的地方，防止再次受伤。因此，使用正确的搬运方法是急救成功的重要环节，而错误的搬运方法可以造成附加损伤。现场搬运多为徒手搬运，在有利于安全运送的前提下，也可以使用一些搬运工具。

1. 徒手搬运法

（1）单人搬运法：适用于病情较轻、路程较近的患者。方法有扶持法、抱持法、背负法。

（2）双人搬运法：适用于病情较轻、路程较近但体重较重的患者。方法有椅托法、拉车法、平抬法。

（3）三人搬运或多人搬运法：适用于路程较近但体重很重的患者。

2. 特殊患者的担架搬运法

（1）腹部内脏脱出的患者：①使患者双腿屈曲，腹肌放松，仰卧于担架上。②少量肠管脱出者切忌将肠管送回腹腔，以免造成感染。可用一清洁的碗或盆子扣住内脏，再用三角巾包扎固定。大量肠管脱出者，应立即还纳入腹腔，防止休克。③包扎后患者应保持仰卧位，下肢屈曲，做好腹部保温后搬运。

（2）昏迷或有呕吐窒息危险的患者：使患者侧卧或俯卧担架上，头偏向一侧，在保证呼吸道通畅的情况下搬运。

（3）骨盆损伤的患者：用三角巾将骨盆作环形包扎，搬运时使患者仰卧于硬板或硬质担架上，双膝略弯曲，其下加垫，然后搬运。

（4）脊柱损伤的患者：严禁背运或屈曲位搬运，应由3人或4人同侧托起患者的头部、肩部背、腰臀部及两下肢，平放于硬质担架或硬板上。颈椎损伤者应由专人牵引患者头部。注意搬运时动作要协调一致，患者胸腰部垫一软枕，以保持胸腰部过伸位。

（5）身体内带有刺入物的患者：先包扎好伤口，固定好刺入物，方可搬运。

3. 批量伤员的搬运　群体性伤害事故发生时，批量伤员应按伤情分类决定搬运次序，一级伤员应立即搬送，二级伤员等待搬送，三级伤员最后搬送。

搬运过程中应注意：①体位安全舒适；②固定牢固，防止再度损伤；③密切观察病情，尤其是损伤部位的变化；④做好抢救、观察、监护的记录。

第4节　社区常见急性事件的救护

中毒、动物咬伤和抓伤、烧烫伤等事件在社区中常有发生，这些急性事件的发生严重威胁着人们的健康与生命。作为社区护士，必须掌握救护与处理急性事件的必要知识和技能，保护器官的功能，为进一步抢救打下良好的基础。

一、中　　毒

某些物质进入人体后与机体相互作用，扰乱甚至破坏机体正常的生理功能，使机体发生暂时或永久性病理损害的全身性疾病称为中毒。毒物主要经呼吸道、消化道、皮肤黏膜进入人体。一定量的毒物在短时间内突然进入机体，迅速引起不适症状，产生一系列病理生理变化，甚至导致死亡，称为急性中毒。

（一）食物中毒

引起食物中毒的因素较复杂，生活中常见的是细菌性食物中毒。食物中毒的临床表现大同小异，主要是急性胃肠炎，严重者可因剧烈腹泻、腹痛、脱水、休克、呼吸衰竭而危及生命。

1. 社区现场救护措施

（1）中毒轻者可口服解痉剂，输液，在社区医疗机构休息观察；中毒较重时，清醒者催吐，意识不清者给予洗胃，以清除未被吸收的毒物。

（2）对症处理：为防止呕吐物堵塞气道而引起窒息，应让患者侧卧，便于吐出。在呕吐中，不要让患者喝水或吃食物，但在呕吐停止后应马上补充水分。如腹痛剧烈，可取仰卧姿势并将双膝弯曲，有助于缓解腹肌紧张。腹部盖毯子保暖，这有助于血液循环。患者出现抽搐、痉挛时马上将患者移至周围没有危险物品的地方，并取来筷子，用手帕缠好塞入患者口中，以防止咬破舌头。当出现脸色发青、冒冷汗、脉搏虚弱时，要马上送医院，谨防休克。

（3）留标本送检：要注意留好呕吐物或粪便，待救治后送医院检查，有助于中毒诊断。不要轻易地给患者服止泻药，以免贻误病情。

2. 预防措施

（1）不要采摘、捡拾、购买、加工和食用来历不明的食物、死因不明的畜禽或水产品，以及不认识的野生菌类、野菜和野果。

（2）购买和食用定型包装食品时，要查看有无生产日期、保质期和生产单位，不要食用超过保质期的食品，建议不要购买散装白酒和植物油。

（3）要做好自备水的防护，保证水质卫生、安全；不要饮用未经煮沸的生活用水。

（4）妥善保管有毒有害物品，包括农药、杀虫剂、杀鼠剂和消毒剂等，不要存放在食品加工经营场所，避免被误食、误用。

（5）加工、储存食物时要做到生、熟分开；隔夜食品在食用前必须加热煮透后方可食用。

（6）养成良好的个人卫生习惯，在烹调食物和进餐前要注意洗手，接触生鱼、生肉和生禽后必须再次洗手。

（7）家庭自办宴席时，主办者应了解厨师的健康状况，并临时隔离加工场地，避免闲杂人员进入。

（8）进餐后如出现呕吐、腹泻等食物中毒症状时，要立即组织自行救治，可用筷子或手指刺激咽部，帮助催吐排出毒物。同时，应及时向当地卫生行政部门报告，并保留所有剩余的食物、有关工具和设备，以备核查中毒原因。

（二）一氧化碳中毒

案例11-1

患者，男性，18岁，晚上和同学睡在生火炉且通风不畅的出租屋内。晨6点头痛、恶心、呕吐，将其他人叫醒，都说头痛、头晕，歪歪扭扭走到门口，打开门就喊人求救，所有人被送到卫生服务中心。

问题：1. 请判断该患者可能出现的问题？

2. 应该采取哪些紧急救护措施？

一氧化碳俗称煤气，为无色、无臭、无味、无刺激性的气体，是含碳物质燃烧不全的产物。一氧化碳中毒最常见的原因是生活煤气外漏或用煤炉取暖时空气不流通。一氧化碳通过呼吸道进入人体后与体内血红蛋白结合，形成稳定的碳氧血红蛋白，易造成碳氧血红蛋白在体内的蓄积，使红细胞失去携氧功能，而且还影响氧合血红蛋白正常解离，即氧不易释放到组织中，导致组织细胞缺氧。中枢神经系统对缺氧最为敏感，缺氧导致神经细胞水肿、变性、坏死，出现脑水肿，甚至继发脑软化。心肌对缺氧也很敏感，缺氧时可表现为心肌损害和各类心律失常。

1. 社区现场救护措施

（1）迅速脱离中毒环境：将患者转移到空气新鲜处，立即为密闭居室开窗通风，松开患者的衣领、裤带，保持呼吸道通畅，注意保暖。

（2）有条件时给予吸氧，促进一氧化碳的排出，应采用高浓度面罩给氧或鼻导管给氧。

（3）轻度中毒者经上述处理后很快就能好转，对呼吸、心脏停搏者应立即进行心肺复苏。

（4）如中毒较深，出现昏迷，应立即送往有高压氧舱的医院抢救。

2. 预防措施

（1）加强预防一氧化碳中毒的卫生宣传，对取暖用的煤炉要装好烟囱，并保持烟囱结构严密和通风良好，防止漏烟、倒烟。

（2）认真执行安全生产制度和操作规程，煤气发生炉和管道要经常检修以防漏气，并加强对空气中一氧化碳的监测。

（3）加强个人防护，在工作场所必要时戴好防毒面具。

二、烧 烫 伤

烧烫伤是由热力、化学物品、电流、放射线或有害气体及烟雾作用于人体所引起的损伤，轻者仅局限于皮肤，重者深达肌肉和骨骼，引起全身的系列变化。烧伤患者现场急救及时、转运时机恰当，能有效地减轻损伤程度，为进一步治疗创造有利条件。烧（烫）伤在生活中比较常见，伤者多由热力烫伤，如开水、热粥、热汤、热油、蒸汽等烫伤。火焰、电力、化学烧伤也时有发生。烧烫伤的现场急救如下。

1. 迅速消除致病原因　被火焰烧伤者应迅速离开致伤现场，如衣服还在燃烧，可以令其就地卧倒翻滚，切勿呼喊、奔跑，以免助长燃烧引起呼救道烧伤。被沸水、蒸汽、热油等烫伤，应立即将烫伤的肢体浸入清洁的冷水中或用自来水清洗，以便迅速局部降温，减少和防止组织损伤。被化学物质烧伤时，强酸烧伤者用大量清水或3% ~5%的碳酸氢钠溶液冲洗创面。强碱烧伤者用大量清水或1% ~2%乙酸冲洗创面；生石灰烧伤者应先去净石灰粉粒后，再用大量清水冲洗。

2. 保护创面　可剪除已经粘连在创面上的衣服，再用无菌敷料或清洁的被单覆盖，尽快送医院救治。注意烧（烫）伤的伤面不可涂抹任何药物，更不可以在伤处涂抹酱油、香灰等物，以免造成伤口的污染。

3. 保持呼吸道通畅　注意有无呼吸道烧伤，清除口、鼻腔分泌物和异物，呼吸困难者尽快去除原因、给氧，必要时建立人工气道。

4. 预防休克　较大面积的烧（烫）伤，常有体液的大量丢失，应尽早补充液体，可以口服饮料或静脉补液，并及时转送医院救治。

三、犬　咬　伤

1. 原因与表现　近些年犬咬伤而致狂犬病的报道逐年增多。狂犬病病毒常存在于疯狗的唾液中，沿咬伤、舔伤或抓伤的创口侵入神经系统，引起头痛，眩晕，恶心，呕吐，怕声、光、风等症状。病到中期，患者极度恐惧，抽搐，呼吸困难，多汗，口渴又恐水。晚期患者逐渐安静，四肢瘫痪，终因呼吸、循环衰竭而死亡。

2. 救护措施　不论什么狗咬伤均需立即急救。立即用吸奶器或火罐将伤口内的血液吸出，用3% ~5% 的肥皂水或清水反复清洗伤口至少 30 分钟，若伤口较深，则须将注射器深入伤口内进行灌注清洗，尽可能去除所有的狗涎。洗后用 70% 乙醇擦伤口周围，用干净布包扎，切忌缝合伤口，应尽可能暴露伤口，同时立即到疾病控制中心注射狂犬病疫苗和破伤风抗毒素。若咬伤头颈部、手指或严重咬伤时，伤口周围及底部还需要注射狂犬病血清或狂犬病免疫球蛋白。注射抗生素预防感染，保持呼吸道通畅并给氧。咬人的狗应加隔离，一旦确诊为携带狂犬病毒，应立即处死，以防再次咬伤社区居民。

四、误　　吸

案例11－2

社区某 4 岁男童在和小朋友打闹玩耍时，不慎将口中的五香蚕豆吸入气道，患儿剧烈呛咳，呼吸困难，面色发青，有窒息的危险。

问题：如果你是社区护士，在赶到现场后，应该如何紧急处理？

误吸主要指气管异物堵塞，多见于儿童，是儿童比较常见的意外急症，也是引起幼儿非正常死亡的原因之一。引起气管异物的主要原因有：①吃果仁、豆类、果冻、瓜子时不慎将食物吞进气管；②把纽扣、硬币、玻璃球等放入口中时不慎吸入气管；③在进食时因说话、嬉笑导致异物呛入气管。发生气管异物时患者多表现为吸气性呼吸困难、脸色发绀等，如不及时处理，可能导致患者窒息而死亡。

（一）社区现场救护措施

1. 当异物呛入气管时，不要惊慌失措，切勿用手掏或钳子夹取，以防异物进入更深处。

2. 如为清醒患者，鼓励其用力咳嗽，将堵塞物咳出；如为幼儿，可立即倒提其双脚，使其头向下垂，轻轻拍打其背部，通过异物自身的重力或幼儿呛咳时胸腔内气体的冲力迫使异物向外咳出；也可让患者坐着或者站着，抢救者站在其身后，用两手臂抱住患者，一手握成拳形，大拇指向内放在患者的脐与剑突之间，用另一只手掌压住拳头，有节奏地向上向内推压，使患者膈肌抬起压迫肺底，肺内产生的气流促使异物从气管内向外冲出到口腔。

3. 如患者意识丧失，可将其仰卧于地上，抢救者骑跨在患者大腿上，一手掌对准患者腹部肋脐间中线处，另一手放在掌上，快速向上用力冲击腹部，以抬高膈肌，使力量作用于胸腔内气体，产生人为的气压，排出气道内异物；若为儿童，则将其放于膝上，头自然下垂，用力拍击肩胛区，利用震动排除异物。

4. 若情况紧急上述急救方法处理无效时，应及时送到医院就诊。

（二）误咽的预防

1. 进食时不要大声说笑，应细嚼慢咽，有义齿者要将义齿固定好。

2. 当小儿在玩耍、哭闹、嬉笑、奔跑时，勿让其将玩具、衣扣、豆子、瓜子、花生米类的东西放入口中，以免误吸入气管。

3. 婴幼儿尽量不要喂食瓜子、豆子之类的小粒食品。

4. 乙醇可以使咽部感觉麻痹，所以饮酒时吃东西更应注意。

小 结

在社区生活中，经常会有一些突发的急性意外事件发生，严重威胁着人们的健康和生活。社区护士在防治这些急性事件的过程中承担着义不容辞的责任。社区救护是社区护理人员的角色功能之一，社区救护是从患者出事或发病开始到医院就诊之前这段时间的救护。社区护士只有熟悉和掌握一些社区急性预防和救护的知识和技术，才能做好社区急性事件的预防、现场救护、转运及途中监护工作。社区护士不但要了解它们发生的机制，还要熟悉它们发生时的特点，熟练掌握急救预防措施，从而减少社区急性事件的发生，降低它们的危害程度。

自 测 题

一、名词解释

1. 社区急救　2. 社区急性事件
3. 心肺复苏(CPR)

二、填空题

1. 心肺复苏其操作顺序包括________、________、________3个步骤。

2. 对儿童或婴儿实施单人抢救时给予按压通气比值为________，双人抢救时按压通气比值为________。

3. 扎止血带部位应尽量靠近伤口________端，上臂和大腿都应绷在________交界处。

三、选择题

A型题

1. 如果被火焰烧伤，哪种处理方法不合理
   A. 立即脱去燃烧的衣裤
   B. 用身边的水扑灭火焰
   C. 快速奔跑，用手扑打灭火
   D. 就地卧倒，翻滚灭火
   E. 用厚被子或毯子扑盖灭火

2. 抢救心脏停搏的最佳时间是
   A. 4分钟　B. 8分钟
   C. 10分钟　D. 12分钟
   E. 30分钟

3. 食物中毒的重要诊断依据是
   A. 有食入可疑或不良食物史
   B. 发热　C. 头痛
   D. 呕吐　E. 腹泻

4. 心肺复苏的首要步骤是
   A. 呼救
   B. 判断心脏是否停搏
   C. 开放气道，保持呼吸道通畅
   D. 口对口人工呼吸
   E. 胸外心脏按压

5. 一氧化碳中毒患者首要的急救措施是
   A. 就地抢救　B. 畅通呼吸道
   C. 注意保暖　D. 吸氧

E. 迅速脱离中毒环境

6. 口对口人工呼吸每次吹气应持续
   A. 1 秒以上　B. 2 秒以上
   C. 3 秒以上　D. 4 秒以上
   E. 越长越好

7. 出血的颜色鲜红，呈水珠状或片状渗出，可自愈，属于
   A. 动脉出血
   B. 静脉出血
   C. 毛细血管出血
   D. 动静脉混合出血
   E. 动脉和毛细血管混合出血

8. 高压氧吸入主要用于下列何种中毒抢救
   A. 食物中毒　B. 乙醇中毒
   C. 安眠药中毒　D. 一氧化碳中毒
   E. 吗啡中毒

9. 不宜首先用清水冲洗的化学烧伤是
   A. 强碱烧伤　B. 强酸烧伤
   C. 磷烧伤　D. 氨水烧伤
   E. 生石灰烧伤

10. 发生误吸时错误的做法是
   A. 可用手掏取异物
   B. 切勿用钳子夹取异物
   C. 若为幼儿，可立即倒提其双脚，使其头向下垂
   D. 若为儿童，则将其放于膝上，头自然下垂，用力拍击肩胛区
   E. 鼓励患者用力咳嗽，将堵塞物咳出

四、简答题

1. 简述社区救护的原则。
2. 试述被狗咬伤后伤口的处理方法有哪些？

（任　森）

第12章 社区康复护理

随着我国人口逐渐老龄化和疾病谱的改变，老龄人口及慢性病患者的数量逐年增加，躯体衰老所带来的全身功能减退和慢性病遗留的大量功能障碍，使得病伤残障人员的康复需求不断增加。社区康复以其费用低廉、服务面广、方便易行、简单实用等优势，为社区老人、疾病恢复期患者、疾病后遗症患者、残疾患者等提供康复锻炼、功能指导，是康复医学的重要组成部分和主要发展方向。社区护士作为社区保健团队的重要成员，需要具备基本的康复护理知识与技能，才能更好地帮助和指导社区病伤残者最大限度地恢复功能，提高生活质量，回归社会和家庭。

链接

以社区为基础的康复(community-based rehabilition，CBR)

1994年，国际劳工组织、联合国教科文组织和世界卫生组织发表了一份关于以社区为基础的康复的联合意见书，其目的是推广CBR服务的相应方法，促进社区领导、残疾人及其家属以及其他相关公民之间的协作，为社区的所有残疾人提供平等的机会。CBR战略在世界各国持续地提升残疾人的权利，鼓励他们参与社会活动，并加强了残疾人组织的作用。

第1节 社区康复护理概述

一、社区康复护理概念

1. 康复护理　是康复医疗的重要组成部分，是以康复的整体医疗计划为依据，以最大限度恢复功能、减轻障碍为目标，采取功能训练及运动疗法等措施，帮助残疾者提高自理能力的护理过程。

2. 社区康复护理　指在社区康复过程中，围绕全面康复的目标，针对病伤残者的整体进行康复指导和护理，与其他康复专业人员密切配合，减少残疾对个体的影响，使其达到最佳功能状态，重返社会，提高生活质量。

考点：社区康复护理的概念

二、社区康复护理的特点

1. 以社区内急慢性疾病患者、创伤者、老年患者及残疾所致的身心功能障碍者为服务对象。

2. 以对病伤残者进行基础护理的同时进行康复治疗训练及健康、功能恢复的教育和指导为主要任务。

3. 以“自我护理”和“协同护理”为主要护理方式，帮助和训练康复对象充分发挥其潜能，使他们最终能部分或完全照顾自己。

4. 以病伤残者的家庭住所、老人院、社区卫生服务中心或社区卫生服务站为主要服务场所。

5. 以社区护士为骨干，密切与全科医生合作，充分调动病伤残者及其家属的积极性和主动性。

三、社区康复护理的对象

1. 残疾者　指因各种躯体、心理、精神疾病或损伤以及先天性异常所造成的长期、持续，甚至永久的功能障碍状态，部分或全部失去正常人的功能或失去社会生活能力的人。1980年，世界卫生组织分布了《国际病损、失能、残障分类》，按残疾的性质、程度和影响，把残疾分为以下3类。

（1）残损：又称病损，指身体结构和（或）功能有一定缺损，使生理、心理、智力活动受到不同程度的影响，但个人生活仍能自理。其影响在组织器官水平上。

考点：残疾分类，区分残损、失能和残障

（2）失能：又称残疾，指身体结构和（或）功能有严重缺损，造成生理、心理、智力活动的明显障碍，以至于不能在正常范围内以正常方式独立进行日常生活活动。其影响在个人水平上。

（3）残障：指由于病损和失能严重，不但个人生活不能自理，而且影响到不能正常参加社会生活、学习和工作。其影响在社会水平上。

2. 急性伤病、手术后的患者　恢复期和后遗症期的康复主要是出院后在康复中心或以社区康复的形式进行，如关节置换术后、冠状动脉旁路移植术后等。

3. 老年人　年龄老化带来全身各器官和组织出现不同程度的退行性病变，功能逐渐减退，势必会影响老年人的健康与生活质量。因此，老年人是社区康复护理重点关注的人群。

4. 慢性病患者　病程缓慢或反复发作，致使相应的脏器与器官出现功能障碍，而功能障碍加重了原发病的病情，形成恶性循环。慢性病者更多的时间是在社区家庭中生活，社区护士帮助慢性病患者进行功能恢复锻炼，在一定程度上可缓解原发病的恶化，预防并发症的发生。

四、社区康复护理的内容

1. 对社区残疾者进行普查　开展社区康复服务调查，了解社区残疾人总数、分布情况、残疾程度、残疾分类、残疾原因等，为制订残疾预防和康复护理计划提供资料。

2. 对个体进行康复护理评定和制订康复护理方案　了解护理对象的功能障碍状况、残存及潜在能力；配合康复医师，为患者设计康复目标、制订行之有效的康复护理方案。

3. 开展康复训练　在社区卫生服务中心的康复训练室或家庭，对伤残者根据其具体需求，开展有针对性的功能训练，如生活自理训练、步行训练、语言康复训练等。

4. 预防继发性残疾、畸形和并发症的发生　协助和指导患者学习体位转换技术、肢位的摆放、关节活动、呼吸功能和排泄功能等康复训练，以预防关节畸形、肌萎缩、压疮、呼吸道及泌尿系统感染的发生。

5. 帮助康复对象建立适当的康复环境和使用辅助器具　老年人、视力残疾和肢体残疾者，需要对其居住环境进行无障碍设计，便于康复对象起居，有利于康复。根据康复对象功能障碍的情况，对使用义肢、矫形器、辅助器具、助行器具进行指导与训练。

6. 评价　对康复训练过程中患者残疾程度的变化和功能恢复的情况进行评价，认真做好记录，向其他康复医疗人员提供相应的信息。一般分为初评、中评和终评。

7. 提供心理支持　残疾者面对功能障碍的躯体，经常出现悲观、气馁甚至绝望的情绪。护理人员要帮助他们正视疾病与残疾，树立信心，积极配合各种功能训练和治疗。

第2节 康复护理评定

案例12-1

患者，男性，70岁，高血压史20余年，1个月前因脑出血住院治疗，住院期间接受了系统的康复治疗，现病情稳定，出院回家休养。患者在其子女陪同下，首次到社区卫生服务中心就诊，决定继续接受康复治疗。患者现神智清楚，血压稳定，大小便能控制，但言语不清，伴有右侧肢体偏瘫。

问题：作为社区康复护士，应从哪些方面对该患者进行康复护理评定？

康复护理评定是护士开展康复护理工作的重要内容之一，它贯穿于康复护理工作的全过程。护理人员只有掌握正确的评定方法，才能准确了解护理对象的功能障碍现状、残存及潜在能力，更好地与专业康复人员配合，准确执行康复护理计划。

一、康复护理评定概述

（一）康复护理评定基本概念

康复护理评定是针对患者器官系统功能、个人独立生活能力、工作学习能力及社会适应能力，在临床检查的基础上，采用电子和器械分析、问卷调查等客观方法，准确有效地评定病、伤、残者功能障碍的种类、性质、部位、范围、残存及潜在能力，并估计其发展、预后和转归的过程。

（二）康复护理评定的目的

1. 了解患者功能障碍的情况。
2. 确定患者残存及潜在能力。
3. 确定康复护理目标。
4. 评价康复护理疗效。
5. 比较各种不同的康复护理方案。

（三）康复护理评定的时期

1. 初期评定　一般在康复对象出院后1个月内完成，主要是了解其功能状况和障碍的程度，了解康复潜能和影响因素，以确定康复目标和实施康复计划。

2. 中期评定　一般在康复治疗中期，每隔4周评定一次，了解功能有无改善及其程度，并对原定目标和计划进行适当调整。

3. 末期评定　一般在初次评定后6个月进行，了解康复效果，是否达到预期目标，判断患者的预后。

（四）康复护理评定的方法

1. 定量法　是对功能障碍的程度以数量化的方式来加以说明的评定方法，如步态分析中步速、步幅，神经肌肉传导速度、关节活动度。该方法的优点是将功能障碍的程度量化，结果客观、准确，便于治疗前后进行比较；缺点是需要专用评定设备，有些设备价格昂贵，需要专人培训后才能操作，限制了其在实际工作中的推广应用。

2. 定性法　是通过交谈、观察、问卷调查获得资料，并经过归纳、分析判断患者是否存在功能障碍以及障碍的程度。常作为初步检查的一种筛查手段，如异常步态的目测分析。定性评定的优点是检查不需要特殊的仪器设备、不受场地限制，短时间内就能对患者的情况作出大致判断；缺点是容易受评定者和被评定者主观因素的影响，评定结果有模糊性和不确定性。

3. 半定量法　是将定性评定中所描述的障碍的程度按等级进行量化，并将等级赋予分值的方法。临床上常采用标准化的量表评定法，如徒手肌力评定采用6级分法、肌张力评定中的 Ashworth 痉挛分级。半定量评定由于其评定标准统一，操作简便，是康复护理中最常用的评定方法。

（五）康复评定的内容

1. 躯体功能评定　包括肌力评定、关节活动度评定、肌张力评定、平衡与协调评定、心肺功能评定、感觉评定等。

2. 精神与心理功能评定　包括认知功能评定、非痴呆性认知障碍评定等。

3. 语言功能评定　包括失语症评定、构音障碍的评定等。

4. 日常生活活动能力评定　包括基本的日常生活活动、工具性日常生活活动能力评定等。

5. 社会功能评定　包括社会生活能力评定、就业能力评定和生活质量评定等。

（六）康复护理评定的注意事项

1. 评定前要向患者及其家属说明评定的目的和方法，消除他们的顾虑，以取得积极的配合，必要时可做示范动作。

2. 前后评定要由同一评定者进行，以保证评定结果的准确性，消除因评定者对标准掌握不一而造成的差异。

3. 评定时动作要熟练，时间要尽量缩短，尽量不引起患者疲劳。如评定过程中患者出现疼痛、疲劳等不适时，要变换体位、休息或改日再进行。

4. 定量评定一般要做3次，然后求出平均值，评定结果要与患侧进行对照。

二、社区常用康复护理评定

（一）徒手肌力评定

徒手肌力评定（manual muscle test，MMT）是根据受检肌肉或肌群的解剖及功能，让受检者处于不同的受检位置，让其在减重、抗重力或抗阻力的状态下做一定的动作，并使动作达到最大的活动范围；检查者通过感觉受检者肌肉收缩的力量及观察肢体主动运动的范围，确定所检查的肌肉或肌群的肌力级别的一种方法。徒手肌力评定于1912年由Lovett提出，后经不断完善，至今仍被广泛应用。

1. 肌力评定的应用　应用范围非常广泛，既可用于肌肉、骨骼、神经系统病损的患者，也可用于健康人或运动员体质的评定指标。

2. 徒手肌力评定方法

（1）正确摆放患者的体位及检测部位的位置，并充分暴露患者的受测试部位，固定好检测肌肉肢体的近端。

（2）检查受测试部位的肌肉轮廓，比较两侧肢体同名肌肉的对称性，触摸肌腹，必要时测量两侧肢体的周径大小。

（3）让受试肌肉做标准的测试动作。观察该肌肉完成受试动作的能力，必要时由测试者用手施加阻力，判断该肌肉的收缩力量。

3. Lovett 肌力分级标准　依据受试肌肉收缩时所产生的肌肉活动、带动的关节活动范围、抵抗重力和阻力的情况，将被测试肌肉的力量分为 0、1、2、3、4、5 级，标准见表 12-1。

表 12-1　Lovett 肌力分级标准

级别	名称	判定标准	相当正常肌力百分比(%)
0	零(zero)	无可测试的肌肉收缩	0
1	微缩(trace)	有轻微肌肉收缩，但不能引起关节活动	10
2	差(poor)	在无重力状态下能做关节全范围运动	25
3	尚可(fair)	能抗重力作关节全范围运动，但不能抗阻力	50
4	良好(good)	能抗重力，并能抵抗部分阻力运动	75
5	正常(normal)	能抗重力，并完全抵抗阻力运动	100

考点：Lovett 肌力分级标准

4. 徒手肌力评定注意事项

(1) 在肌力检查前要向患者做好解释工作，说明目的和方法，以取得患者的充分合作。

(2) 选择适当的测试时机，受检者在疲劳、运动后或饱餐后不宜进行评定。

(3) 测试时应左右比较，先检查健侧，先抗重力检查，后抗阻力检查。

(4) 保持正确的检测位置，稳定地固定近端关节，避免出现替代动作而影响评定效果。

(5) 全身肌力检查时应按一定顺序进行，以免遗漏和不必要的重复。

(6) 肌力评定的禁忌证有严重疼痛、关节活动极度受限、严重的关节积液或滑膜炎、软组织损伤后刚刚愈合、骨关节不稳定、关节急性扭伤或拉伤，骨关节肿瘤、严重心脏病、高血压等。

(二) 关节活动度的评定

关节活动度又称关节活动范围(rang of motion，ROM)，指关节的远端向着或离开近端运动所达到的新位置，与开始位置之间的夹角，即远端骨所移动的度数。常用测量工具有量角器、尺子、电子测角器等。

1. 关节活动度的评定的应用　应用广泛，对瘫痪、骨折、关节炎、烧伤等能引起关节活动受限的躯体功能障碍性疾病是首要评定内容。

2. 关节活动度的测量方法　关节活动度的测量是一项严格的评价技术，有较高的信度、效度要求，测量者应熟练掌握测定技术。

(1) 体位：全身所有的关节按解剖姿势放置为零起始位。

(2) 固定：检查时应帮助被检查者保持体位的固定，防止其他关节参与运动。

(3) 测量：将量角器轴心对准关节活动轴中心(参照一定的骨性标志)，固定臂与构成关节的近端骨长轴平行，移动臂与构成关节的远端骨长轴平行，并随着关节远端肢体的移动，在量角器刻度盘上读出关节活动度。

3. 关节活动度测量的注意事项

(1) 测量前应向被测者说明测量的目的和方法，以取得配合。

(2) 测量中防止出现错误姿势和代偿运动，必要时给被测者做示范。

(3) 同一患者应由专人测量，每次测量应取相同方法和体位。

(4) 通常先测量关节的主动活动度，后测量被动活动度。主、被动活动度不一致时，提示有肌萎缩、肌腱挛缩或粘连等，此时应以被动活动范围为准，把主动运动的测量结果记录在括号里。

（5）为了说明关节的功能状态，必须记录关节活动的起、止度数。关节变形、肿胀、疼痛、痉挛、萎缩等亦应记录。

（6）关节脱位或关节损伤未愈合、关节附近骨折、关节周围软组织术后早期等情况应禁止或慎用测量。

（三）日常生活活动能力评定

日常生活活动能力（activities of daily living，ADL）指人们在每日生活中，为照料自己的衣、食、住、行，保持个人卫生整洁和独立地生活所必需的一系列基本活动。

1. 日常生活活动能力的分类

（1）基础性日常生活活动（basic activity of daily living，BADL）：指维持最基本生存及生活需要所必需的活动，如进食、穿衣、梳妆、如厕、翻身、转移、行走、上下楼梯等。

（2）工具性日常生活活动（instrumental activity of daily living，IADL）：是独立生活所需要的较高级技能，如使用电话、购物、做饭、洗衣、骑车、驾车等。这些功能需要配合使用一些工具。

2. 日常生活活动能力评定方法

（1）直接观察法：在患者实际生活环境里由主试者直接观察 ADL 完成情况，此方法准确，但费时较长，有时需分次进行。

（2）间接评定法：有些不便完成或不易按指令完成的动作，如洗澡、排便排尿处理、穿衣裤等，可以通过询问患者或家属来间接评定，方法简单但欠准确。

3. 日常生活活动能力评定工具　常用的标准化的 BADL 评定有 Barthel 指数、Katz 指数、PULSES、功能独立性评定（FIM），其中 Barthel 指数应用最广。用这些量表进行评定既可以表明不同的功能水平及残损程度，又能够反映出功能的改善或恶化。下面重点介绍 Barthel 指数评定。

Barthel 指数评定主要是通过对进食、洗澡、修饰、穿衣、控制便尿排便、如厕、床椅间转移、平地行走及上下楼梯 10 项日常生活的独立程度打分，来评定 ADL 能力（表 12-2），每项内容按照是否需要帮助及需要帮助的程度记分，满分为 100 分。得分越高生活独立性越强，依赖性越小。100 分表明患者的 BADL 不需要照顾，可以完全自理，但 IADL 不一定完全独立。60 分以上提示患者的 BADL 基本可以自理，60～40 分 BADL 需要帮助，40～20 分者需要很大帮助，20 分以下者生活需要完全帮助。

考点：Barthel 指数评定得分的意义

表 12-2　Barthel 指数评定

项目	分类	评分
进食	完全依赖	0
	需部分辅助（夹菜、盛饭等）	5
	自理	10
穿衣	完全依赖	0
	需部分辅助	5
	自理（系扣、拉拉锁、穿鞋袜）	10
转移（床、椅）	完全依赖，不能坐	0
	能做，但需要 2 人辅助	5
	需要 1 人辅助或指导	10
	自理	15

续表

项目	分类	评分
步行(平地45m)	不能步行	0
	使用轮椅独立行动	5
	需1人辅助或指导步行	10
	独立步行(可用辅助器)	15
排便	失禁或昏迷	0
	偶尔失禁(每周<1次)	5
	能控制	10
排尿	失禁或昏迷或留置导尿	0
	偶尔失禁(每24小时<1次,每周>1次)	5
	能控制	10
如厕	依赖	0
	需部分辅助	5
	自理	10
修饰	需辅助	0
	自理(洗脸、刷牙、梳头、剃须)	5
上下楼梯	依赖	0
	需1人辅助或指导	5
	自理(用辅助器具,如拐杖)	10
洗澡	依赖	0
	自理	5

第3节 常用康复护理技术

一、体位及体位转换

(一) 体位

1. 仰卧位 枕头高度适宜,以胸椎不出现屈曲为宜。患侧肩关节下方垫一软枕,使肩关节上台,肩关节外展外旋;患侧上肢肘关节伸展,腕背伸,手指伸展并稍分开,整个上肢置于枕上。患侧臀部和大腿下放置支撑枕,使骨盆前伸,防止患腿外旋,膝下可置一小枕,使膝关节微屈,踝关节呈90°。偏瘫患者不宜长时间仰卧,应与侧卧位交替。

2. 侧卧位

(1) 患侧卧位:患侧在下,健侧在上。患侧上肢前伸,肩部向前,避免肩关节受压和后缩。患者肩关节屈曲,肘关节伸展,前臂旋后,腕关节背伸,掌心向上,拇指外展,手指伸展。健侧上肢置于身体上,背部挤放软枕。患侧下肢髋关节伸展,膝关节轻度屈曲,踝关节尽量保持90°。健侧下肢髋关节、膝关节均屈曲,下面垫软枕。患侧卧位是最有治疗意义的体位,可以增加患侧感觉输入,牵拉整个偏瘫侧肢体,有助于对抗痉挛。

(2) 健侧卧位:健侧在下,患侧在上。患侧上肢向前方伸出,肩关节屈曲90°,肘关节伸展,前臂旋前,腕关节背伸,指关节伸展,放在胸前的枕上。患侧下肢髋、膝关节屈曲,踝关节与小腿尽量保持垂直位，放在身体前面的另一支撑枕上，注意足不能悬在枕头边缘而加重足内翻。健侧下肢伸髋屈膝，背部放软枕，使躯干呈放松体位。

3. 俯卧位　髋关节可充分伸展，但需在心、肺功能许可的条件下采取的卧位。

4. 坐位　长期卧床者训练坐起的早期，可能有直立性低血压发生，因此，应先从半坐位开始，逐渐加大角度，延长坐位时间。可先用靠背架支撑或坐在靠背椅上，待其基本坐稳后，训练其平衡能力。

5. 立位　当下肢肌力允许时，可行站立训练，站立时注意保护患者，防止意外。偏瘫患者站立时可先将重心放在健侧，两脚稍分开，站稳后重心移向患肢，再做负重训练、转向训练，早期可用一些辅助器械协助。

（二）体位转换

体位转换包括卧位的翻身（仰卧位与侧卧位的相互转换）、由卧位到坐位的转换、由坐位到立位的转换。

1. 床上翻身　仰卧向健侧翻身时，双手十指交叉（患手拇指放在健手拇指的上方），双掌对握，伸肘，再将健腿插入患腿的下方，在身体旋转的同时，用健腿搬动患腿，翻向健侧。仰卧向患侧翻身时，同前方法握手伸肘，然后摆向健侧，再反方向摆向患侧，借助摆动的惯性可翻向患侧。如患者完成有困难，护理人员可一手放在患者肩部，一手放在其臀部，协助其翻身。

2. 仰卧位到床边坐位　患者先翻身至健侧卧位，健足置于患足下，利用健侧下肢抬起患肢移向床边。以健侧肘关节为支撑点，抬头，以臀部为轴坐起，即可完成从仰卧位到床边坐位（图 12-1）。如患者完成有困难，护理人员可协助完成。

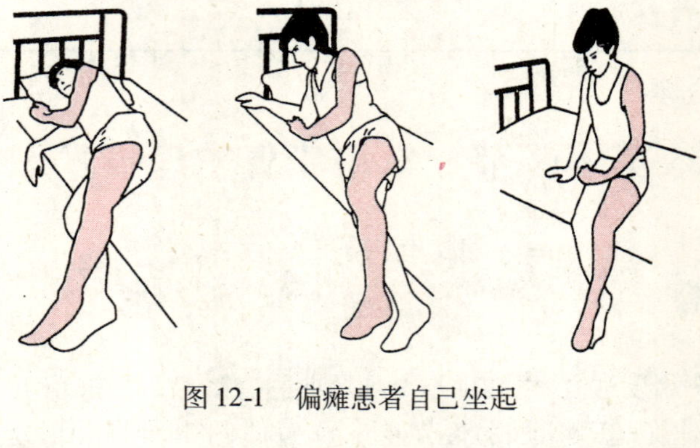

图 12-1　偏瘫患者自己坐起

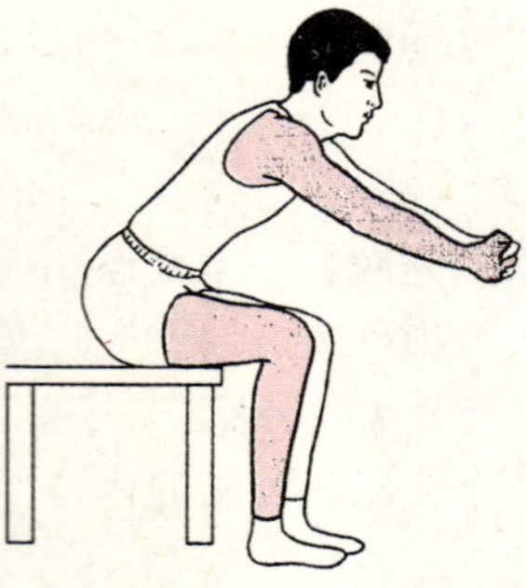

图 12-2　从坐位到站立位

3. 从坐位到站立位　患者坐于床边，双足平放于地面，身体前倾，将重心前移至双下肢。护理人员要面向患者前方站立，将患者双上肢搭在自己肩上，护理人员用双手扶住患者腰部给予协助，同时用自己的膝部抵住患侧膝部以利于其站立。如患者下肢力量恢复较好时也可让患者独立站起，即 Bobath 握手（患者双足分开一足宽，双手交叉相握，患手拇指置于健手拇指之上）。伸肘，上肢伸展前伸，身体前倾，重心移至双下肢，抬头向前，慢慢伸髋、伸膝站起（图 12-2）。

二、移动训练

1. 轮椅与床间的转移

(1) 从轮椅到床:轮椅朝向床头,关好刹擎,将脚踏板移向旁边。躯干向前倾斜并向下撑而移到轮椅的边缘,直至双足下垂,使健足稍后于患足。抓住床扶手,身体前移,用健侧上、下肢支持体重而站立。转身坐到床边,推开轮椅,将双足收回到床上。

> **链接** 轮椅改变生活
>
> 联合国《残疾人机会均等标准规则》、《残疾人权利公约》和《世界卫生大会决议》都指出:轮椅和其他辅助器具对发展中国家具有十分重要的作用。轮椅不仅仅是广大残疾人的一个辅助器具,而且是他们行使权利和实现包容与平等参与的一种手段。轮椅给残疾人提供了移动能力,确保更好的健康状态和生活质量,并帮助他们在社区里过上一种积极而充实的生活。

(2) 从床到轮椅:偏瘫患者坐起后,将两足分开,稳固地踏到地上,将轮椅置于患者健侧,与床呈30°~45°角,轮椅面向床尾,关好刹擎,将脚踏板移向一边。以健手撑起身体,将身体重心放在健腿上站立,健手放在轮椅的远侧扶手上,以健腿为轴心旋转身体坐在轮椅上,松开刹擎,用健足抬起病足,轮椅后退离床,将脚踏板恢复到原来的位置,用健手将患腿提起,将足放到脚踏板上。

2. 立位移动

(1) 扶持行走:操作者站在偏瘫侧进行扶持。一手握住患者患手,使其拇指在上,掌心向前,另一手从患侧腋下穿出置于前胸,伸直手腕,分开五指,手背靠在胸前处,与患者一起缓慢向前步行。

(2) 借助拐杖行走:使用拐杖前注意,拐杖的高度应满足拐杖末端着地与同侧足尖中位相距15cm为宜,且上臂外展角度与人体中轴线呈30°,拐杖的顶端距离腋窝3~5cm。单拐步行时,正确的持拐方向应用在健侧,伸出拐杖,然后迈出患足,再迈出健足。架双拐行走时,两拐杖置于两腿前方,向前行走时,提起双拐置于更前方,将体重重心置于双拐上,腿稍弯曲,用腰力量摆动向前。

(3) 独立行走:患者先保持立位平衡,行走时伸髋屈膝,一脚迈出,身体随着向前倾斜,重心转移到该下肢,再迈出另一脚,脚跟先着地,重心又转移到其上,开始下一个步行周期。如此交替迈步,身体向前行走。

(4) 上下台阶:双手紧握扶手,按上台阶先上健侧腿、下台阶先下患侧腿,先两足一阶、再练一足一阶的原则。

三、促进肌力的训练

肌力训练指根据现有肌力水平,让肌肉在一定负荷下反复收缩,使之产生适应性改变,以维持或提高肌肉收缩力量。肌力训练常用于各种原因引起的肌萎缩、瘫痪或需矫治的某些疾病,如脊柱畸形、慢性腰痛等。康复训练常用方法如下。

1. 被动运动 当肌力为0~1级时,可由人力或器械对肌肉进行刺激,如推、揉、捏或肌肉的电刺激等。

2. 主动辅助运动 当肌力为1~2级时,可行徒手助力和悬吊助力运动。应强调主观用力,只给予最低限度的助力。

> **考点:** 不同级别的肌力采用的运动方法

3. 主动运动 当肌力达3级时,即可进行对抗肢体重力的主动运动。

4. 抗阻力运动 当肌力已达3级或以上时,应由主动运动逐渐发展到抗阻运动。常用的方法有渐抗阻力运动、等长抗阻力运动、短暂最大负荷运动、等速运动。

四、增进关节活动范围的训练

关节活动范围的训练是利用反复或持续一定时间的牵引,使挛缩和粘连的纤维组织产生更多的延长,从而改善和维持关节活动范围,基本方法如下。

1. 主动运动　用于能完成主动运动的患者。主要方法有各种徒手操、器械练习、下垂摆动训练、悬挂练习等,如肩关节的摆动训练、肩肘关节活动器等。

2. 主动辅助运动　常用的有①器械练习:如肩关节练习器、肘关节练习器、踝关节练习器;②悬吊练习:如利用挂钩、绳索和吊带组合将肢体悬吊起来进行钟摆样运动;③滑轮练习:利用滑轮装置和绳索,通过健侧肢体帮助患侧肢体运动等。

3. 被动运动　常用的有①关节可动范围的活动:操作者根据关节运动学原理完成的关节各个方向的被动活动,如肘关节的屈曲和伸展、旋前和旋后;②关节松动术:操作者在患者关节活动范围内进行针对性很强的手法操作技术,应用时常选择关节的生理运动和附属运动,常用手法有摆动、牵引、挤压、滚动和滑动等;③持续性被动活动:利用机械或电动活动装置,使手术肢体在术后能进行早期、持续型、无痛范围内的被动活动,可缓解疼痛,改善关节活动范围,防止关节挛缩和粘连;④关节牵引术:应用力学原理,通过机械装置,使关节和软组织得到持续的牵伸,从而解除肌痉挛和改善关节挛缩,以恢复关节功能。

五、日常生活活动能力训练

(一) 饮食动作训练

对意识清楚、全身状况稳定的患者进行饮食动作训练,对促进患者的身体康复,提高生活活动能力有很重要的意义。

1. 食物准备　选择食物标准是密度均匀、有适当黏性、不易松散且通过口腔时容易变形、不在黏膜上残留的食物,如果冻、蛋羹等。

2. 进食训练　①将患者身体靠近餐桌,患侧上肢放在桌子上,可以帮助患者进食时保持对称直立的坐姿;②将食物及餐具放在便于取放的位置,必要时将碗、盘用吸盘固定在餐桌上;③用健手握持筷子(勺),把筷子(勺)放进碗内,用筷子(勺)取适量食物送进口中,咀嚼、吞咽食物;④帮助患者用健手把食物放在患手中,再由患手将食物放入口中,以训练健、患手功能的转换;⑤当患侧上肢恢复一定主动运动时,可用患手进食;⑥丧失抓握能力、协调性差或关节活动受限者,可以将食具改良,如使用加长加粗的叉、勺,或将叉、勺用活套固定于手上。

3. 饮水训练　①杯中倒入适量的温水,放于适当的位置;②可用患手持杯,健手帮助稳定患手,端起后送至嘴边;③缓慢倾斜茶杯,倒少许温水于口中,咽下;④必要时用吸管饮水。

(二) 穿脱衣服训练

此项训练必须在患者掌握坐位平衡的条件下进行。偏瘫患者穿衣时先穿患肢,脱衣时先脱健肢。

1. 上衣　穿衣时应用健手找到衣领,将衣领朝前平铺在双膝上,将患侧袖子垂直于双腿之间,患手伸入袖内,将衣领拉到肩上。健侧手转到身后将另一侧衣袖拉到健侧斜上方,穿入健侧上肢,系好扣子。脱衣时应将患侧脱至肩下,拉健侧衣领到肩下,两侧自然下滑,甩出健侧手,再脱患侧手。

2. 裤子 穿裤子时应将患腿屈膝放于健腿上,套上裤腿,拉至膝以上,放下患腿,健腿穿裤腿,拉至膝以上,站起向上至腰部,整理。脱裤子时与上面动作相反,先脱健侧,再脱患侧。

3. 穿、脱袜子和鞋 穿袜子和鞋时患者双手交叉将患侧腿抬起置于健侧腿上,用健手为患足穿袜子或鞋,将患侧下肢放回原地,全脚掌着地,重心转移至患侧,再将健侧下肢放在患侧下肢上方,穿好健侧的袜子或鞋。脱袜子和鞋顺序相反。

(三) 个人卫生动作的训练

社区护士应指导患者保持整洁和进行个人卫生动作的训练,鼓励其勤沐浴更衣,保持口腔及全身卫生,提高患者的舒适感及自信心,促进其社会参与的主动性。

1. 洗脸、洗手 指导偏瘫患者将脸盆放于前方,用健侧手洗脸、洗手。拧毛巾时,可将毛巾绕在水龙头上或患侧前臂上,用健侧手将其拧干。洗健侧手时,需将脸盆固定住,患侧手贴脸盆边放置(或将毛巾固定在水池边缘),擦过香皂后,健侧手及前臂在患侧手(或毛巾)上搓洗。

2. 沐浴 可借助长柄的海绵刷协助擦洗身体远端和背部。

3. 刷牙 旋牙膏盖时,可借助身体将物体固定的方法(如两膝夹住)用健侧手将盖旋开。

4. 排便、如厕 ①卧床患者练习腰部桥式运动,用双脚支撑抬高腰部,将便器从臀下放入、取出,卫生纸缠绕手上自行使用;②从轮椅转移至坐便器者,将轮椅靠近厕坐便器,制动车闸,双足离开踏板站立,一手扶住轮椅扶手或坐便器旁扶手,一手解开裤子退至大腿下,旋转身体坐在坐便器上,调整身体姿势和下肢位置,坐正。

第4节 社区常见疾病的康复护理

一、脑卒中患者的康复护理

(一) 概述

脑卒中指由于急性脑血管循环障碍引起的持续性大脑半球或脑干局灶性神经功能缺损。它不是一个独立疾病的诊断,而是一组急性脑血管病的总称,包括出血性疾病(脑出血和蛛网膜下隙出血)和脑缺血性疾病(脑血栓、脑栓塞等)。脑卒中患者的康复护理分急性期和恢复期康复护理。前者在患者发病,病情稳定48小时后即可开始;后者在病情稳定、功能开始恢复期,约1年时间,此期往往在社区或家庭进行。以下重点介绍脑卒中恢复期的康复护理。

> **链接**
>
> 我国每年新发脑卒中约150万人,每年死于脑卒中约100万人,幸存者中有70%~80%遗留不同程度的残疾,其中10%为重残,成为患者、家属及社会的沉重负担。因此,开展脑卒中康复,改善患者的功能障碍,提高其生活自理能力,使他们最大可能地回归社会具有重要的意义。

(二) 康复护理目标

1. 经过社区康复护理,多数患者能达到生活自理,争取回归社会。

2. 少数重度残疾或高龄者,其康复护理目标为提高生存质量,最大限度地保留生活自理能力,防止功能衰退,早日回归家庭。

（三）康复护理措施

1. 关节活动度的训练　由被动运动到主动运动，从而逐渐恢复原有关节活动的范围。活动的主要顺序是从健侧到患侧，从肢体近端到远端进行，一般每天 2～3 次，每次 5 分钟以上。重点进行肩关节外展、旋外和屈曲，肘关节屈伸、腕及手指屈伸，髋关节伸展、外展，膝关节伸、屈，足外翻、背屈等活动。训练时要注意活动幅度由小到大、用力适度并保护好关节。

2. 抑制肌痉挛训练　通过对抑制躯干肌、上肢肌和下肢肌的痉挛训练，改变其异常模式，恢复正常模式。

3. 转移训练　包括床边坐起训练、床边坐立位训练、轮椅与床间转移训练。

4. 平衡训练　包括坐位和站立位的左右、前后平衡训练。

5. 步行训练　包括分解动作训练、平行杆步行训练、持拐步行训练、独立步行训练。在可独立步行后进一步练习上下楼梯、跨越障碍等。

6. 作业治疗　根据患者的功能障碍程度选择适当的作业活动。一般在患者能取坐位后开始，主要目的是提高其日常生活活动能力和适应社会生活的能力，包括 ADL、认知和手的精细动作的训练等。

7. 感觉功能训练的护理　对感觉功能障碍者可用毛刷逆毛方向刷擦，用冰刺激局部皮肤，或用手指轻抓，以促进感觉功能的恢复。

8. 失语症训练的护理　通过训练提高其残存的言语功能，改善交流能力。护理人员要鼓励其开口说话，训练从简单的拼音入手，由易到难，循序渐进。

9. 心理护理　患者由于病灶的影响及病后致残的痛苦，而产生社会废用感、自卑感，甚至失去生活的自信心。护士应注意利用治疗及各种检查、随访等时机与之沟通，促使其保持良好的心理状态，激发其主动战胜疾病的信心，充分发挥其康复护理治疗中的主观能动性，积极配合各项康复治疗。

考点：脑卒中患者的康复护理措施

二、骨折患者的康复护理措施

（一）概述

骨折的愈合一般分为外伤炎症期、骨痂形成期和骨痂成熟期。骨折后肢体的制动对功能活动造成一定的影响，因此，功能锻炼是骨折康复的主要手段，早期的康复治疗和护理对促进骨折部位的愈合、防止和减少并发症有重要的作用。

（二）骨折患者的康复护理目标

1. 改善关节活动范围，提高肌力和肌肉耐力。
2. 减少肢体制动引起的各种并发症。
3. 指导患者进行 ADL 功能训练，尽早达到生活自理。

（三）骨折患者的康复护理措施

四肢骨折后的康复治疗分为两个阶段。

1. 愈合期　骨折未愈合，固定未解除时称为愈合期。

（1）主动运动：鼓励患者做伤肢近端和远端未固定关节的主动运动，逐步达到正常活动幅度。上肢应特别注意肩外展、外旋和掌指关节屈曲，可进行握拳、吊臂、提肩等；下肢要注意踝背屈练习，防止踝下垂。

(2) 等长收缩练习:患肢固定部位的肌肉在复位稳定1~2天、疼痛减轻后进行等长收缩训练。训练以不影响伤区的稳定性为前提。

(3) 持续性被动运动训练。

(4) 物理治疗:选用超短波和低频磁场促进骨折愈合;红外线或各种透热疗法有助于促进局部血液循环和消肿等。

2. 恢复期 骨折愈合,固定解除后称为恢复期。

(1) 改善关节活动度:主要进行运动疗法,牵伸受累关节内外挛缩和粘连的纤维组织,关节各轴位依次进行,可进行主动或被动运动。牵伸时要注意活动范围要由小到大,控制关节活动度,避免用力过大、过猛。可多次反复进行训练。

(2) 肌力练习:这是恢复和增强肌肉功能的唯一途径,掌握运动量和训练节奏,在无痛的情况下进行训练。

(四) 常见部位骨折的康复护理

1. 上肢骨折

(1) 肘关节附近的骨折:常见的有肱骨髁上骨折、髁间骨折、尺骨鹰嘴骨折以及桡骨小头骨折。应尽早在外支具、吊带的保护下进行肩关节的主动耸肩、下压及前后摆动活动,2~3周后可进行主动旋肩运动。对于不涉及关节面的骨折,术后2~3周做肘关节被动屈伸,并逐渐过渡到主动屈伸。切忌活动时引起明显疼痛。

(2) 腕关节附近的骨折:骨折内固定后,尽早进行手腕关节的活动,有助于消除手部肿胀、改善关节活动范围。注意抬高患肢,必要时可戴弹力手套以缓解手部肿胀,还可以进行局部按摩、蜡疗等解除疼痛和防止损伤部位的粘连。

2. 下肢骨折

(1) 股骨颈骨折:术后3天开始卧位做保健操练习,做趾与踝的主动练习,第2周开始在医务人员帮助下作髋关节和膝关节的主动屈伸运动,注意不使股骨旋转与内收。进入恢复期后,要加强髋、膝、踝部的肌力练习,以恢复行动能力,加强下肢的稳定性;恢复髋关节和膝关节的活动范围,并让患侧下肢逐步负重。

(2) 胫腓骨骨干骨折:愈合期,未被固定的关节进行主动运动,1周后增加踝屈伸静力收缩练习和髋部肌群抗阻练习。恢复期去除外固定后,增加膝与踝关节主动运动,逐渐开始做扶杆坐位起立和坐下、下蹲起立、扶杆立位练习,之后进行步行训练,逐渐增加患肢负重。

小 结

社区康复护理是社区护理的重要组成部分,社区护士要具备康复护理的基本知识与技能。通过康复护理评定,准确了解护理对象的功能障碍现状、残存及潜在能力;熟练运用康复护理基本技术,对社区常见病患者实施有效的康复护理。

自 测 题

一、名词解释

1. 社区康复护理 2. 残障

二、填空题

1. 康复护理评定的时期分为________、________和________。

2. 日常生活活动能力(ADL)可分为________、________两类。

3. 偏瘫患者上下台阶练习时,上台阶,先上________侧腿;下台阶,先下________侧腿。

4. 使用拐杖的高度应满足拐杖末端着地与同侧足

尖中位相距________cm 为宜，且上臂外展角度与人体中轴线呈________度。

5. 脑卒中偏瘫患者穿前开襟上衣的原则是：先穿________侧，再穿________侧。

6. 护理人员站在脑卒中患者偏瘫侧扶持其行走时，一手握住其患手，掌心向________，另一手从________穿出置于胸前。

三、选择题

A 型题

1. WHO 对残疾程度评价是
   A. 残损 > 残疾 > 残障　B. 残损 < 残疾 < 残障
   C. 残障 > 残疾 > 残损　D. 残损 > 残疾 < 残障
   E. 残疾 > 残障 > 残损
2. 不属于躯体功能评定的是
   A. 肌力评定　B. 关节活动度评定
   C. 平衡与协调评定　D. 心肺功能评定
   E. 失语症评定
3. 有助于对抗偏瘫患者痉挛的卧位是
   A. 仰卧位　B. 患侧卧位
   C. 健侧卧位　D. 坐位
   E. 俯卧位
4. ADL 评定中 Barthel 指数总分为 70 分，结果是
   A. 功能严重障碍，生活完全依赖
   B. 生活需要很大帮助，属重度依赖
   C. 中等功能障碍，需要中等程度帮助
   D. 生活大部分自理，轻度依赖
   E. 生活基本自理，不需要他人照顾
5. 不属于日常生活活动能力评定的是
   A. 洗澡　B. 穿衣
   C. 控制小便　D. 上下楼梯
   E. 进食
6. 康复护理技术不包括
   A. 增进关节活动范围训练
   B. 日常生活活动训练
   C. 肌力训练
   D. 排泄训练
   E. 体力训练
7. 站立位床-轮椅间转移法中轮椅与床的位置是
   A. 轮椅与床边呈 20° ~ 30°角
   B. 轮椅与床边呈 30° ~ 45°角
   C. 轮椅背面向床，垂直紧靠床边
   D. 轮椅正面向床，垂直紧靠床边
   E. 轮椅紧贴床边
8. 使用腋杖最容易损伤
   A. 臂丛神经　B. 肱二头肌
   C. 腋动脉　D. 尺神经
   E. 三角肌
9. 患者在无重力状态下肘关节能做全关节范围的运动，患者肱二头肌肌力是
   A. 1 级　B. 2 级
   C. 3 级　D. 4 级
   E. 5 级
10. 关于运动训练的护理正确的是
    A. 当肌力为 0 ~ 1 级时，从主动运动训练开始
    B. 当肌力为 1 ~ 2 级时，选择被动运动
    C. 当肌力在 2 级以下时，选择主动辅助运动
    D. 当肌力达到 3 级时，让患肢完成部分范围关节活动
    E. 当肌力达到 4 级时，按渐进抗阻原则进行肌力训练
11. 脑卒中患者最常见的功能障碍是
    A. 运动障碍　B. 感觉障碍
    C. 认知障碍　D. 语言障碍
    E. 营养失调
12. 脑卒中偏瘫患者患侧卧位时，患侧上肢摆放正确的是
    A. 肘关节伸展，手指屈曲，掌心向下
    B. 肘关节伸展，手指屈曲，掌心向上
    C. 肘关节屈曲，手指张开，掌心向上
    D. 肘关节伸展，手指张开，掌心向上
    E. 肘关节屈曲，手指张开，掌心向下
13. 骨折愈合期的康复护理不包括
    A. 超短波物理治疗　B. 主动运动
    C. 改善关节活动度　D. 等长收缩训练
    E. 持续性被动运动

四、简答题

1. 简述社区康复护理的内容。
2. 简述脑卒中患者的康复护理要点。

（易巍陆）

实训指导

实训 1 社区护理评估

【实训目的】

1. 掌握社区护理评估的内容。
2. 熟悉收集资料的方法。
3. 了解开展护理评估时可利用的资源。

【实训内容】

某社区计划开展老年人居家护理服务，为了解服务的类型和需要量，以便制订护理计划。设计干预措施，首先进行社区护理评估。在教师的指导下，完成对该社区老年人口的健康评估。

【课堂实训课设计】

1. 教学法　小组讨论、角色扮演。
2. 实训课环节

(1) 准备资料

教师：提供一份详细的社区老年人口的健康资料。

学生：预习收集资料的方法。

(2) 教师分配任务：包括课堂活动安排、时间分配等。

(3) 学生分组及组员分工。

(4) 活动开始。

(5) 活动结束的总结与评价。

3. 学生撰写实训报告

（易巍陆）

实训 2 入户完成个人健康调查

【实训目的】

1. 掌握入户完成个人健康调查的方法。
2. 正确记录主要健康问题和暂时性健康问题目录。

【实训内容】

联系有关社区，陪同社区医护人员对社区居民进行入户调查，共同完成个人健康调查表。

【课堂实训课设计】

1. 教学法　调查法。
2. 实训步骤

(1) 准备资料

教师：事先与社区进行沟通，安排详尽的学生实习计划。提供一份详细的个人健康调查表(实训表2-1)和主要健康问题与暂时性健康问题目录。

学生:预习个人健康调查表内容、健康问题目录和SOAP记录方法。

(2)学生分组。

(3)教师分配任务:明确前往社区及联系人,确定调查对象、行程路线。

(4)开展调查:按照个人健康调查表,对社区某人进行面对面的调查及访谈,了解当事人的一般情况、主要健康问题。

(5)调查结束后返校:按照实训表2-2主要问题目录和实训表2-3暂时性问题目录要求,填写相关内容。然后结合访谈具体信息与调查表,对主要问题目录中所涉及的问题逐一以“SOAP”的形式进行描述。

3. 学生撰写实训报告

实训表2-1　个人基本资料

<table>
<tr><td colspan="5">建档日期:　　年　　月　　日</td><td colspan="3">档案号:</td></tr>
<tr><td colspan="3">建档单位:</td><td colspan="3">建档医生:</td><td colspan="2">建档护士:</td></tr>
<tr><td>姓名</td><td></td><td>性别</td><td></td><td>民族</td><td></td><td>出生日期</td><td></td></tr>
<tr><td colspan="5">身份证号:</td><td colspan="3">工作单位:</td></tr>
<tr><td>家庭住址</td><td colspan="4"></td><td>所属居委会</td><td colspan="2"></td></tr>
<tr><td>家庭电话</td><td colspan="2"></td><td>联系人</td><td></td><td>联系人电话</td><td colspan="2"></td></tr>
<tr><td colspan="8">医疗保险类型:1. 社会医疗保险　2. 商业医疗保险　3. 全公费　4. 部分公费　5. 新型农村合作医疗　6. 贫困救助　7. 自费　8. 其他</td></tr>
<tr><td colspan="8">医疗保险编码:</td></tr>
<tr><td colspan="8">婚姻状况:1. 未婚　2. 已婚　3. 丧偶　4. 离异　5. 分居　6. 其他</td></tr>
<tr><td colspan="8">血型:1. A型　2. B型　3. O型　4. AB型/Rh阴性　1. 是　2. 否</td></tr>
<tr><td colspan="8">文化程度:1. 文盲半文盲　2. 小学　3. 初中　4. 高中　5. 中专　6. 大专　7. 本科　8. 其他</td></tr>
<tr><td colspan="8">职业:1. 工人　2. 农民　3. 专业技术人员　4. 行政管理者　5. 公司职员　6. 学生　7. 军人　8. 商业服务业人员　9. 离退休者　10. 待业下岗者　11. 其他</td></tr>
<tr><td colspan="8">药物过敏史:1. 无　有　2. 青霉素　3. 磺胺　4. 链霉素　5. 其他______________</td></tr>
<tr><td rowspan="2">既往史</td><td>疾病</td><td colspan="6">1. 高血压　2. 冠心病　3. 脑卒中　4. 肿瘤　5. 糖尿病　6. 结核　7. 肝炎　8. 精神分裂　9. COPD　10. 其他</td></tr>
<tr><td>手术</td><td colspan="6">1. 无　2. 有　名称:1. ______________时间,名称:2. ______________时间</td></tr>
<tr><td colspan="8">家族史:1. 无　2. 有　疾病名称:____________________________</td></tr>
<tr><td colspan="8">就诊原因:</td></tr>
<tr><td colspan="8">用药情况:</td></tr>
<tr><td colspan="8">吸烟史:1. 无　2. 有:吸烟_________年,吸烟量_________支/天</td></tr>
<tr><td colspan="8">饮酒史:1. 无　2. 有:饮酒_________年,日饮酒量_________量/天(相当于白酒)</td></tr>
<tr><td colspan="8">体育锻炼情况:1. 不锻炼　2. 无规律　3. 每周<3次　4. 每周>3次</td></tr>
<tr><td colspan="8">饮食习惯:1. 嗜甜　2. 嗜咸　3. 嗜油炸　4. 素食　5. 辛辣　6. 清淡　7. 肉食　8. 其他</td></tr>
<tr><td colspan="8">睡眠情况:1. 良好　2. 入睡困难　3. 早醒　4. 经常做梦　5. 梦游</td></tr>
<tr><td colspan="8">有无残疾:1. 无残疾　2. 听力残疾　3. 语言残疾　4. 肢体残疾　5. 视力残疾　6. 智力残疾　7. 精神残疾</td></tr>
<tr><td colspan="8">健康体检:1. 从未体检过　2. 每年一次　3. 每两年一次</td></tr>
</table>

实训表 2-2 主要问题目录

序号	问题名称	发生日期	记录日期	解决日期	转归
1	糖尿病	2005 年 6 月	2006 年 7 月 1 日		
2	下岗待业	2006 年 1 月	2006 年 7 月 1 日		

实训表 2-3 暂时性问题目录

序号	问题名称	发生日期	就诊日期	处理及结果
1	流行性感冒	2008 年 3 月 3 日	2008 年 3 月 4 日	
2	肌肉拉伤	2009 年 4 月 5 日	2009 年 4 月 6 日	

（易巍陆）

实训 3 策划一项社区健康教育活动

【实训目的】

通过实训，熟悉社区健康教育程序，掌握制订健康教育计划的步骤与方法。

【实训内容】

1. 进入某一社区，选择社区的健康教育对象。

2. 对社区选定的健康对象进行需求评估

（1）收集资料。

（2）选择合适的评估方法。

（3）对学习需要、学习准备、学习能力、学习资源等方面进行评估。

3. 对社区健康教育对象进行目标确定。

4. 制订健康教育计划

（1）确定教育内容：确保内容的科学性、针对性、实用性和通俗性。

（2）选择教育方法：应以是否容易为受教育者所接受、效率如何、方法是否简便和经济等作为评价原则。

（3）选择教育材料：根据需要选择视听材料和印刷材料。

（4）组织与培训：组织教育网络、培训执行人员。

（5）安排项目活动日程：调研与计划设计阶段、准备阶段、执行阶段与总结阶段。

（6）设计监测与评价方案：针对学习和教学两部分评价。

（7）项目经费预算：汇总列出整个计划预算。

5. 实施健康教育计划

（1）确定活动日程：确定计划实施时间表。

（2）组织培训人员：对健康教育执行人员进行培训。

（3）配备材料设备：选择教育材料和技术设备。

（4）实施质量控制：建立信息反馈系统。

6. 社区健康教育效果评价

（1）形成评价：对项目计划的评价。

（2）过程评价：对项目计划全过程的评价。

(3) 效果评价:对项目计划实施后进行的评价,分为近期、中期、远期效果评价。

(张 俊)

实训 4 统计图表的绘制

【实训目的】

1. 熟悉统计表与统计图绘制的基本要求。
2. 能够绘制常用的统计表和统计图。

【内容与要求】

1. 某医院两种脐带消毒方法疗效比较见实训表4-1,请指出表中的错误并试作修改。

实训表 4-1 两种脐带消毒方法疗效比较

	安乐碘	碘酊 +75% 乙醇
例数	64	60
感染例数	2	5
感染率	3.1%	8.3%

2. 某地为观察计划免疫效果,于1975年观察了482人的锡克试验反应,其中幼儿园101人,阳性21人;小学生145人,阳性22人;中学生238人,阳性15人。相比起来1874年为:幼儿园144人,阳性37人;小学生1417人,阳性323人;中学生359人,阳性41人。

(1) 绘制适宜的统计表,并计算阳性率。

(2) 绘制适宜的统计图。

3. 某地宫颈癌按年龄分布表 见实训表4-2,根据资料绘制合适的统计图,并描述分布特征。

实训表 4-2 某地宫颈癌按年龄分布表

年龄	例数	百分比(%)
20~25	4	4.4
25~30	4	4.4
30~45	17	18.9
35~40	23	25.6
40~45	15	16.7
45~50	11	12.2
50~55	8	8.9
55~60	5	5.6
60 以上	3	3.3
合计	90	100.0

4. 某地调查过去8年间的男、女结核病的死亡率(1/10万) 见实训表4-3,试绘制适当的统计图。

实践表 4-3 某地8年间男女结核病死亡率(1/10万)情况表

年份	男性死亡率	女性死亡率
1968	50.19	37.54
1969	42.97	25.00
1970	45.37	27.86
1971	44.42	25.10
1972	35.59	24.08
1973	38.31	24.10
1974	25.91	16.00
1975	23.21	15.23

5. 某地卫生服务调查城乡妇女分娩地点的分布情况 见实训表4-4,试绘制适当统计图。

实训表 4-4 某地城乡妇女分娩地点分布百分构成表

地点	城市(%)	农村(%)
县级以上医院	68.30	20.20
妇幼保健院	21.71	4.54
卫生院及社区医院	8.11	18.40
其他	6.38	56.56
合计	100.00	100.00

(王 刚)

实训 5 社区糖尿病患者的饮食指导

【实训目的】

1. 掌握糖尿病患者的饮食原则，正确指导糖尿病患者的健康饮食。

2. 熟悉糖尿病患者饮食治疗的重要性。

3. 了解实施糖尿病患者饮食计划的干扰因素。

【实训内容】

患者，男性，50 岁，体型肥胖。1 个月前单位组织体检，体检报告：空腹血糖 8mmol/L，餐后 2 小时血糖 15mmol/L。医生诊断为 2 型糖尿病。经过医生规范化的治疗，现患者病情稳定出院。在教师的指导下，学生制订该患者饮食计划，指导其合理膳食。

【课堂实训课设计】

1. 教学法 小组讨论、角色扮演。

2. 实训课环节

(1) 准备资料。

教师：设计案例。

学生：预习案例资料。

(2) 教师分配任务：包括课堂活动安排、时间分配等。

(3) 学生分组及组员分工。

(4) 活动开始。

(5) 活动结束的总结与评价。

3. 学生撰写实训报告。

(邢颖娜)

参考文献

陈锦治 . 2008. 社区护理 . 第 2 版 . 北京:人民卫生出版社
杜玉开,张静 . 2009. 妇幼保健学 . 北京:人民卫生出版社
方积乾 . 2008. 卫生统计学 . 第 6 版 . 北京:人民卫生出版社
巩玉秀,郑修霞,姚岚 . 2008. 社区护理学 . 北京:人民卫生出版社
好医生教育中心 . 2009. 社区护士岗位培训讲义 . 北京:中国人口出版社
何国平,张静平等 . 2006. 实用社区护理 . 北京:人民卫生出版社
何路明,张爱红 . 2007. 社区护理 . 上海:同济大学出版社
黄金月,王少玲,周家仪 . 2010. 奥马哈系统在社区护理和延续护理中的应用 . 中华护理杂志,45(4):320 ~ 323
黄人健,吕一平,贾明艳 . 2009. 社区护士培训教程 . 第 2 版 . 北京:中央广播电视大学出版社
黄惟清 . 2008. 社区护理 . 北京:人民卫生出版社
金宏义 . 2003. 社区特殊人群护理 . 杭州:杭州大学出版社
李春玉 . 2007. 社区护理学 . 第 2 版 . 北京:人民卫生出版社
李芳健,周红伟,王家骥 . 2007. 居民健康档案建立方法与技巧 . 实用全科医学,5(2):152 ~ 153
李继坪 . 2004. 社区护理 . 北京:人民卫生出版社
李立明 . 2007. 流行病学 . 第 6 版 . 北京:人民卫生出版社
李秋萍 . 2009. 内科护理学 . 第 2 版 . 北京:人民卫生出版社
李志新,蔺惠芳 . 2009. 社区护理实习手册 . 北京:中国医药科技出版社
刘建芬,黄惟清 . 2010. 社区护理学 . 第 2 版 . 北京:中国协和医科大学出版社
刘瑛,包春蕾 . 2007. 社区护理 . 北京:科学出版社
潘苏彦,张运平 . 2010. 妇女健康社区护理与自我管理 . 北京:人民军医出版社
沈志谦 . 2003. 预防医学 . 第 3 版 . 北京:人民卫生出版社
施榕 . 2009. 社区预防与保健 . 第 2 版 . 北京:人民卫生出版社
王安民 . 2010. 康复护理 . 北京:人民军医出版社
王斌全,赵晓云 . 2008. 护理诊断的发展 . 护理研究年,22(10):2725
王明琼 . 2009. 传染病学 . 第 4 版 . 北京:人民卫生出版社
王秋海 . 2003. 传染病学 . 北京:人民卫生出版社
王永军 . 2010. 社区护理 . 北京:科学出版社
夏泉源 . 2006. 内科护理学 . 北京:人民卫生出版社
徐国辉 . 2008. 社区护理 . 北京:人民卫生出版社
张玲芝 . 2008. 康复护理学 . 北京:人民卫生出版社